薬(やく)立(だ)つ検査値

監修 林　松彦
　　　　慶應義塾大学客員教授

編著 斉藤嘉禎　　大森智史
　　　　明海大学客員教授　　キョーワ薬局株式会社エリアリーダー

南山堂

執筆者一覧

監修者

林　松彦　社会医療法人河北医療財団河北総合病院臨床教育・研究部　部長
　　　　　　慶應義塾大学医学部　客員教授

編集者

斉藤嘉禎　明海大学　客員教授

大森智史　キョーワ薬局株式会社　エリアリーダー

著者（執筆順）

斉藤嘉禎　明海大学　客員教授

吉田憲明　医療法人社団大輝会代々木クリスタル歯科医院　理事長

柴原孝彦　東京歯科大学千葉歯科医療センター口腔外科　名誉教授／客員教授

大森智史　キョーワ薬局株式会社　エリアリーダー

監修のことば

　かかりつけ医と同様に，かかりつけ薬局を決めておくことを厚生労働省が積極的に勧めている．その大きな利点として，複数の医療機関から出された処方を縦覧して，薬剤の重複，相互作用による副作用を未然に防ぐことができるなどの点が挙げられている．これに加えて，医療機関から，処方した薬剤に関連する血液検査などの結果を添付することにより，たとえば抗凝固薬の過量を是正する，あるいはビタミンＤとカルシウム薬の過量による高カルシウム血症に対して対応を促す，などといった対応が可能となってきている．このようなことを可能とするためには，当然，薬剤師に相応の知識と責任が要求され，保険薬局の仕事は，棚から薬を取り出して患者さんに渡すといった単純なものではなく，医師，看護師，検査技師などの，いわゆる多職種チーム医療に院外から参加し，患者さんがよりよい治療を受けられるよう，大きく寄与することとなっている．

　こういった現状を踏まえ，少しでも薬剤師の方々の日常の業務への手助けになればと，明海大学客員教授 斉藤嘉禎先生の発案で本書が企画された．実際にこのような趣旨で執筆が始まったのは，2017年のことであり，その後，コロナ禍などいくつかの問題が生じ，当初は1年くらいでと予定された発刊は遅れに遅れ，2024年まで，ほぼ7年の年月が流れた．この間，多くの方が執筆に携わり，斉藤先生の刊行に向ける熱意が原動力となって，ついに刊行にこぎつけることができたのは感慨深いものがある．私も，この計画が始まった時は，慶應義塾大学病院総合診療科部長であったが，2018年に定年退職，現職に就いて，実に6年が過ぎている．当然，最初に書かれた内容は現在の最新の内容へと改訂され，薬剤師の方々にとり非常にわかりやすく，かつ日常の業務に必要な内容がよく網羅されている．

　これからも新薬は次々と登場することが想定され，継続学習がすべての医療職に求められている．おそらく，将来は多くの部分がAIにより補助され，単純ミスは激減することが期待される．しかし，それでも最後に責任をもって医療を行うのは人であることを忘れず，知識を更新して，患者さんのために生かしていただければと願っている．

2024年6月

林　松彦

序

処方箋は治療に必要な薬の種類や用法・用量などが記載された書類である．患者の病名や症状などの記載はなく，患者にインタビューして薬剤師が病名を推論する場面も少なくない．近年，外来患者が持参する処方箋に検査値が印字され，薬局に提供する取り組みが浸透している．そのため，患者の主訴などの主観的情報や，検査値などの客観的情報が情報源となり，指導・管理を実践するケースがある．適正な調剤・服薬指導の実現には，できるだけ多くの患者情報を医療機関と共有していくことが必要であるが，現時点での医療情報の提供は，検体検査（血液や尿を用いた検査）の開示であり，その検査値の解釈は個々の薬剤師の力量に委ねられている．

一方，臨床検査の測定技術は高度に完成された技術水準にある．血中の代謝産物，細胞からの逸脱成分，クレアチニンなどの老廃物，電解質など多くの検査値が精密かつ正確に定性・定量することが可能である．検査値は患者の病態を客観的に評価するための指標となっている．薬剤師が臨床検査値を読解，活用した処方監査と適正な服薬指導の実践により，副作用，過量投与，禁忌症例の回避につながることが期待される．すなわち，患者からインタビューした情報やお薬手帳から収集した薬剤服用歴などに加え，検査値を把握し活用することで，主治医への疑義照会や服薬情報提供書の質的向上，そして医療機関との連携強化により，医薬品の適正使用に寄与することが望まれる．

オンライン資格確認等システム（マイナ保険証）の利用を通じて患者の診療情報，薬剤情報等を取得・確認することにより，質の高い医療の提供に努めることが，保険医療機関・薬局に求められている．

マイナ保険証を利用する効果として，正確な薬剤情報に基づき重複投薬や相互作用等の確認が可能となり，検査値の情報を活用した処方内容の確認や，より適切な服薬指導が実践できる．マイナ保険証のさらなる普及によって，検査値活用の重要性は高まっていく．薬剤師は検査値を有効に活用し，薬学的な視点で処方内容をチェックし，安心・安全な薬物療法に寄与するよう求められる．

薬剤師が検査値を評価して患者の病状を経過観察する際，一言注意を申し上げたい．検査値には生理的変動（性差，加齢，食事の前後，生活習慣，閉経前後など）によるものがあり，また，健常者を対象とした共用基準範囲と，学会等が定めた臨床判断値がある．患者の検査値が異常を示す際，その評価にあたって留意することを忘れないでほしい．また，疾病の診断には検体検査のほか，X線画像，超音波検査，呼吸機能・心電図などの生理学

的検査および細胞診・病理組織診などの検査値情報を総合的に加味して判定されることが多く，最終的には医師によって診断が下される．したがって検査値（検査データ）を100％うのみにしてはいけない場合があり，また，検査値のみで診断が下されることは少ない．検査値の活用においては患者及び主治医と良好なコミュニケーションのもとで行われるよう留意していただきたい．

　本書が薬剤師の検査値利活用の後押しとなり，一歩進んだ服薬指導の一助となることを願っている．

　本書の制作にあたり，ご尽力いただいた執筆者の先生，ご支援いただいた企業の専門家，ならびに株式会社南山堂の編集部スタッフの皆様に衷心よりお礼申し上げる．

2024年6月

斉藤嘉禎　大森智史

CONTENTS

▶ 検査値を活用するために必要な基礎知識   1

検査値の特性を知る ……… 1
1. 基準範囲   1
2. 共用基準範囲とその必要性   2
3. 臨床判断値   2

検査値の読み方と注意点 ……… 3
臨床検査に使われる血液検体 ……… 4

いろいろな検査値の単位 ……… 6
1. 血漿蛋白・糖・脂質・老廃物などに用いられる単位   6
2. 血算・血液一般検査に用いられる単位   6
3. 酵素検査に用いられる単位   7
4. 電解質検査に用いられる単位   7

Chapter 1 ▶ 検査値から患者の状態を把握する   9

Chapter1 を読む前に ……… 10

検査項目を理解するために ……… 10
1. 基礎知識   10
2. 基本的な検査（生化学検査／血算・血液一般検査）   10

押さえておきたい基本的な検査 ……… 11
検査値を解釈するうえでの注意点 ……… 12
1. 生理的変動   12
2. 検体採取   12
3. CTCAE の取り扱いについて   12
4. Child-Pugh 分類の考え方   13
Advanced Lecture ……… 13
Point ……… 14

Test 1   肝・胆道機能検査 ……… 15

肝疾患の検査を理解するための基礎知識 ……… 15
1. 肝臓のはたらきと検査   15
2. 肝機能障害とは   15
3. 肝疾患の検体検査   15
4. 薬剤性肝障害   16
薬剤性肝障害／DDW-J2004薬剤性肝障害ワークショップによる分類

押さえておきたい基本的な検査 ……… 16
1. 肝疾患の存在を調べる検査   16
AST, ALT値およびAST/ALT比によるスクリーニング検査／胆汁うっ滞のスクリーニング検査①：ALP, γ-GT／胆汁うっ滞のスクリーニング検査②：ビリルビン（胆汁色素）

2. 肝障害の進行度・重症度をみる検査   20
プロトロンビン時間（PT）／Child-Pugh分類と肝硬変の重症度
3. 検査値を解釈するうえでの注意点   21
生理的変動要因／測定上の問題点
Advanced Lecture プロトロンビン時間 国際標準比 ……… 22
Advanced Lecture ウイルス性肝炎の抗原抗体検査マーカー ……… 22
Point ……… 24

Test 2   脂質異常症検査 ……… 26

脂質異常症検査を理解するための基礎知識 ……… 26
1. 脂質の代謝経路   26
2. 脂質異常症検査とは   27
脂質異常症／脂質異常症検査の基準値の考え方
3. 脂質異常症の分類   29
臨床検査領域における分類（WHO分類）／臨床における分類

押さえておきたい基本的な検査 ……… 31
1. 動脈硬化性疾患予防のためのスクリーニング検査   31
LDLコレステロール（LDL-C）／HDLコレステロール（HDL-C）／中性脂肪（TG）／Non-HDLコレステロール（non-HDL-C）
2. 検査値を解釈するうえでの注意点   34
生理的変動要因／測定上の注意点
Advanced Lecture 高レムナント血症 ……… 36
Point ……… 37

vi

Test 3　糖代謝検査 —— 38

糖代謝異常と糖尿病 —— 38
1. 糖代謝異常　38
2. 糖尿病の成因と病型診断　38
3. 糖代謝異常と臨床検査　39
   検体検査／生理学的検査
4. 糖尿病と合併症　39

押さえておきたい基本的な検査 —— 40
1. 糖尿病の診断に用いる検査　40
   血糖値／HbA1c
2. 糖尿病と診断するための検査の進め方　41
   血糖値・75g OGTT2時間値・HbA1cによる区分／糖尿病と診断されるまで
3. 病型の診断に用いられる検査　42
   インスリン分泌能の評価／インスリン抵抗性の評価／1型糖尿病と自己抗体
4. 糖尿病・糖尿病合併症のフォローアップに用いられる検査　44
   HbA1cによる血糖コントロール目標／グリコアルブミン（GA）／1,5-アンヒドログルシトール（1,5-AG）／高齢者の血糖コントロール／糖尿病患者に必要な他の検査
5. 検査値を解釈するうえでの注意点　46
   生理的変動要因／血糖値の種類／赤血球寿命によるHbA1cの変動

Advanced Lecture 唾液を検体とする臨床検査 —— 47
Point —— 49

Column 薬局で知ってほしい歯科のこと①：糖尿病と歯周病の関係 —— 50

Test 4　腎・尿路系の検査 —— 53

腎・尿路系の検査を理解するための基礎知識 —— 53
1. 腎臓の構造　53
2. 腎臓のはたらき　53
3. 腎機能検査　54
   腎機能とは／糸球体濾過量（GFR）／尿細管機能検査
4. 腎・尿路系の臨床検査　57
   蛋白尿の検出／慢性腎臓病と検査／急性腎障害と検査

押さえておきたい基本的な検査 —— 59
1. 腎機能のスクリーニングに用いられる検査　59
   血清クレアチニン（Scr）／血清シスタチンC（Cys-C）／尿素窒素（UN）／尿酸（UA）
2. 尿細管機能のスクリーニングに用いられる検査　62
   N-アセチル-β-D-グルコサミニダーゼ（NAG）

3. 検査値を解釈するうえでの注意点　63
   血清クレアチニン（Scr）／血清シスタチンC（Cys-C）／尿素窒素（UN）／尿酸（UA）／N-アセチル-β-D-グルコサミニダーゼ（NAG）

Advanced Lecture 微量アルブミン尿による糖尿病性腎症の早期発見 —— 64
Advanced Lecture 前立腺の疾患と検査 —— 65
Point —— 67

Test 5　筋疾患検査 —— 68

筋疾患を理解するための基礎知識 —— 68
1. ミオパチーの原因別分類　68
2. ミオパチーの臨床検査　68
   遺伝性ミオパチー／後天性ミオパチー

押さえておきたい基本的な検査 —— 72
1. 筋炎特異的自己抗体の検査　72
   抗Jo-1抗体・抗ARS抗体／甲状腺刺激抗体（TRAb）
2. 検査値が異常値を示す筋疾患　74
   血清クレアチンキナーゼ（CK）／血清ミオグロビン（Mb）／血清カリウム（K）
3. 検査値を解釈するうえでの注意点　77
   抗Jo-1抗体・抗ARS抗体／血清クレアチンキナーゼ（CK）／血清ミオグロビン（Mb）／血清カリウム（K）

Advanced Lecture 急性冠症候群の検体検査 —— 79
Point —— 82

Test 6　血算・血液一般検査 —— 84

血算・血液一般検査を理解するための基礎知識 —— 84
1. 血算・血液一般検査　84
2. 貧血の検体検査　85
3. 赤血球指数による貧血の鑑別　85
4. 貧血の鑑別・貯蔵鉄の把握に必要な検査　85
5. 主な貧血と検査　86
   鉄欠乏性貧血／妊婦の貧血／子どもの貧血／高齢者の貧血
6. 感染症と白血球数の増減　88
   白血球数の増減／リンパ球の増減
7. 免疫系で活躍する細胞群　89
   最初の防御バリア／自然免疫系／獲得免疫系／自然免疫系と獲得免疫系の連携／白血球の分類と免疫系の仕組み
8. 血小板の増減　92
   血小板数減少が血小板消費の亢進による場合／血小板数減少が血小板の破壊と寿命の低下による場合／血小板数減少が薬物の服用による場合

vii

押さえておきたい基本的な検査 ……………… 93
❶ 赤血球系の検査　93
　赤血球数(RBC), ヘモグロビン濃度(Hb), ヘマトクリット値(Ht)
❷ 白血球系の検査　94
　白血球数(WBC), 白血球分類
❸ 血小板の検査　96
　血小板数(PLT)
❹ 検査値を解釈するうえでの注意点　96
　赤血球数(RBC), ヘモグロビン濃度(Hb), ヘマトクリット値(Ht) ／白血球数(WBC) ／血小板数(PLT)
Advanced Lecture 止血と血栓 ……………………… 97
Point ……………………………………………………… 100

Test 7　電解質検査 …………………………… 102

電解質の検査を理解するための基礎知識 ……… 102
❶ 電解質とは　102
❷ 体液量の調整　102
　体液区分／細胞外液量の測定／細胞外液量増加／細胞外液量減少
❸ 浸透圧と張度　103
❹ 細胞膜上の機能性蛋白質　104
❺ 活動電位　104
❻ 主な電解質異常　106
　高ナトリウム(Na)血症／低ナトリウム(Na)血症／高カリウム(K)血症／低カリウム(K)血症／高カルシウム(Ca)血症／低カルシウム(Ca)血症／高リン(P)血症／低リン(P)血症

押さえておきたい基本的な検査 ……………… 111
❶ よくみられる電解質異常　111
　血清ナトリウム(Na) ／血清カリウム(K) ／血清カルシウム(Ca) ／血清リン(P)
❷ 検査値を解釈するうえでの注意点　119
Advanced Lecture 慢性腎臓病と骨・ミネラル代謝異常 ………………………………………… 120

Point ……………………………………………………… 121
Column 薬局で知ってほしい歯科のこと②：薬剤関連顎骨壊死 …………………………………… 124
Column 薬局で知ってほしい歯科のこと③：薬剤関連顎骨壊死への注意 ……………………… 126

Test 8　高齢者・フレイルの検査 ………… 128

高齢者・フレイルの検査を理解するための基礎知識 ……………………………………………… 128
❶ 高齢者・フレイルとは　128
　高齢者の増加とフレイル
❷ 栄養アセスメントと検査　128
　栄養アセスメントとは／主観的包括的評価(SGA) ／客観的評価(ODA)
❸ サルコペニア・フレイルと臨床検査　130
　静的栄養指標に役立つ検査／動的栄養指標に役立つ検査

押さえておきたい基本的な検査 ……………… 130
❶ 静的栄養指標による低栄養状態の検査　130
　総蛋白(TP), アルブミン(ALB) ／総リンパ球数(TLC) ／コリンエステラーゼ(ChE) ／総コレステロール(TC)
❷ 動的栄養指標による低栄養状態の検査　134
　レチノール結合蛋白(RBP) ／トランスサイレチン(TTR, プレアルブミン) ／トランスフェリン(Tf)
❸ 検査値を解釈するうえでの注意点　136
　血清総蛋白(TP), 血清アルブミン(ALB) ／総リンパ球数(TLC) ／レチノール結合蛋白(RBP) ／トランスサイレチン(TTR) ／トランスフェリン(Tf)
Advanced Lecture フレイル・サルコペニアにおける栄養状態の評価 ………………………… 137
Point ……………………………………………………… 138
Column 薬局で知ってほしい歯科のこと④：歯ブラシの選び方 …………………………………… 140
Column 薬局で知ってほしい歯科のこと⑤：オーラルフレイル …………………………………… 144

Chapter 2　一般用検査薬を活用し，能動的な健康サポートを実践する　147

Chapter2を読む前に …………………… 148

一般用検査薬とは ……………………………… 148

❶ 一般用検査薬の種類と分類　148
❷ 一般用検査薬への転用促進　149
❸ 一般用検査薬の診断能　149

viii

④ 一般用検査薬が満たす要件　149
検体について／検査項目／検査法／OTC検査薬の性能／添付文書に記載する基本的項目

尿検体を用いる検査に必要な基礎知識 ………… 150
① 尿中に含まれる成分　150
② 尿検体の種類　150
採尿方法による名称の違い／採尿時間による名称の違い
③ 尿検体を扱う際の注意点　151
④ 尿試験紙による検査法　151

Test 1　蛋白・糖に関連する検査
…… 153

押さえておきたい基本的な検査 ………………… 153
① 尿蛋白・尿糖の検出に用いられる検査　153
尿蛋白定性検査／尿糖定性検査

尿試験紙の測定原理と正しい使い方 …………… 156
① 測定原理　156
尿蛋白定性検査／尿糖定性検査

② 偽陽性と偽陰性　157
Advanced Lecture 尿潜血検査 ……………………… 157

Test 2　妊娠に関連する検査 ……… 161

性周期と妊娠の成立を理解するための基礎知識
………………………………………………………… 161

① 性周期に関わるホルモン　161
② エストロゲンのフィードバック機構　162
ネガティブフィードバックによる卵胞刺激ホルモン（FSH）・黄体形成ホルモン（LH）分泌の調節／ポジティブフィードバックによる黄体形成ホルモン（LH）サージ／月経周期とホルモン分泌／妊娠の成立／妊娠成立時にみられるホルモン濃度の変動

押さえておきたい基本的な検査 ………………… 164
① 排卵日の予測，妊娠の確認に用いられる検査　164
排卵日予測検査薬／妊娠検査薬
Advanced Lecture 新型コロナウイルス抗原定性検査キット ……………………………………………… 168

Chapter 3 ▶ Case Study　現場で薬立つ！検査値の読み方・使い方
171

Chapter3 を読む前に ……………………………………………………………………………… 172

Case 1 糖尿病患者の HbA1c は低い方がよいですか？ ………………………………… 175

Case 2 抗菌薬の投与量は本当にこの量でよいですか？ ………………………………… 182

Case 3 降圧薬服用中，その高カリウム血症の原因は？ ………………………………… 190

Case 4 直接経口抗凝固薬（DOAC）使用時に注意するポイントは？ ………………… 197

Case 5 脂質異常症の治療中，クレアチンキナーゼ（CK）上昇の理由は？ ………… 202

Case 6 心不全だけど水分摂取？ …………………………………………………………… 209

Case 7 胃がんの外来化学療法，化学療法で気を付けるポイントは？ ………………… 218

Case 8 胃がん末期，薬学的管理は痛みだけでよいですか？ …………………………… 224

Case 9 認知症治療でみるべき検査値は？ ……………………………………………… 231

Case 10 骨粗鬆症の治療中，最近食欲がないとの訴えあり．原因は？ ………………… 237

Case 11 ステロイドの長期投与は何に注意すべきですか？ ……………………………… 242

Case 12 低用量アスピリンも実は危険？ …………………………………………………… 248

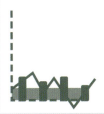

検査値を活用するために必要な基礎知識

▶ 検査値の特性を知る

- 臨床検査値を評価するには，その判断の基準となる基準範囲，臨床判断値，共用基準範囲などを正しく理解する必要がある．
- 基準範囲の概念が定着するまでは「正常値」という用語が用いられていたが，正常とは何か，誰を正常人とするのか，これらの定義は確立されていなかった．
- 健常者から厳密な条件に従って選定された個体（各個人）を基準個体という．
- 基準範囲は基準個体を対象とし，測定された検査値を統計学処理によって得ることができる．
- 臨床判断値はある病態を特定するために，診断，治療方法などの判定に用いる境界値をいう．目的に応じて，診断閾値（カットオフ値），治療閾値，予防医学閾値の3つがある．
- 臨床判断値の主要なものは，日本動脈硬化学会から中性脂肪，LDL-コレステロール，HDL-コレステロールが，日本痛風・核酸代謝学会から尿酸が，日本糖尿病学会からHbA1cなどが提唱されている．各学会が提唱する臨床判断値の検査項目は，あまり多くはない．
- 共用基準範囲は一定の基準に基づいた健常者を基準個体として選び，その測定値の分布から統計学的に求められる．標準的な測定方法に基づいて確立された全国共通の基準値である．40項目の検査が日常診療で使用されている．

❶ 基準範囲

- 検査値の分布が正規分布を示す検査項目は，RBC，TP，ALB，UA，Na，Ca，血清pHなど，一部に限られている．正規分布では，基準個体から得た測定値の分布から，その中央95％の領域を統計学的に求めて基準範囲とする（図1 a）[1]．図1 aは，分布の中央を含む95％が含まれる測定値の上限，下限も示している．
- 基準範囲は，以前は「正常範囲」と呼ばれていたが，現在は用いられなくなった．この基準範囲の考え方では，それぞれ2.5％の基準個体が基準範囲の上限（upper reference limit；URL）を超えるか，または下限（lower reference limit；LRL）未満に分布する基準個体も含まれる．すなわち，選別された基準個体であっても5％の基準個体は異常値をとることになり，潜在病態をもつ個体を完全には除外できない．
- 多くの検査値では，基準個体から得られる測定値の分布は正規分布とならず，図1 bのような歪んだ分布となる．検査値はこのような分布を示し，解析しようとする母集団が特定の分布に従うことが明らかになっており，パラメトリック法を用いて対数変換すると，正規分布に近似させることができる[2]．

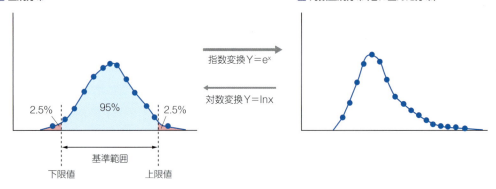

図1 検査値の分布と基準範囲の設定

❷ 共用基準範囲とその必要性

- 基準範囲は当初，各医療機関で独自に設定されており，基準個体の選び方や検査値の測定方法などが異なるため全国的な統一がなされていなかった．そこで2011年，日本臨床化学会（Japan Society of Clinical Chemistry；JSCC）はこれまでに行われた複数の調査結果を検討し，生化学検査・末梢血検査の40項目について共用基準範囲を設定した[1]．なお，共用基準範囲は日本全国で使用でき，地域差がないことも裏付けられている．
- 共用基準範囲は測定方法の標準化が達成された検査項目が対象となっている．一例を挙げると，肝酵素（肝臓でアミノ酸代謝に関わるはたらきをする酵素）のALTは男性が10〜42 U/L，女性が7〜23 U/L，慢性腎臓病（CKD）の検診などに用いる血清クレアチニンは，男性が0.65〜1.07 mg/dL，女性が0.46〜0.79 mg/dL，冠動脈疾患の危険因子とされるLDL-コレステロールは男女ともに65〜163 mg/dLなどがある．
- 検査項目によっては共用基準範囲のほか，臨床判断値が設定されている．LDL-コレステロールの基準範囲上限値を140 mg/dLとしているのは，動脈硬化など特定疾患の発症リスクが高いと予測されるときに設けられた臨床判断値（予防医学閾値）である．
- HDL-コレステロール，トリグリセライド値，血糖値，カリウム値，カルシウム値なども臨床判断値が設定されている．共用基準範囲と概念が異なり，両者は混同されやすいので注意が必要である．

❸ 臨床判断値

- 臨床判断値は臨床検査値を用いて，特定の病態に関してその診断・予防や治療・予後について判定を行う際の基準となる値である[1]．診断閾値，治療閾値，予防医学閾値の3種類に分けられる．
- 診断閾値（カットオフ値）は，特定の疾患や病態を診断する閾値をいう．腫瘍マーカーなど，その疾患に特異性が高い検査に対し，対象となる疾患群と非疾患群の検査値の分布を調べ，鑑別に有用と判別できる検査値をカットオフ値として設定する．治療閾値は，緊急検査などにおいて治療介入の必要性を示す限界値である．臨床医学の長期にわたる経験則などから設定される．予防医学閾値（健診基準値）は，特定の疾患の発症リスクが高いと予測され，予防医学の見地から一定の対応が必要とみなす判定値である．それぞれの代表例を**表1**に示す．

検査値を活用するために必要な基礎知識

表1　臨床判断値の代表例

臨床判断値	代表例
診断閾値（カットオフ値）	前立腺がんに対するPSA，肝がんに対するAFP，バセドウ病に対する抗TSHレセプター抗体，敗血症のプロカルシトニン，急性冠症候群のトロポニン
治療閾値	腎不全に対し透析を施行すべきクレアチニン値，補正すべきカリウム値やカルシウム値
予防医学閾値（健診基準値）	生活習慣病を対象とした特定健診に含まれる血糖，尿酸，LDL-C，中性脂肪など

（文献1を参考に筆者作成）

検査値の読み方と注意点

- 臨床検査の結果は，障害を受けた臓器の特定，病因の検索，重症度判定，治療効果のモニターおよび予後の判定，初診時のスクリーニング検査など，多様な病態判断に用いられる．しかし，目的とする病態を完全に判別することはできず，疾病があっても検査結果が陰性になるなど，健常者が異常値を示すこともある．

- 検査結果は，基本的に「陽性」と，「陰性」のいずれかとなる．しかし，検査は健常者と疾患のある人を100％完全に判別することはできない．「本当に疾患があるのか」という視点を追加すると，検査結果は（真の）陽性・（真の）陰性・偽陽性・偽陰性の4つのカテゴリーに分けられる（表2）．

- 偽陽性・偽陰性が生じてしまう原因は，検査結果の分布にある．感染症など，抗原が検出され，血中抗体価の上昇を認め確定診断に結び付くものを除くと，健常者と疾患がある人の検査結果が明確に区別できないことがあり（図2a），重複が生じる（図2b）．たとえば，図2bのような分布を示し，基準範囲を20～100 mg/dLとする検査があったと仮定する．疾患がある人の検査値が80 mg/dLだった場合，疾患があるにもかかわらず検査値が基準範囲に収まっているため「偽陰性」と判定される．

- 検査の診断特性は，「感度」と「特異度」という2つの指標として求める．感度とは「特定の疾患を有する対象者」に行った検査値が陽性（異常）を示す率をいう．すなわち感度は，患者を検査陽性（検査異常）と判定できる能力である．

- 特異度とは，「特定の疾患が存在しない対象者」に行った検査値が陰性（基準範囲内）を示す率をいう．すなわち特異度は，健常者を検査陰性と判定できる能力である．

- 感度が高い検査は目的疾患を見逃すこと（偽陰性）が少なく，特異度が高い検査は偽陽性が少ないといえる．

- 感度や特異度などの診断特性指標の求め方を図3に示す．健常者と疾病がある人をできるだけ識別するには，偽陽性率・偽陰性率が最小になるようにカットオフ値を設定する．

- カットオフ値を設定すると，偽陽性・偽陰性が必ず発生する（図4）．カットオフ値は感度も特異

表2　検査結果の分類

		検査結果	
		陽 性	陰 性
疾患の有無	あり	（真の）陽性	偽陰性
	なし	偽陽性	（真の）陰性

3

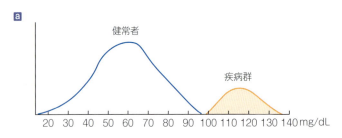

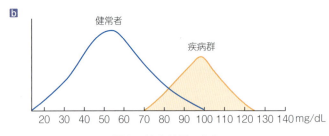

図2 検査結果の分布

臨床検査では，aのように健常者と疾患群の検査結果が明確に区別できることはほとんどなく，bのように重複が生じる．

		検査結果		合計
		陽性	陰性	
疾病の有無	あり	陽性 a	偽陰性 b	a＋b
	なし	偽陽性 c	陰性 d	c＋d
合計		a＋c	b＋d	a＋b＋c＋d

- 感度 ＝ $\dfrac{a}{a+b}$
- 特異度 ＝ $\dfrac{d}{c+d}$
- 偽陰性率 ＝ 1 － 感度 ＝ $\dfrac{b}{a+b}$
- 偽陽性率 ＝ 1 － 特異度 ＝ $\dfrac{c}{c+d}$

図3 診断特性指標の求め方

度も高い値とすることが望ましいが，これらは相反する関係にあり，どちらかを上げればどちらかが下がる．そのため，両者を組み合わせて適切なカットオフ値を検討する．

臨床検査に使われる血液検体

- 血液を用いた臨床検査では，検体は血清・血漿・全血に分けられる（図5）．多くは血清が検体となる．
- 血清を用いる検査では，抗凝固薬が入っていない採血管で採血する．静置の後，遠心分離を行い上層の血清と下層の血餅に分けて用いる．
- 血漿を用いる検査では，EDTAやクエン酸ナトリウム，ヘパリンなどの抗凝固薬が入った採血管で採血する．遠心分離を行い上層の血漿と下層の血球成分に分ける．なお，血糖値の測定にも血漿が用いられるが，検査までに解糖系のサイクルが進み血糖値が下がるのを阻止するため，抗凝固能を有し解糖系酵素（エノラーゼ）に対する阻害作用のあるフッ化ナトリウムが添加された採血

検査値を活用するために必要な基礎知識

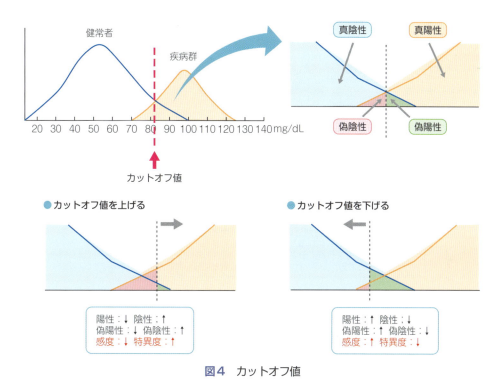

図4 カットオフ値

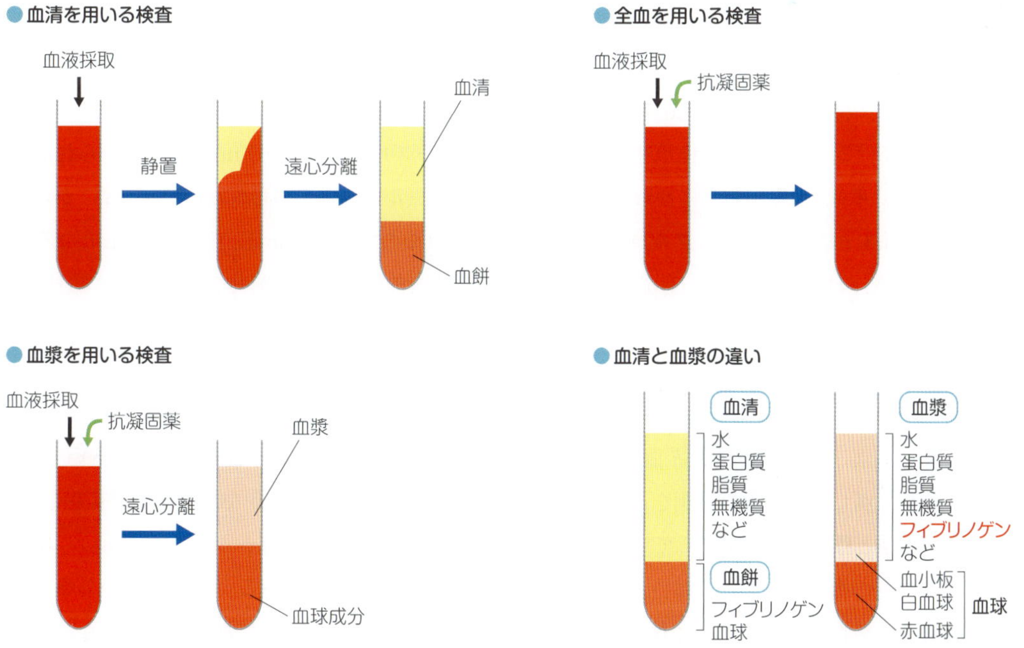

図5 血液検体の種類

管を用いる．
- 全血を用いる検査として，全血球計算（→p.84）が挙げられる．抗凝固薬を添加した採血管で採血したものを用いる（図6）．

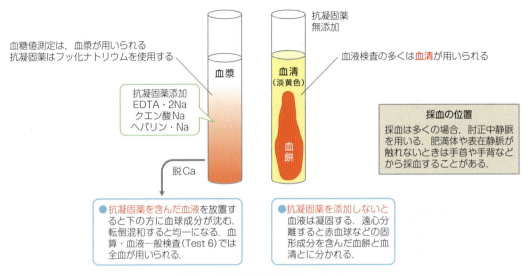

図6　臨床検査に用いる血液検体

いろいろな検査値の単位

❶ 血漿蛋白・糖・脂質・老廃物などに用いられる単位

- 検査値にはさまざまな単位が用いられている．質量（g, mg, μg），体積（L, dL, mL），割合（%，‰），物質量（mol, mEq）などと表示されることが多い．
- 一例を挙げると，血糖値は血液中のブドウ糖（グルコース）の濃度でありmg/dLが用いられる．海外ではSI単位（世界で共通に使われる単位系の国際ルールとして定められた国際単位系）が用いられmmol/Lと表記される．グルコースの分子量が180なので，18 mg/dL = 1 mmol/Lとなる．一方，HbA1cはヘモグロビン（Hb）にグルコースが非酵素的に結合した糖化合物であり，総Hbに占める割合（%）で示される．

❷ 血算・血液一般検査に用いられる単位

- 血算・血液一般検査では，赤血球数，白血球数，血小板数の単位表示はいまだに不揃いである．血球を分別し，細胞数の計測を基本としているため，生化学検査のような標準物質が存在しない．測定方法と標準物質が定まっていないため，標準化が遅れている．
- 臨床検査の標準化を図るには，共通の基準を用いて測定する必要がある．この測定の基準となる物質を標準物質という．臨床検査の標準化を推進するには，標準物質に加え検査方法などの統一化も必要である．
- 赤血球数が520万個のとき，単位容積あたりの数で表記されるので，520万/μL，または520万/mm^{3}などが使われる．共用基準範囲では5.20（10^6/μL）と表記する．一方，白血球数が6,900個，血小板数が21万個のとき，共用基準範囲ではそれぞれ6.9（10^3/μL），210（10^3/μL）と表記する．血小板数は小数を用いない[1]．

- Hb濃度はg/dLを用いる.

❸ 酵素検査に用いられる単位

- 酵素測定の単位は，1964年国際生化学連合の「国際単位」の定義に基づいている．至適条件下で，試料1L中に，温度30℃で1分間に1μmolの基質を変化させることのできる酵素量を1単位とする．わが国では，汎用自動分析器を用いて測定されるため，日常検査での酵素活性は37℃における国際単位が用いられる．
- 酵素活性は，反応温度，pH，反応時間，基質の種類と濃度など，測定条件によって異なるため，現在では酵素活性測定法は標準化されている．すなわち，日本臨床化学会（JSCC）などによるJSCC勧告法を定め，これを標準化対応法として測定される．標準化対応法の対象となる酵素検査は，AST，ALT，LD，ALP，CK，アミラーゼ（AMY），ChEの8項目であり，これらの測定法は全国的に統一され，血清酵素活性はU/Lの単位が使われる[3]．

乳酸脱水素酵素，アルカリホスファターゼの測定法の変更

- 乳酸脱水素酵素（LD），アルカリホスファターゼ（ALP）の測定方法が現行測定法（JSCC標準化対応法）から新測定法（国際臨床化学連合，IFCC）に変更となる．2020年3月（令和2年3月），厚労省および日本医師会から，ALPおよびLDの測定法の変更に係る対応について，事務連絡が発出された．日本国内のALP，LDの測定方法が世界的に普及している方法に変わる．これにより日本国内の測定値は各国の測定値と互換性をもつことになり，検査のグローバル化が進むとされる．2020年4月1日から，準備の整った医療施設から変更開始となる．主要な変更点を下記に示す[4]．
- ALPは測定値（成人男女）が現行法の約1/3となる〔106〜322 U/L（現行測定法）→38〜113 U/L（新測定法）〕．変更理由は，ALP測定法（JSCC法）は小腸型ALP（アイソザイムの型別）の反応性が高い試薬処方が採用されており，血液型（B型，O型）の影響を受けて，病気とは無関係に臨床的意義のない高値が出現する場合があるためとされる．
- LDは測定値，共用基準範囲ともに現行法と変わらない．変更理由は，日本のLD測定法（JSCC法）はアイソザイムのLD5が相対的に高く測定される．これに対し，海外ではIFCCの基準測定操作法の測定条件でLD1とLD5がほぼ同等に測定される方法（IFCC法）を用いている．JSCC法で測定すると，LD5の高い症例ではIFCC法より高値傾向を示すためとされる．

❹ 電解質検査に用いられる単位

- 電解質の検査値はグラム当量で表記されることが多い．電解質の原子量を原子のイオン価数で割り算したものを1グラム当量といい，1グラム当量を1Lに溶解すると1Eq/L（equivalent per liter）と表記する．臨床検査では1/1,000に相当する1 mEq/Lが単位表記に用いられる．たとえば，Naの原子量は23で1価の陽イオンであるので1 mEq/L = 1 mmol/L = 0.023 g/Lである．一方，Caの原子量は40で2価の陽イオンであるので1 mEq/L = 1 mmol/L = 0.5 mmol/L = 0.020 g/Lとなる．mEq/Lが使われてきたのは，電解質が陽イオンと陰イオンが対をなして存在し，当量濃度で表示すると陽イオンと陰イオンの総量が一致してバランスが保たれ，電解質の動態が理解しやすいからである．
- 世界標準に合わせ，臨床検査の領域ではSI単位が次第に普及しつつある．電解質に限らずSI単位

（mmol/L，mol/L）を使用している医療施設があるので，検査値の単位表示には注意する必要がある．本書の電解質検査では薬剤師が慣行している当量表示（mEq/L）を用いる．

- Na，K，Clなどの電解質濃度は，mEq/L（またはmmol/L）単位が使われ，Caはほとんどがmg/dLである．生体内のCaは蛋白質（主にアルブミン）結合型，リン酸塩などとの複合型Caおよびイオン化CA（Ca^{2+}）として存在する．臨床検査ではこれらのすべてを合わせた総Ca量（mg/dL）として測定される．

- Ca代謝異常の評価は，総CaよりCa^{2+}の方が測定意義が高いとされるが[5, 6]，Ca^{2+}濃度の測定は技術的に煩雑である．最も重要なことは，Caのイオン化が血清pHによって大きく影響を受けることである[7]．検体採取後の放置により，赤血球内の解糖作用により乳酸が産生され，血清pHは低下してCaのイオン化傾向が強くなる．一方，血液中に溶存しているCO_2は揮発性の酸であり，揮発して消失（脱気という）するとアルカリに傾き，Caのイオン化は減少する．採血後の検体放置は，血清pHの変化により血清Ca^{2+}測定に大きく影響する．

- 検体採取は血液が入ると，外気との接触が完全に断つのできる特殊な注射筒を用いて行う．嫌気的に採血し，採血直後に速やかに検査を終えることが基本である．採血後の時間経過により，pH，乳酸，HCO_3^-濃度などがどのように変化し，Ca^{2+}の測定値にどのように影響するのか，詳細は文献[8, 9]に記載されている．

- 血清Caの測定値は，今後とも総Ca量（mg/dL）表記が続くものと考える．

(斉藤嘉禎)

⚜ 引用文献

1) 日本臨床検査医学会ガイドライン作成委員会：臨床検査のガイドライン JSLM2021. 2021.

2) Ichikawa K, et al：An appraisal of statistical procedures used in derivation of reference intervals. Review Clin Chem Lab Med, 48：1537-1551, 2010.

3) 前川真人：特集 酵素検査の勧告法および標準化対応法-主要8酵素の現状と課題を整理する．Medical Technology, 51：434-438, 2023.

4) 日本臨床化学会：ALP・LDの測定法変更を行うにあたってのご連絡とお願い. 2020.

5) Gauci C, et al：Pitfalls of measuring total blood calcium In Patients with CKD. J Am Soc Nephrol, 19：1592-1598, 2008.

6) Calvi LM, et al：When is it appropriate to order an ionized calcium. J Am Soc Nephrol, 19：1257-1260, 2008.

7) 日本臨床化学会：血液ガス・電解質専門委員会編：イオン電極法による血液中イオン化カルシウム濃度測定の勧告法―測定システムと標準血清による校正方法. 臨床化, 22: 291-299, 1993.

8) 王 麗楊ほか：ガス分析測定時間がイオン化カルシウム濃度に及ぼす影響. 透析会誌, 55：49-52, 2022.

9) Aghiles H, et al: Ionized calcium：analytical challenges and clinical relevance. J Lab Precis Med, 2020.

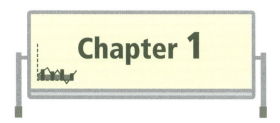

検査値から患者の状態を把握する

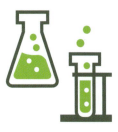

Chapter 1　検査値から患者の状態を把握する

Chapter 1 を読む前に

▶ 検査項目を理解するために

❶ 基礎知識

- 各Testの最初は，原則として細胞や臓器が営む生理的機能を中心に解説した．
- 各Testで示す基礎知識は，細胞や臓器で特有のはたらきがあり，代謝産物も異なるため，同一のパターンで表記することは難しい．各Testで記した基礎知識の説明表現は，あくまで最重要とされる一例であり，実際には多岐にわたる関連情報が記載されている．
- たとえば，肝酵素が上昇する疾患は肝臓疾患に限らず，心臓疾患，筋疾患でも上昇する（→p.15），脂質異常症検査に用いる基準値の考え方（→p.28），糖尿病の成因を調べる検査（→p.38），腎機能を評価する方法（→p.53），骨格筋疾患の原因別分類（→p.68），貧血の鑑別に用いる赤血球指数（→p.84），電解質がバランスを保つしくみ（→p.102），高齢者社会を迎えるなかで，栄養アセスメント評価法（→p.128）などを記載した．
- 学会などが定める診断基準や病期分類なども記載した．たとえば，臨床判断値による脂質異常症診断基準（→p.28），臨床判断値による高血糖の判定基準（→p.40），GFR区分などによる慢性腎臓病の重症度分類（→p.58），貧血の鑑別に血清鉄，血清フェリチンなど，日常検査でない検査実施の必要性（→p.85）などである．なかでもTest 2の脂質異常症検査は，検査の対象がリポ蛋白である．脂質異常症の分類が，血中のリポ蛋白の変動に基づくWHO分類（表現型分類）と，臨床領域における分類に大別される．本書では両者をリンクさせ，表現型分類を確認してから治療方針が決定できることを解説した．

❷ 基本的な検査（生化学検査／血算・血液一般検査）

- 日常初期診療において，日本臨床検査医学会が定める「最初に行う基本的な検査」を軸とし，各検査項目がもつ臨床的意義と異常値が出た場合の検査値に基づいて，その解釈や追加検査実施の意義を説明した．
- 肝酵素にはアスパラギン酸アミノトランスフェラーゼ（AST），アラニンアミノトランスフェラーゼ（ALT），アルカリホスファターゼ（ALP），γ-グルタミルトランスペプチダーゼ（γ-GT）などがあり，Test 1の肝・胆道機能検査（→p.15）のなかで解説した．
- 中性脂肪（トリグリセライド，TG）はTest 2の脂質異常症検査（→p.26）のなかで解説した．
- 尿素窒素（UN），血清クレアチニン（Scr），尿酸（UA）などはTest 4の腎・尿路系（→p.56）のな

かで解説した．

- 高齢者の来局を想定し，血清総蛋白（TP），血清アルブミン（ALB），血清コレステロール（TC），コリンエステラーゼ（ChE）などはTest 8の高齢者・フレイル（→p.128）のなかで解説した．
- 血液学的検査には，赤血球数（RBC），ヘモグロビン濃度（Hb），ヘマトクリット値（Ht），赤血球指数，白血球数（WBC），血小板数（PLT）などがあり，Test 6の血算・血液一般検査（→p.84）のなかで解説した．
- 基本的検査は処方箋に印字される頻度の高い検査項目を包括している．本書では，処方箋内の検査項目のほか，どの系統の疾患ないし病態かを把握するため，さらに必要とされる検査項目を適宜追加することにより，検査所見を総合的に評価できるようにした．

▶ 押さえておきたい基本的な検査

- 臨床検査は，病気の原因，診断，治療方針の決定，病気の重症度（進行の程度），治療効果の判定，薬の副作用など，多種の検査項目から生体情報が提供される．障害を受けた細胞や組織からの逸脱物質，浸出液などの体液などを用いて検査を行い，得られた測定値の変動にどんな意義があるのかを解説した．
- 個別の疾患や検査項目について，次の4つに大別した．

検査の目的は？

- 検査の目的は，病気のスクリーニング（病気にかかっているか否か）のための検査，疾患を特定するための検査（糖尿病，脂質異常症など），治療経過や評価に用いられるなど，さまざまである．
- 検査をして何がわかるのか，各種検査を行う際，何のために，どんな結果が期待できるのか，検査結果が診断や治療にどれほど寄与できるのか，特定の疾病や病態を拾い上げるための臨床的意義の高い検査項目がオーダーされる．

どんな検査？

- 処方箋に印字される検査項目に加えて，関連の検査項目を関連付けることにより，確度の高い診断，病型分類，重症度判定などが可能になることを解説した．
- ある疾患を想定して，感度の高い（疾病のある人を検査異常と判断できる能力）検査を行うと，陰性結果により除外診断が可能であること，陽性結果（検査値異常）により疾患の存在診断を行う場合は，特異度の高い（健常者が検査異常でないと判断できる能力）検査を行うと，過剰な検査をしなくて済むことを述べた．
- 通常，臨床検査は早朝空腹時に採血を行うことが多い．診断時にこの条件で採血した検体では偽陰性の結果と判定されることがある．血糖検査やHbA1cのデータを基にして，学会が定める診断基準を用いることの妥当性を述べた．
- 電解質異常では，高Na血症，低Na血症，高K血症，低K血症の判定は複雑である．判定に必要となる検査を追加し，判定基準を具体的に述べた．

共用基準範囲と基準値

- 各検査項目の基準値を明らかにした．本書では原則として全国共通の「共用基準範囲」を採用した．共用基準範囲は，生化学検査と血液検査の40項目に対する基準範囲である．共用基準範囲

が未設定の検査項目については,「基準値」と表記した.基準値は,わが国において最も普及している測定原理や測定試薬を用いて得られた健常者の基準範囲である.
- Test 2 脂質異常症検査,Test 3 糖代謝検査では,学会などが定める臨床判断値を採用した.

異常値を示す代表的な疾患

- 異常値を高値,低値に分け,それぞれ代表的な疾患を列挙した.同時に,薬物の副作用によって検査値の異常を示す代表的な薬物名を例示した.
- AST,ALT などの逸脱酵素は,疾患ごとに高値となる上昇幅が大きく異なる.特に肝炎ウイルス感染症では,共用基準範囲の数千倍にまで上昇することがある.軽度の上昇,中等度の上昇,高度の上昇と層別化を図り,それぞれの臨床的意義を示した.

▶ 検査値を解釈するうえでの注意点

❶ 生理的変動

- 生理的変動が知られている検査項目について紹介した.性差や年齢差のある検査項目があるので,細かく判読するうえで注意が必要である.
- 日内変動は,一日のうちで運動,食事,体位などで変化する検査項目が知られている.総蛋白,尿酸,カリウムは昼>夜となり,白血球数は夕>朝となる.
- 年齢別では,AST,ALT,CK,γ-GT などの酵素測定では幼児>成人となる.総コレステロール,尿素窒素,アルブミン,白血球数などは小児<成人となる.
- アルドステロンやレニン活性は,月経周期に関連して検査値の変動がみられる.
- 単一の検査項目で異常値がみられた場合,関連の検査値や患者の状況を十分に把握し,総合的に検査値を判定していくことが重要である.

❷ 検体採取

- 検体中に含まれる反応妨害物質(干渉物質),検体の保存条件(凍結,室温保存),採血時の時間などが影響することがある.
- 血清中のビリルビンやクレアチンキナーゼ(CK)は光の影響を受けやすく,直射日光に当ててはならない.プロトロンビン時間の検査では,組織液混入の可能性があり,採血困難な穿刺に手間取ってはならない.

❸ CTCAE の取り扱いについて

- CTCAE(Common Terminology Criteria for Adverse Events)は,米国の国立がん研究所(National Cancer Institute;NCI)が公表している有害事象共通用語規準である.各有害事象について,重症度の大きさを Grade で示している.わが国では日本臨床腫瘍研究グループ(Japan Clinical Oncology Group;JCOG)が日本語版を作成している[1].
- JCOG では 2014 年より,日本臨床検査標準協議会(JCCLS)が策定した共用基準範囲に基づき,JCOG 試験で取り扱う臨床検査値の基準範囲を定めた.これを「JCOG 共用基準範囲」という[2].

- 「共用基準範囲対応CTCAE Grade定義表」によると，高カリウム血症，血清アミラーゼ増加，高尿酸血症，Hb濃度（貧血）などは検査値のほか，検査値の変動による症状の有無，治療の必要性，緊急処置の必要性などが言及されてGrade分類されている．しかし，AST，ALT，ALP，T-Bil，TC，血小板数減少など，多くの検査項目では，基準範囲上限または下限の何倍にまで上昇または減少といった検査値のみでGrade分類されている．臨床症状，症候など具体的な記載がなく検査値のみで重症度を正しくGrade分類することは難しいと考える．
- 本書では胃がん症例に基づくCase7（→p.218），Case8（→p.224）のほか，血清K値の上昇による有害事象に触れたCase3（→p.190）などで共用基準範囲対応CTCAE Grade定義表を参考にしている．

❹ Child-Pugh分類の考え方

- Child-Pugh分類（→p.21）は肝硬変の程度の判定に用いられる．血清ALB，PT時間，T-Bilなどの検査値，腹水の有無などをスコアー化することにより重症度が判定される．この分類法が考案された頃，ALBの測定方法はBCG（Bromcresol green）法が主流だった．
- BCG法はグロブリン分画のハプトグロブリンなどの急性相反応蛋白との結合性が高く，特にALB値の低下する病態では急性相反応蛋白が増加することが知られている[3]．現在，ALBの測定は，BCG法に代わりBCP（Bromcresol purple）改良法が普及している．従来のBCG法でALB値が3.5 g/dL以下を示す場合，BCP改良法では一律に0.3 g/dLを差し引いた値となる[3]．すなわち，BCP改良法でALBが3.2 g/dLであった場合，BCG法の3.5 mg/dLに相当する．
- 日本臨床検査医学会や日本臨床衛生検査技師会では，BCP改良法を勧奨している．BCP改良法による検査は，増加の一途をたどっているが，医療機関での地域差のほか，小規模病院・診療所などは測定を外部委託している場合が多く，委託先でBCG法による測定値が診療に使用されている場合が少なくないと推察されている[4]．
- Child-Pugh分類を用いて肝硬変の重症度判定する際は，ALBがBCG法か改良BCP法のどちらで測定されたか，確認が必要である．

▶ Advanced Lecture

- 各TestにおいてAdvanced Lectureを設けた．病型の診断，合併症の早期発見などを目的とした事例を紹介した．PT-INRとは/ウイルス性肝炎の抗原抗体検査（→p.22），高レムナント血症（→p.36），微量アルブミン尿による糖尿病性腎症の早期発見/前立腺の疾患と検査（→p.64，65），慢性腎臓病（CKD）と骨・ミネラル代謝異常（→p.120），フレイル・サルコペニアにおける栄養状態の評価（→p.137）などである．
- 処方箋に印字されなくても患者の病態把握に不可欠となる検査がある．必要に応じてさらに高度の診断性能を有する検査項目を追加すると，病型の診断，合併症の早期発見など，新たな臨床的意義を見いだすことができる．たとえば，循環器疾患の検体検査において，トロポニンT（→p.80）の検査は極めて有用である．
- トロポニンTやBNP検査は，関連学会が推奨する検査である．急性冠症候群または慢性心不全の

Chapter 1　検査値から患者の状態を把握する

重症度評価に用いられ，どちらも一刻を争う状況で検査が行われる．検査値の解釈に一層の専門的知識が要求されるが，得られた検査結果から超急性期における心筋虚血などの診断に結び付けることができる．

▶Point

- 薬剤師がそれぞれの検査について，何をどのように，どの程度まで患者に質問されるか予測できない．患者に対してわかりやすい検査の説明は新たな業務として欠かせない．各Pointには，検査結果に基づいて明らかにされた検査の意義を簡潔にまとめた．
- 各Testの記述文のなかから，最重要箇所を短い文章で簡潔に表記した．キーワードとして活用することもできる．

（斉藤嘉禎）

⚜引用文献
1) 日本臨床腫瘍研究グループ：Common Terminology Criteria for Adverse Events（CTCAE）version 5.0. 2017.
〈https://jcog.jp/assets/CTCAEv5J_20220901_v25_1.pdf〉
2) 日本臨床腫瘍研究グループ：JCOG 共用基準範囲一覧（CTCAE v5.0 対応版）.
〈https://jcog.jp/assets/JCOG_kyouyoukijunchi_50_20201221.pdf〉
3) 日本臨床検査医学会血清アルブミン定量値ワーキンググループ：血清アルブミン測定値についての提言書 BCG法とBCP改良法による測定値の差の取り扱い方. 2013.
4) 日本臨床検査医学会：血清アルブミン測定の標準化に関する提言. 2019.

Chapter 1 検査値から患者の状態を把握する

Test 1 肝・胆道機能検査

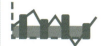

▶ 肝疾患の検査を理解するための基礎知識

❶ 肝臓のはたらきと検査

- 肝臓は右横隔膜下に位置し腹腔内の最大の臓器である．肝臓は物質代謝の中心的役割を担い，アルコール，薬物などの解毒，一部の血液凝固因子，アルブミン（ALB），フィブリノゲン，コレステロール（TC），尿素（UN），リポ蛋白などを合成する．さらに，消化を助ける胆汁生成のほか，クッパー細胞やNK細胞などの免疫能を有し，グリコーゲンの分解と糖新生による血糖値の維持にも関与している．
- 肝疾患の検体検査はスクリーニング検査をはじめ，肝疾患の原因を調べる検査，重症度を調べる検査などに分類され，各検査を効率よく組み合わせて診断の一助とする．

❷ 肝機能障害とは

- 肝機能障害は肝炎ウイルスの感染をはじめ，自己免疫機序，肝細胞の脂肪変性，アルコールの過剰摂取，薬物の服用などを原因とし，肝臓での代謝，解毒，蛋白質の合成，胆汁の合成と分泌などに異常が認められる状態をいう．

❸ 肝疾患の検体検査

- アミノ基転移酵素（トランスアミナーゼ）であるアスパラギン酸アミノトランスフェラーゼ（AST），アラニンアミノトランスフェラーゼ（ALT）は，主にウイルス感染などに起因して肝細胞が障害された結果，血中にあふれ出し検査値に影響を及ぼす．AST，ALTは肝機能を表すのではなく，厳密には肝細胞の破壊の程度を表す肝生化学検査である．なお，医薬品の添付文書には「AST（GOT），ALT（GPT）*の上昇等を伴う肝機能障害があらわれることがある」などと記載され，臨床上はAST，ALTの上昇が区分されることは少ない．
- 重篤な肝臓病では蛋白合成能が低下する．肝機能障害の指標としてALB，プロトロンビン時間（PT），TC，コリンエステラーゼ（ChE）などの検体検査が日常的に行われている．
- 肝炎は肝臓に炎症が起こり，発熱，倦怠感，黄疸などの症状がみられる疾患である．日本人における慢性肝炎の大部分はウイルス感染が占めている．感染が持続して臨床的に重要になるのはB型

＊：ASTはグルタミン酸オキサロ酢酸トランスアミナーゼ（GOT），ALTはグルタミン酸ピルビン酸トランスアミナーゼ（GPT）とも呼ばれる．

15

肝炎とC型肝炎である．
- 慢性肝炎は肝炎が6ヵ月以上持続している状態をいう．慢性肝炎の70〜80％はC型肝炎ウイルス（HCV）の感染に由来し，15〜20％がB型肝炎ウイルス（HBV）によって発症する[1]．B型肝炎の診断に用いられる検査は，HBVマーカーと呼ばれる各種の検査法（HBs抗原，HBs抗体，HBe抗原など）が確立されている．一方，C型肝炎ではHCV抗体検査とHCV-RNA検査が併用される．詳細はAdvanced Lecture（→p.22）を参照されたい．

4 薬剤性肝障害

1 薬剤性肝障害

- 薬の副作用の1つとして，薬剤による急性肝障害が知られている．急性肝障害は薬をたくさん飲んで起こる場合（中毒性肝障害）と，飲んだ量に関係なく起こる場合（アレルギー機序：特異体質性）とに分類される．
- 薬剤性肝障害を特異的かつ高感度に測定できる検査は少ない．原因とされる薬剤投与を中止することが最善の治療法であり，ALT，ALP，γ-GTなどの検査値の改善が重要な手がかりとなる．

2 DDW-J 2004 薬剤性肝障害ワークショップによる分類

- 薬剤性肝障害の確定診断を記載したガイドラインは存在しないが，2004年の日本消化器関連学会機構（JDDW-Japan）のワークショップで，診断基準が提案された[2]．このワークショップでは薬剤性肝障害の可能性を念頭に置き，主にALT，ALPの検査値の変動から「肝細胞障害型」「胆汁うっ滞型」「混合型」の3タイプに分類した後，発症までの期間，薬物中止後の経過，飲酒などの危険因子，薬物以外の原因の有無，過去の肝障害の報告，好酸球増多など，各項目のスコアを計算し，スコア数から薬物性肝障害の可能性を判定するものである．
- 「肝細胞障害型」はAST値，ALT値が上昇するが，身体上の特徴的な所見は少なく，血清ALP，γ-GTの上昇は基準値をわずかに上回る．高度肝障害の場合には直接ビリルビン（D-Bil）優位の総Bil値が上昇する．
- 「胆汁うっ滞型」はALP値，γ-GT値など胆道系酵素の上昇を認め，眼球や皮膚に黄疸がみられる．
- 他に，AST，ALT，ALPの酵素活性が基準値上限の2倍を超える「混合型」が分類されている．
- 「肝細胞障害型」や「胆汁うっ滞型」などに分類する意義は治療法が異なるからである．

▶押さえておきたい基本的な検査

1 肝疾患の存在を調べる検査

1 AST，ALT値およびAST/ALT比によるスクリーニング検査

検査の目的は？
- AST，ALTは肝細胞の破壊の程度および門脈域の炎症の程度を知るためのスクリーニング検査に用いる．肝疾患におけるスクリーニング検査とは，肝疾患の存在の有無を確かめる検査のことである．

どんな検査？
- ASTはアスパラギン酸アミノ基転移酵素，ALTはアラニンアミノ基転移酵素とも呼ばれ，酵素活

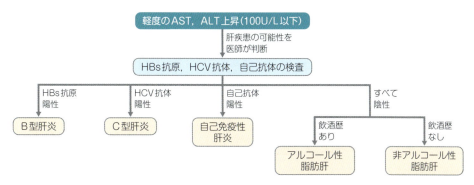

図1-1 トランスアミナーゼ異常値確認後の検査手順

性をもつ蛋白質の一群である．AST，ALTは同時に検査されることが多く，健診や人間ドックでもおなじみの検査である．

- ALTは肝臓に比較的臓器特異性が高く，AST/ALT比が1以下（ALT優位）は，多くは肝臓の異常に基づくトランスアミナーゼ値の上昇と考えられる．一方，AST/ALT比が1以上（AST優位）では，肝硬変，肝がん，アルコール性肝疾患（脂肪肝を含む），急性肝炎の極期でみられるほか，筋肉疾患などの原因も考えられる．他の検査や臨床所見と合わせて総合的に判断することが重要である．
- 人間ドックや健診などで，トランスアミナーゼ値の異常を指摘された場合，図1-1に示す検査手順に沿って診断を進めていくのが一般的である[3]．ALPやγ-GTなどの胆道系酵素に異常値がみられた場合，次項の胆汁うっ滞のスクリーニング検査へと進める．

共用基準範囲
- ASTの共用基準範囲は13〜30 U/L，ALTの共用基準範囲は男性が10〜42 U/L，女性が7〜23 U/Lである．

異常値を示す代表的な疾患

異常値	代表的な疾患
高度上昇 (500 U/L以上)	【AST＞ALTの場合】 急性肝炎初期（回復期ではAST＜ALT），劇症肝炎，アルコール性肝障害
中等度上昇 (100〜500 U/L)	【AST＞ALTの場合】 慢性肝炎（線維化の進展により反転），虚血性心疾患 【AST＜ALTの場合】 薬物性肝炎
軽度上昇 (100 U/L以下)	【AST＞ALTの場合】 肝硬変・肝細胞がん，アルコール性脂肪肝 【AST＜ALTの場合】 慢性肝炎，非アルコール性脂肪性肝疾患（AST優位になることがある）

AST，ALT値の異常値の程度と疾患の関係は通常多くみられる場合を示したものである．

- 自己免疫性肝炎ではAST，ALTが上昇する．ウイルス性感染，アルコール，薬剤などによる肝障害を除外して診断する．免疫異常が関与するため抗核抗体の検査を試みる[4]．
- アルコール性肝障害ではAST＞ALT比は2.0を超え，圧倒的にAST優位となる．
- アルコール性脂肪肝ではAST，AST/ALT比，γ-GT，ChEが上昇するが，ALT値は基準範囲内に収まることがある．

Chapter 1 検査値から患者の状態を把握する

- アルコール性肝硬変では症例の多くがAST＞ALTとなるが，γ-GT上昇，ChE活性は低下する．直接ビリルビン（D-Bil, →p.19）優位の高ビリルビン血症を呈する．
- 非アルコール性脂肪性肝疾患（NAFLD）や非アルコール性脂肪肝炎（NASH）は，アルコールを原因としない脂肪肝をいう．AST，ALT値が基準範囲の2～3倍程度に高値持続する．
- AST/ALT比が0.8以上では高度線維化とされ，NASHへの進展が疑われる．NASHでは血小板数の低下を招くことが多い．

2 胆汁うっ滞のスクリーニング検査①：ALP，γ-GT

検査の目的は？

- ALP（アルカリホスファターゼ），γ-GTは肝・胆道疾患のスクリーニング検査に利用される．閉塞性黄疸や肝内胆汁うっ滞（薬物性，原発性胆汁性胆管炎）を疑うときに検査が行われる．
- ALPは骨疾患，骨肉腫，腫瘍の骨転移などの診断に用いられる．

どんな検査？

- ALP，γ-GTを合わせて胆道系酵素といい，腹部超音波検査との関連を無視できない．腹部超音波検査では肝内外の胆管が拡張する異常な状態を確認することができる．
- 閉塞性黄疸では肝内胆管の拡張像がみられ，結石と腫瘍が二大要因である．閉塞性黄疸ではALP，γ-GTのほか，後述のT-Bilが上昇すると緊急に処置が必要になることがある．
- 肝内胆汁うっ滞では肝内胆管の拡張はみられず，薬物性肝障害と原発性胆汁性胆管炎（旧称：原発性胆汁性肝硬変，primary biliary cholangitis；PBC）を疑う．
- γ-GT値は飲酒習慣で上昇するが，個人によっては飲酒量に比例しないこともある．また，睡眠薬，向精神薬，抗けいれん薬（フェニトイン），健康食品などの常用によりγ-GT値が上昇することがある．

共用基準範囲

- ALPの共用基準範囲は106～322 U/L，γ-GTの共用基準範囲は男性が13～64 U/L，女性が9～32 U/Lである．
- ALPの共用基準範囲は，現行の測定法（JSCC標準化対応法）から新測定法（国際臨床化学連合，IFCC）に変更となる．新測定法では38～113 U/Lである．

異常値を示す代表的な疾患

ALP

異常値	代表的な疾患
高値	【肝・胆道疾患】 閉塞性黄疸，総胆管結石，胆管がん，膵頭部がん，原発性胆汁性胆管炎，肝硬変，ウイルス性肝炎，アルコール性肝炎 【骨疾患】 骨肉腫，転移性骨腫瘍，副甲状腺機能亢進症，骨折，骨軟化症
低値	亜鉛不足（ALPの活性中心には亜鉛が必要であるため．なお，臨床的意義は低い．）

ALPの異常値と疾患の関係は通常多くみられる場合を示したものである．

γ-GT

異常値	代表的な疾患
高度上昇（500 U/L 以上）	閉塞性黄疸，肝内胆汁うっ滞
高度上昇（200～500 U/L）	肝内胆汁うっ滞（原発性胆汁性胆管炎，薬物による），閉塞性黄疸
中等度上昇（100～200 U/L）	活動性慢性肝炎，肝硬変，アルコール性脂肪肝
軽度上昇（100 U/L 以下）	急性肝炎，非活動性慢性肝炎，肝硬変，薬物性肝障害，アルコール性肝障害など

γ-GT値の異常値の程度と疾患の関係は通常多くみられる場合を示したものである．

3 胆汁うっ滞のスクリーニング検査②：ビリルビン（胆汁色素）

検査の目的は？

- ビリルビンは肝機能障害，胆道閉塞の異常および急性肝炎の劇症化の予測に用いる．

どんな検査？

- ビリルビンの生成は，老化した赤血球が脾臓内のマクロファージに貪食され，破壊されることに由来する．この際に生成されるビリルビンを間接ビリルビン（ID-Bil，非抱合型ビリルビン）と呼ぶ．
- 間接ビリルビンは肝内でグルクロン酸と結合して水溶性のビリルビンとなる．これを直接ビリルビン（D-Bil，抱合型ビリルビン）と呼ぶ．直接ビリルビンは胆管から胆汁として排泄される．血中には間接ビリルビンと直接ビリルビンが共存し，両者を合わせて総ビリルビン（T-Bil）という（図1-2）．
- 肝障害により胆汁うっ滞があると，直接ビリルビンが血中に逆流するため異常値を示す．

共用基準範囲

- ビリルビンの共用基準範囲は，T-Bil 0.4～1.5 mg/dL（D-Bil 0.4 mg/dL 以下，ID-Bil 0.8 mg/dL 以下）である．

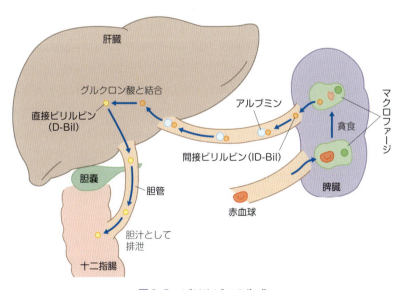

図1-2　ビリルビンの生成
間接ビリルビンは水に溶けないため，アルブミンと結合して肝臓へ送られる．

異常値を示す代表的な疾患

黄疸の原因	優位となるビリルビン	代表的な疾患
溶血性黄疸（肝前性）	間接ビリルビン	溶血性貧血，新生児黄疸，体質性黄疸（Crigler-Najjar症候群，Gilbert症候群），劇症肝炎，肺塞栓，敗血症
肝細胞性黄疸（肝性）	間接ビリルビンおよび直接ビリルビン	急性肝炎，慢性肝炎，肝硬変，肝細胞がん，自己免疫性肝炎，薬物性肝障害
閉塞性黄疸（肝後性）	直接ビリルビン	急性肝炎（ウイルス性，アルコール性，薬剤性），慢性肝炎（持続性，活動性），肝硬変（代償性，非代償性），肝内胆汁うっ滞，閉塞性黄疸（胆嚢がん，胆管がん，Vater乳頭がん，胆石，総胆管結石），体質性黄疸（Dubin-Johnson症候群）

❷ 肝障害の進行度・重症度をみる検査

1 プロトロンビン時間（PT）

検査の目的は？

- 被検血漿に至適量の組織因子（旧称：組織トロンボプラスチン）とCa^{2+}イオンを加えることにより，フィブリン塊の形成時間を測定する．主に外因系凝固因子（第Ⅶ，Ⅹ，Ⅴ，Ⅱ因子）の各活性とフィブリノゲン量（第Ⅰ因子）の異常を検出する．
- なお，血液凝固因子についてはp.98を参照されたい．

どんな検査？

- 外因系凝固因子のうち，第Ⅶ，Ⅹ，Ⅱ因子はビタミンK存在下の肝臓で合成される．このうち，第Ⅱ因子をプロトロンビンという．
- 肝硬変，肝がんなどの重症肝障害では蛋白合成能が低下し，各凝固因子の欠損によりPTが延長する．
- PTの検査値表示には秒表示，活性表示（％），比表示およびPT-INRがある．肝障害の重症度評価には，「秒」による単位表記が基本である．なお，PT-INRについてはAdvanced Lecture（→p.22）を参照されたい．
- 患者検体の検査結果を秒表示で報告する場合，患者の測定値とともに健常者血漿（対照血漿）の測定値を表記する．検査キットを構成する「組織因子」がウサギ人脳やヒト胎盤などの生物由来またはリコンビナント（遺伝子組み換えによって人為的に作られた蛋白質）を使用した製剤であるため，メーカー間差，ロット差によって検査結果が異なるためである．なお，健常者血漿とは数十人程度の健常者から集められた血漿であり，反応系に影響しない防腐剤が添加され，精度管理に利用される．プール血漿とも呼ばれる．

基準範囲

- PTの測定は標準化ができていないため，医療施設間差がある．基準範囲は健常者血漿値±10％とすることが多い．たとえば健常者血漿でのPTが10.0秒のとき，患者検体が12.0秒以上に延長すると基準範囲±10％を超えるので臨床的に有意とされる．

異常値を示す代表的な疾患

異常値	代表的な疾患
延長	肝硬変，ビタミンK欠乏症，ワルファリン服用，播種性血管内凝固（DIC）
短縮	臨床的意義は低い

表1-1　Child-Pugh分類によるスコア化

指標となる判定基準	1	2	3
ALB (g/dL)	3.5以上	2.8以上3.5未満	2.8未満
T-Bil (mg/dL)	2.0未満	2.0以上3.0以下	3.0以上
PT時間活性値(%)	70以上	40以上70以下	40未満
腹水	なし	軽度	中等度
肝性脳症(度)	なし	1～2	3～4

総スコア	クラス	重症度
5～6	A	軽度
7～9	B	中等度
10～15	C	重度

2 Child-Pugh分類と肝硬変の重症度

- Child-Pugh分類は，肝硬変の予後予測と肝移植適応を判断するために考案されたものである．
- 肝硬変では，ALB低値，PLT減少，PT延長，ChE活性低下，T-Bil上昇，血中アンモニア濃度増加などの測定結果が臨床上重要である．
- Child-Pugh分類は5項目の判定基準をスコア化したものである（表1-1）．医薬品添付文書では肝障害の程度を表現するために，「高度」，「重度」などと記載されることがある．しかし，明確な基準がないため，Child-Pugh分類や超音波画像，血中アンモニア濃度などを参考にして肝障害の程度を判断する．たとえばリバーロキサバンの服用にあたり，肝機能障害の評価はChild-Pugh分類を用いるよう推奨されている（→p.198）．

③ 検査値を解釈するうえでの注意点

1 生理的変動要因

AST，ALT

- 肥満度に比例してALT値の上昇が知られている．特に男性では明瞭である．
- ASTは男女ともに加齢により緩やかに上昇する．

ALP，γ-GT

- ALPは男性では加齢による変化を認めないが，中年以降の女性では明らかに上昇する傾向がある．
- 骨成長の盛んな小児期では基準範囲の3～4倍の高値を示す．ALPが異常高値になるときは必ず年齢を確認する．
- 妊娠後期には胎盤由来のALPが上昇するため，測定値は基準範囲の2～3倍になる．
- γ-GT値には性差がある．一般に男性で高値を示し，高齢になると男女差が小さくなる．
- γ-GT値は過食により高値となり，尿酸値などとともに体格指数（BMI）と相関する．
- 女性では閉経後にγ-GT値が緩やかに上昇する．

T-Bil，ID-Bil，D-Bil

- T-Bilは日内変動が知られている．午前中に明らかな高値（基準範囲内）を示し，夕方から夜になると低値傾向となる．

PT
- 出生時，PTは低値となる．1週間後に回復する．

2 測定上の問題点
- T-Bilは光線により破壊されるので，採取後はただちに検査を行う．

Advanced Lecture
プロトロンビン時間 国際標準比

❶ プロトロンビン時間 国際標準比とは

- PT測定に用いる組織因子（第Ⅲ因子）は生物由来のため，組織因子の真値を示す標準物質が要望されていた．標準物資とは測定を行うときの基準となる物質のことである．
- WHOは，PTの測定に用いる組織因子の反応性が動物種や組織により大きく異なることから，ヒト脳組織由来の組織因子を標準物資と定め，PTを組織因子の感度（ISI）により補正する国際標準化比率（international normalized ratio；INR）を設定しこれをプロトロンビン時間 国際標準比（PT-INR）と呼ぶ．同時に，ISI 0.9〜1.7の範囲を適正とし，1.0に近いものが望ましいと勧告している[5]．ISIはPT測定の際，施設間差をなくす係数と考えてよい．

❷ プロトロンビン時間 国際標準比検査の実際

1 プロトロンビン時間 国際標準比の算出
- PT-INRは［PT比］^{ISI}で求められる．このPT比とは［患者PT時間/対照PT時間］^{ISI}であり，脳梗塞，心筋梗塞，肺塞栓などに代表される凝固関連性疾患でワルファリン服用中の薬効評価として用いられる．
- PT-INRは血液の固まりにくさを表す指標である．健常者では約1.0（0.85〜1.15）である．PT-INRが2.00の場合，健常者と比べて2倍ほど血液が固まりにくいことを表す．
- ワルファリン投与量は，血栓塞栓症の発症予防のためのコントロール目標値として，70歳未満では2.0〜3.0，70歳以上では1.6〜2.6を提示している．

Advanced Lecture
ウイルス性肝炎の抗原抗体検査マーカー

❶ B型肝炎ウイルス感染症

- かつてB型肝炎は母子感染による垂直感染が主体であったが，1985年より母子感染予防対策事業により，1986年以降の出生から激減している．近年，若い世代を中心に性交渉による感染が増加傾向にある．日本では，B型肝炎ウイルス（HBV）に感染したHBVキャリア（HBs抗原陽性者）は，およそ130〜150万人いると推定されている．
- B型肝炎ウイルス（HBV）に感染すると多くは一過性感染である．すなわち，HBs抗体が血中に出現すると，感染拡大を阻止し肝炎は治癒しウイルスも排除される．
- HBs抗体またはHBc抗体，あるいは両方が陽性の検査結果が確認できると，既往感染として扱わ

れる．既往感染者では，肝細胞内にHBVが残っており，過去の感染によって免疫応答を起こし，生成されたHBs抗体によって防御状態が保たれている．

- ウイルスに対する宿主免疫応答の違いにより，肝炎が持続して慢性肝炎から肝硬変，さらには肝がん（肝細胞がん）へと進展する可能性もある．HBV感染後，ウイルスは肝細胞内で複製サイクルに入り，2本鎖閉鎖環状DNA（cccDNAという）を生成して一生涯住み続けることが明らかにされている[6]．
- HBV感染患者が免疫抑制・化学療法などにより，HBVが再増殖することをHBV再活性化という．HBV再活性化による肝炎は重症化しやすい．
- リツキシマブを含む治療薬（R-CHOP療法），副腎皮質ステロイド，免疫抑制薬，抗がん薬などを用いる場合，免疫が抑制された状態に陥りHBVの増殖リスクが高まることがある[7]．薬を服用する前に，HBs抗体，HBc抗体検査を実施し，いずれかが陽性の既往感染者と確認できた場合，専門医によるB型肝炎再活性化を回避するための対策が講じられる．

1 HBV感染を知るための検査

HBs抗原
- 陽性は，現在HBVに感染していることを意味する．
- 急性肝炎の診断にはIgM-HBc抗体を同時測定し，IgM-HBc抗体が陽性であることを確認する．

HBe抗原
- 陽性は，HBV量が非常に多く感染力が強い状態を意味する．

IgM-HBc抗体
- IgM-HBc抗体はHBVの感染直後に陽性となる．抗体が高力価であれば，確実にB型急性肝炎と診断できる．

2 B型肝炎の鎮静化を知るための検査

HBs抗体
- 陽性は過去のHBV感染の既往を表す．また，医療従事者などHBワクチンを接種している場合もHBs抗体が陽性となる．
- HBs抗体はHBs抗原に対する中和抗体である．HBVに対して感染防御機能をもつ．

HBe抗体
- HBe抗原陰性かつHBe抗体陽性の検査結果は，HBV量が少なく肝炎が沈静化していることを表す．治療目標の一つとされる．

3 治療効果の判定および予後を推定する検査

HBV-DNA量
- HBVの感染力の強さを表す．ウイルス量が多いほど予後が悪く，肝硬変や肝がんの発症率が高くなる．
- HBV-DNA量が4.0 Log copies/mL未満では肝炎は沈静化し，肝がんの発がん率が低下する．

❷ C型肝炎ウイルス感染症

- C型肝炎ウイルス（HCV）は血液を介して感染するが，多くは医原性である．1992年以前の輸血，1994年以前のフィブリノゲン製剤，1988年以前の血液凝固因子製剤が使用された時期はウイルス

Chapter 1　検査値から患者の状態を把握する

チェックが不十分であった．患者の多くは献血制度が開始される以前に発生している．
- HCVに感染すると約30％は自然にウイルスが排除されるが，約70％の人は慢性肝炎に移行する[8]．HBVと異なり，HCVはワクチンや抗ヒト免疫グロブリンを用いて感染を予防することはできない．
- 治療薬は格段の進歩がみられ，経口剤による抗ウイルス薬療法が中心となっている．
- HCVマーカーの各種検査法の意義を以下に示す．

1 HCV感染を知るための検査

　HCV抗体

- HCV感染のスクリーニング検査として最初に行う検査である．
- 陰性であれば，現在，C型肝炎ウイルスに感染している可能性が低いことを示す．
- HCV抗体が中程度または低い場合はHCV核酸増幅検査（HCVのウイルス遺伝子を検出する検査）を行ってウイルス血症の有無の確認が必要である．核酸増幅検査の結果，HCV-RNAが陽性の場合はC型肝炎ウイルスに感染している可能性が高く，陰性の場合はC型肝炎ウイルスに感染している可能性は低いと判定する．
- 抗体の値が高い場合（HCV抗体高力価）は，C型肝炎ウイルスに感染している可能性が高いことを示す．

2 HCVの感染を確定する検査

　HCVコア抗原検査

- HCVコア抗原は，ウイルスを構成する蛋白質成分である．検査は高感度測定法で行われるため治療効果のモニタリングに有用である．
- HCVコア抗原検査とHCV-RNA定量検査との間には，有意な正の相関があるため，臨床的意義はほぼ同様である．本法はHCV-RNA定量検査と比較して安価であるという利点がある．
- 陽性は，現在ウイルスに「感染している」と判定する．
- 治療効果を確認するために，さらに精密な核酸増幅検査（HCV-RNA定量検査）を実施する．

　HCV-RNA定量検査

- HCV感染の確定診断に用いられる．
- C型慢性肝炎における治療前の治療効果予測および治療中の病態把握に不可欠な検査である．
- 測定法は高感度かつ広い定量性をもつリアルタイムPCR法検査が行われる．陽性の場合は，現在感染していると判定する．
- HCVの既感染でも抗体が陽性となるため，現在の感染を確認するためにHCV-RNA定量検査が必要となる．

▶ Point

- 肝疾患が存在するかどうかをみる検査をスクリーニング検査と呼ぶ．最初に行われる検査は，トランスアミナーゼ（AST，ALT）と両者の比（AST/ALT）である．
- AST，ALTは逸脱酵素であり，肝細胞障害を疑うときに汎用される．
- 胆汁うっ滞のスクリーニングには，ALP，γ-GT，T-Bilの検査が行われる．閉塞性黄疸や肝内胆汁うっ滞を疑うときに汎用される．γ-GTが単独に上昇しているときは，過剰な飲酒習慣の有無を

確認しておく.

- 外因系血液凝固検査に用いるPTは，急性肝障害の重症度判定に用いられる.
- トランスアミナーゼの上昇がみられるとき，肝炎ウイルスの感染を疑い，HBs抗原，HCV抗体の検査を追加する．B型肝炎ではHBs抗原とHBV-DNA量を，C型肝炎ではHCV抗体とHCV-RNA定量検査を行う．

（斉藤嘉禎）

⚜引用文献

1) 日本肝臓学会編：肝臓病の理解のために. 2020. 〈https://www.jsh.or.jp/citizens/booklet/〉
2) 滝川 一ほか：DDW-J2004ワークショップ薬物性肝障害診断基準の提案. 肝臓, 46：85-90, 2005.
3) 日本臨床検査医学会編：臨床検査のガイドライン JSLM2021 検査値アプローチ／症候／疾患. 2021.
4) 大平 弘：本邦における自己免疫性肝炎の現状と課題. 肝臓, 56：167-178, 2015.
5) World Health Organization：WHO expert committee on biological standardization. Forty-eighth report：Technical Report series No.889. 1997.
6) Kitamura K, et al：Flap endonuclease I is required for hepatitis B virus cccDNA formation. PLoS Pathog. 14：e1007124, 2018.
7) 梅村武司：B型肝炎再活性化の対策. 日内会誌, 107：26-31, 2018.
8) 井廻道夫：HCVに対する抗ウイルス免疫応答. ウイルス, 52：151-156, 2002.

Chapter 1　検査値から患者の状態を把握する

Test 2　脂質異常症検査

▶脂質異常症検査を理解するための基礎知識

❶ 脂質の代謝経路

- 総コレステロール（total cholesterol；TC）や中性脂肪（triglyceride；TG）などの脂質成分は，その周囲を蛋白質が取り囲み親水性を高めている．この蛋白質成分をアポ蛋白と呼ぶ．また，脂質成分とアポ蛋白が結合している粒子（複合体）をリポ蛋白と呼ぶ．
- 超遠心分離法を用いてリポ蛋白の分析を行うと，密度（g/mL）とサイズ（粒子径）の大きさからカイロミクロン（chylomicron；CM），超低比重リポ蛋白（very low density lipoprotein；VLDL），中間型リポ蛋白（intermediate density lipoprotein；IDL），低比重リポ蛋白（low density lipoprotein；LDL）および高比重リポ蛋白（high density lipoprotein；HDL）に大別される．主要なリポ蛋白の種類と性状を図1-3に示す．
- 脂質の代謝経路を図1-4に示す．外因性と内因性とに分類される．外因性は食事による脂質摂取であり，主成分はTGである．小腸から吸収されたTGは，胆汁や膵液の作用を受けて吸収されやすい形となる．小腸上皮細胞で運搬役の蛋白質（アポ蛋白質）と結合してリポ蛋白質となり，水に溶けやすい形になって全身の組織に供給される（図1-4①）．TGを多く含むリポ蛋白はCMであ

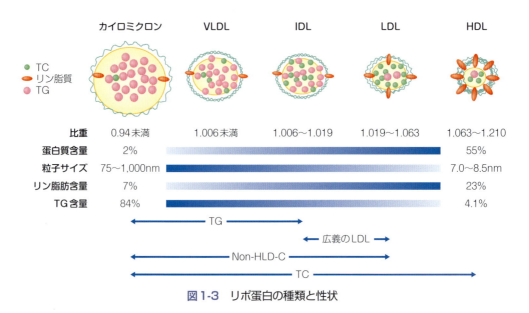

図1-3　リポ蛋白の種類と性状

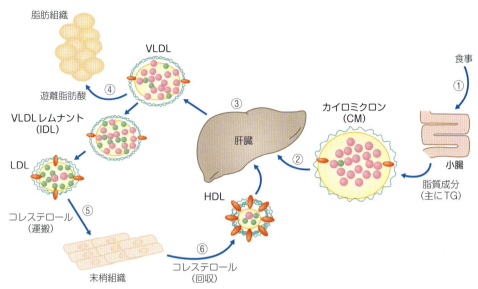

① 食事由来の脂質成分（主にTG）が小腸から吸収される
② TGがリポ蛋白に取り込まれ，カイロミクロンとなって肝臓に運ばれる
③ 肝臓でTCとTGが合成される
④ VLDLは全身の脂肪組織に脂質成分を運ぶ．VLDLは内部のTGが分解され，サイズが小さくなって中間代謝物のVLDLレムナントになる
⑤ LDLは末梢組織にコレステロールを引き渡す
⑥ 余分なコレステロールはHDLにより回収され，肝臓に戻される

図1-4　脂質の代謝経路

り，粒子径が最大であるが比重は小さい．
- 肝臓は脂質代謝の調節を担い，内因性のリポ蛋白（VLDL）を生成する．
- 血中に出現したCMは，リポプロテインリパーゼ（LPL）により粒子中のTGが異化され，CMレムナントとなって肝臓に取り込まれる（図1-4②）．レムナントはLPLによって，粒子中のTGが加水分解されて粒子サイズが小さくなったリポ蛋白である．
- 一方，肝臓で合成されたTCとTGは，リポ蛋白のVLDLに取り込まれ（図1-4③），末梢に運搬される過程でLPLの作用によりTGが分解されVLDLレムナントに代謝される．VLDLレムナントは，粒子サイズと比重がVLDLとLDLの中間であるため，中間型リポ蛋白（IDL）と呼ばれる（図1-4④）．
- さらに粒子サイズが小さくなったLDLは，末梢組織のLDL受容体を介して肝臓で合成されたTCを全身に供給する（図1-4⑤）．過剰になると動脈硬化の原因となる．
- 血管壁や組織に余分に溜まったTCはHDLにより回収され，肝臓に戻される．この代謝経路を逆輸送系と呼ぶ（図1-4⑥）．

❷ 脂質異常症検査とは

1 脂質異常症

- 動脈硬化性疾患の発症要因には，脂質異常症，高血圧，糖尿病，慢性腎臓病（CKD），喫煙，加齢などが危険因子として知られている．脂質異常症は，動脈硬化性疾患の発症に関与する最も強

Chapter 1 検査値から患者の状態を把握する

力な危険因子である.

- 脂質異常症検査の項目は,低比重リポ蛋白コレステロール(low density lipoprotein cholesterol；LDL-C),高比重リポ蛋白コレステロール(high density lipoprotein cholesterol；HDL-C),中性脂肪(triglyceride；TG)およびnon-HDLコレステロール(non-HDL-cholesterol；non-HDL-C)の4項目が基本である.
- 脂質異常症はこれらの検査値が基準値から外れた状態をいう.

② 脂質異常症検査の基準値の考え方

- 臨床検査における基準値は,全国共通の共用基準範囲を用いることが原則である(→p.2).共用基準範囲は,科学的な根拠が明確に示された,日本人に向けた基準値である.
- しかし,共用基準範囲が設定されている検査項目は,現段階では40項目にすぎない.多くの検査項目の基準値は,各診断薬の添付文書で確認しなければならないのが現状である.
- 臨床検査値を用いて,ある特定の病態の診断,予防や治療,予後について判定を行う際の基準となる値を「臨床判断値」と呼ぶ.臨床判断値は,「予防医学閾値」「治療閾値」「診断閾値(カットオフ値)」の3つに大別される[1].
- 脂質異常症の病態は,日本動脈硬化学会が定めた「脂質異常症診断基準値」を用いて評価する.脂質異常症診断基準は「動脈硬化性疾患予防ガイドライン2022年版」[2]に掲載されており(表1-2),急性心筋梗塞や狭心症,脳卒中などの動脈硬化性疾患の予防を目指した臨床判断値(予防医学閾値)である.

脂質異常症検査における予防医学閾値

- 動脈硬化性疾患の予防は,主に冠動脈疾患をターゲットにしている.一次予防は冠動脈疾患にかかっていない場合をいい(初発予防),二次予防ではすでに冠動脈疾患にかかっている既往者に対する再発予防である.
- 学会が定めた診断基準は,動脈硬化性疾患の発症が予測され早期に対応が必要となる場合,介入の目安として設定された基準値である.予防医学的な観点を重視しているので「予防医学閾値」と

表1-2 脂質異常症診断基準

LDLコレステロール	140 mg/dL 以上	高LDLコレステロール血症
	120〜139 mg/dL	境界域高LDLコレステロール血症**
HDLコレステロール	40 mg/dL 未満	低HDLコレステロール血症
トリグリセライド	150 mg/dL 以上(空腹時採血*)	高トリグリセライド血症
	175 mg/dL 以上(随時採血*)	
Non-HDLコレステロール	170 mg/dL 以上	高non-HDLコレステロール血症
	150〜169 mg/dL	境界域高non-HDLコレステロール血症**

*基本的に10時間以上の絶食を「空腹時」とする.ただし水やお茶などカロリーのない水分の摂取は可とする.空腹時であることが確認できない場合を「随時」とする.
**スクリーニングで境界域高LDL-C血症,境界域高non-HDL-C血症を示した場合は,高リスク病態がないか検討し,治療の必要性を考慮する.
- LDL-CはFriedewald式(TC − HDL-C − TG/5)で計算する(ただし空腹時採血の場合のみ).または直接法で求める.
- TGが400 mg/dL以上や随時採血の場合はnon-HDL-C(=TC−HDL-C)かLDL-C直接法を使用する.ただしスクリーニングでnon-HDL-Cを用いる時は,高TG血症を伴わない場合はLDL-Cとの差が+30 mg/dLより小さくなる可能性を念頭においてリスクを評価する.
- TGの基準値は空腹時採血と随時採血により異なる.
- HDL-Cは単独では薬物介入の対象とはならない.

(文献2より転載)

- 呼ばれる．
- 脂質異常症は冠動脈疾患の重要な危険因子の一つである．予防医学閾値を用いて将来にわたって起こし得る患者集団を経時的に観察し，検査値の推移から発症率との関連を予測することができる．日本動脈硬化学会が設定した脂質異常症診断基準は，臨床検査領域で定めた予防医学閾値に該当する．
- 脂質異常症診断基準は，LDL-C，HDL-C，TGのほか，non-HDL-Cの各基準値（予防医学閾値）が設けられている．
- TGは食事由来のカイロミクロンや，肝臓で合成されるVLDLに多く含まれる．血清TG値は食事前後で大きく異なるため，血清TG値による高TG血症の診断基準は2種類設定されている．空腹時採血と随時採血での予防医学閾値は異なる．

③ 脂質異常症の分類

1 臨床検査領域における分類（WHO分類）

- 脂質異常症の検査は，多くの場合，ポリアクリルアミドゲル電気泳動法を用いて血中に増加または減少しているリポ蛋白を同定する．本法にて区分されたリポ蛋白分画をWHO分類または表現型分類という[1]．
- リポ蛋白はTCやTGが含まれる割合からⅠ～Ⅴ型に分類される．Ⅰ型はCM，Ⅱa型はLDL，Ⅱb型はVLDLとLDL，Ⅲ型はレムナント，Ⅳ型はVLDL，Ⅴ型はCMとVLDLが増加した病態である．

2 臨床における分類

- 脂質異常症は遺伝子異常などが起因する原発性脂質異常症と，糖尿病や甲状腺機能低下症などの既往歴，さらに薬剤投与などが原因となって発症する続発性脂質異常症に分類される．表現型分類と臨床における分類の関連を**表1-3**に示す．
- 日本人における脂質異常症は，高TC血症を主徴とするⅡa型と高TG血症を主徴とするⅣ型脂質異常症が多い[3]．しかしながら，TGとTCの双方が高値を示す場合があり，CMレムナントやIDL（→p.36，Advanced Lecture）の増加を見逃してしまうことがある．

表1-3 表現型分類と臨床における分類の関連

	表現型	Ⅰ	Ⅱa	Ⅱb	Ⅲ	Ⅳ	Ⅴ
表現型分類	増加するリポ蛋白	CM	LDL	LDL + VLDL	レムナント	VLDL	CM + VLDL
	TC	→	↑～↑↑↑	↑～↑↑	↑↑	→または↑	↑
	TG	↑↑↑	→	↑↑	↑↑	↑↑	↑↑↑
臨床における分類	原発性脂質異常症	家族性リポ蛋白リパーゼ欠損症	家族性高コレステロール血症，家族性複合型高脂血症，PCSK9機能亢進症	家族性複合型高脂血症	家族性Ⅲ型高脂血症	家族性複合型高脂血症，家族性高TG血症	家族性高TG血症
	続発性脂質異常症	SLE，多発性骨髄腫，糖尿病性ケトアシドーシス	甲状腺機能低下症，更年期障害	甲状腺機能低下症，ネフローゼ症候群，閉塞性肝障害，糖尿病	SLE，甲状腺機能低下症，コントロール不良糖尿病	アルコール過剰摂取，糖質過剰摂取，糖尿病	アルコール過剰摂取，甲状腺機能低下症，コントロール不良糖尿病

Chapter 1 検査値から患者の状態を把握する

- 治療方針の決定や食事療法，フィブラート薬による治療，スタチンを中心としたTC低下療法を決定するにあたり，表現型を確認しておくことが重要である．
- 治療に際して，表現型分類を確認してから治療方針を決定するのが実用的とされる[4]．

[原発性脂質異常症]

家族性高コレステロール血症

- 家族性高コレステロール血症（familial hypercholesterolemia；FH）は，著明な高コレステロール血症，腱および皮膚の黄色腫，アキレス腱の肥厚，冠動脈疾患の早期発症などを主徴とする．
- 成人（15歳以上）におけるFHの診断基準は，未治療時においてLDL-C値は180 mg/dL以上である．小児（15歳未満）では140 mg/dLであるが，複数回の検査を行い確認が必要である．TGは基準範囲内にとどまることが多く，80％は表現型分類 IIa に属する．
- 治療における成人での管理目標値は一次予防でLDL-C値100 mg/dL未満が望ましいとされ，非常に厳しい目標値が設定される．FHは動脈硬化性心疾患の発症リスクが極めて高いため，二次予防では70 mg/dL未満が目標となる[2]．

家族性複合型高脂血症

- 家族性複合型高脂血症（familial combined hyperlipidemia；FCHL）は複数の遺伝子異常が関与し，高LDL-C，高TG血症は軽度～中等度にとどまる．表現型分類は基本的にIIb型である．
- FCHLにおける検査値は，アポ蛋白Bの増加，アポ蛋白B/LDL-C＞1.0およびsdLDL（small dense LDL）の検出が重要な手がかりとなる．sdLDLは粒子サイズが小型の高比重LDLであり，超悪玉コレステロールと呼ばれ動脈硬化を促す作用が非常に強い．

家族性 III 型高脂血症（broad β病）

- 家族性 III 型高脂血症は，遺伝的要因によってアポ蛋白Eが欠損し，レムナントの異化が障害されるため，血中レムナント値が異常高値を示す原発性脂質異常症である．
- 家族性 III 型高脂血症はVLDLレムナント（IDL）の増加により，高TG血症（2,000 mg/dL程度まで上昇）と高TC血症（500 mg/dL程度まで上昇）を呈するが，症例によっては軽度の上昇にとどまることもある．
- 家族性 III 型高脂血症では，アガロースゲル電気泳動法で β 位（LDL）～pre β 位（VLDL）に幅広いバンド（broad β パターン）を認めることが特徴的である．

[続発性脂質異常症]

- 何らかの疾患があって脂質異常症が発症した場合を続発性脂質異常症という．頻繁に起こるのは糖尿病が最も多く，甲状腺機能低下症，腎疾患が続く．
- TC高値を示す代表的な疾患には，甲状腺機能低下症，ネフローゼ症候群，原発性胆汁性胆管炎，閉塞性黄疸，糖尿病，クッシング症候群などがある．
- TG高値を示す代表的な疾患には，糖尿病，クッシング症候群，尿毒症，全身性エリテマトーデス（systemic lupus erythematosus；SLE）などがある．このほか，飲酒や肥満など，生活習慣による高TG血症も知られている．
- 薬剤が原因で続発性脂質異常症となる場合もある．ステロイド薬や降圧薬（利尿薬），経口避妊薬などが挙げられる．
- 続発性脂質異常症は既往疾患の治療が優先される．続発性脂質異常症が発症した原因を特定する

30

表1-4　各疾患に特異的な検査

TC高値の続発性脂質異常症

糖尿病	空腹時血糖, HbA1c
甲状腺機能低下症	TSH, FT3, FT4
ネフローゼ症候群	尿蛋白, 血中ALB, Scr, eGFR
胆道閉塞	ALP, γ-GT, AST, ALT, T-Bil, D-Bil
クッシング症候群	副腎皮質刺激ホルモン（ACTH）, 尿中遊離コルチゾール

TG高値の続発性脂質異常症

糖尿病	空腹時血糖, HbA1c
肥満	BMI評価
飲酒	γ-GT
クッシング症候群	尿中遊離コルチゾール
尿毒症	UN, Scr, 試験紙による尿定性検査
SLE	抗核抗体, 抗dsDNA抗体

ため，各疾患に特異的な検査（表1-4）を実施すると，もとからあった病気（原疾患）との鑑別に役立つことが多い．

▶押さえておきたい基本的な検査

❶ 動脈硬化性疾患予防のためのスクリーニング検査

1 LDLコレステロール（LDL-C）

検査の目的は？

- 遺伝性要因を考慮して原発性脂質異常症の診断に用いる．
- 脂質異常症患者の経時的な観察により，将来の冠動脈疾患の発症予測に用いる．
- 動脈硬化性疾患（アテローム血栓性脳梗塞を含む）の発症や死亡の予測指標として用いる．
- 急性冠症候群，家族性高コレステロール血症，糖尿病，冠動脈疾患とアテローム血栓性脳梗塞など，二次予防の脂質管理として用いる．

どんな検査？

- 1997年に公開された高脂血症診療ガイドラインでは，高コレステロール血症の診断基準を総コレステロール値220 mg/dL以上としていた．しかし，界面活性剤の特性を利用して，コレステロールと親和性の高い酵素を用いた直接法が開発され，リポ蛋白中に含まれるコレステロールが測定できるようになった．LDL-Cとはリポ蛋白のLDL粒子中に含まれるコレステロールのことである．
- 動脈硬化の危険因子として，LDL-Cの検出が可能となり，コレステロール血症の診断，治療目標の設定にLDL-C値 140 mg/dLが新しい診断基準として定着している．
- LDLは末梢組織へのTCの転送および代謝調節に関与する．また，LDLは最も強力な動脈硬化惹起性を有するリポ蛋白である．
- LDL-Cが140 mg/dL未満であっても，120～139 mg/dLの間は境界域に該当する．糖尿病，高血圧など，他の危険因子と組み合わせると冠動脈疾患の発症リスクが高まるため，治療の必要性を考慮して設定された予防医学閾値である．
- 糖尿病は動脈硬化を促進する強力な危険因子である．二次予防の対象として，末梢動脈疾患や細小血管症を認める合併症でのLDL-Cの管理目標値は100 mg/dL未満となる．
- 一次予防，二次予防の各カテゴリー別脂質異常症の管理目標値の詳細は動脈硬化ガイドライン2022年版を参照されたい[2]．

Chapter 1 検査値から患者の状態を把握する

> **共用基準範囲と予防医学閾値**

- LDL-Cの共用基準範囲は男女とも65〜163 mg/dLである.
- 高LDLコレステロール血症の予防医学閾値は140 mg/dL以上である.
- 境界域高LDLコレステロール血症の予防医学閾値は120〜139 mg/dLである.

> **異常値を示す代表的な疾患**

高度上昇	**【原発性脂質異常症】** 家族性高コレステロール血症，家族性複合型高脂血症，家族性III型高脂血症 **【続発性脂質異常症】** 甲状腺機能低下症，閉塞性黄疸，原発性胆汁性胆管炎，糖尿病，ネフローゼ症候群，クッシング症候群，肥満など **【薬物による影響】** 利尿薬，β遮断薬，経口避妊薬，コルチコステロイドなど
低値	家族性低コレステロール血症，先天性無βリポ蛋白血症，甲状腺機能亢進症，栄養不良，慢性肝炎，肝硬変，PCSK9機能低下症，悪性腫瘍など

2 HDLコレステロール（HDL-C）

> **検査の目的は？**

- HDL-Cの低値は冠動脈疾患や脳梗塞発症に関連する．将来の発症リスク，死亡の予測に用いる.

> **どんな検査？**

- HDLに含まれるTCをHDL-Cという．HDLは他のリポ蛋白群とは異なる作用を有し，冠動脈性心疾患などの防御因子としてはたらく．抗動脈硬化性リポ蛋白と呼ばれる.
- 低HDL-C血症に陥ると，高TG血症，糖尿病，肥満，CKDなどがみられ，生活習慣の改善（運動や食習慣など）が必要となる.
- コレステリルエステル転送蛋白（CETP）欠損症が知られている．CETPはHDLに含まれるコレステロールをVLDLやLDLなどに転送する蛋白である．CETPが遺伝的に少なくなると高HDL血症を引き起こす．高HDL血症の約半数はCETP欠損症である[5]．HDL-C値が100 mg/dLを超える場合はCETP欠損症を疑う.
- CETP欠損症のホモ接合体では，HDL-C値は150〜250 mg/dLになる．ヘテロ接合体でも50〜150 mg/dLくらいに上昇することがある.
- 薬物の影響として，フィブラート系薬，スタチン系薬，エストロゲン製剤，インスリンなど，長期投与により高HDL-C血症を起こすことがある.
- HDL-C値の予防医学閾値は40 mg/dL未満とされるが上限値は示されていない．HDL-C値が90 mg/dL以上の極端に高い場合，冠動脈疾患や脳梗塞の死亡リスクが上昇するとの報告がある[6]．しかし，冠動脈疾患との関連については十分なエビデンスがないのが現状である[2].
- HDL-Cは，国内ではほとんどが直接法（酵素法）で測定されており，空腹時，随時のどちらの検体でも検査が可能である．保険診療，特定健診，人間ドックなどで広く臨床応用されている.

> **共用基準範囲と予防医学閾値**

- HDL-Cの共用基準範囲は男性が38〜90 mg/dL，女性が48〜103 mg/dLである.
- 低HDLコレステロール血症の予防医学閾値は40 mg/dL未満である.

異常値を示す代表的な疾患	
上昇	【原発性脂質異常症】 原発性高脂血症 (CETP 欠損症) 【続発性脂質異常症】 原発性胆汁性胆管炎 【薬物による影響】 ステロイド, インスリン, エストロゲン, フィブラート製剤, スタチン, ニコチン酸
低値	原発性低脂血症 (Tangier 病, 魚眼病, アポ蛋白 A-I 欠損症, LCAT 欠損症), 肥満, 糖尿病, 動脈硬化性疾患, 肝実質障害, 喫煙, 肥満, 薬物 (アンドロゲン, プロゲステロン, β 遮断薬, サイアザイド系利尿薬)

3. 中性脂肪 (TG)

検査の目的は？

- 将来の冠動脈疾患や脳梗塞の発症や死亡の予測に用いる. 検体採取は空腹時, 随時を問わない.

どんな検査？

- TG は食事として摂取される脂肪成分である. 高 TG 血症の多くは VLDL レムナント (IDL) やレムナント様リポ蛋白コレステロール (RLP-C) などが増加する高レムナント血症 (→ p.36, Advanced Lecture) である.

- 高 TG 血症ではレムナントリポ蛋白の増加, HDL-C 値の低下, メタボリックシンドローム (内臓脂肪症候群：MetS) の発症, 虚血性心疾患や脳梗塞, インスリン抵抗性, 糖代謝異常, 肥満などの原因となる.

- TG は食事による影響が大きいため, 食後の基準値を決めることは難しい. 高 TG 血症の予防医学閾値は 150 mg/dL と設定されていたが, 空腹時以外に採血したときの診断基準は存在しなかった.

- 高 TG 血症は動脈硬化性疾患, 特に冠動脈疾患との関連を報じた海外からの報告[7]がある. また, 欧州動脈硬化学会と欧州臨床化学検査医学会は, 欧州心臓病学会誌を通じて, 虚血性心疾患のリスク評価に空腹時と非空腹時での TG 測定値による評価を推奨している[8]. 非空腹時での測定は, 高齢者や薬物治療中の患者にとって都合がよく, 検査も施行しやすいとしている.

- 食生活などの欧米化に伴い, 日本人の LDL-C, 総コレステロール (TC) の上昇に加え, 高 TG 血症がわが国における動脈硬化性疾患の発症や死亡を予測できるとされる[9]. さらに, TG 値による評価は空腹時採血よりも随時採血の方が心血管イベントの予測能が高いとする報告[10]がある. 食後の TG 高値を食後高脂血症という. 食後高脂血症は動脈硬化性心疾患のリスクとして注目されている[11].

- 空腹時と随時 (非空腹時) を分ける基準値設定の考え方は国際的コンセンサスになっている.

- 通常, 空腹時 TG 値が 150 mg/dL を超えると冠動脈疾患などの発症が増加する[12]. また, 500 mg/dL を超える症例では, 急性膵炎発症の危険性が高まる[13]. 厳格な食事療法や薬物療法に加え, 食事や運動など TG 値を下げる生活スタイルの改善, 肥満者における減量が必要となる.

共用基準範囲と予防医学閾値

- TG の共用基準範囲は男性が 40 〜 234 mg/dL, 女性が 30 〜 117 mg/dL である.

- 高トリグリセライド血症の予防医学閾値は 150 mg/dL 以上 (空腹時) および 175 mg/dL 以上 (随時) である.

異常値を示す代表的な疾患

上昇	**【原発性疾患】** 特発性高カイロミクロン血症，家族性リポ蛋白リパーゼ（LPL）欠損症，HTGL欠損症，LCAT欠損症 **【続発性疾患】** 甲状腺機能低下症，糖尿病，急性膵炎，ネフローゼ症候群，内臓脂肪型肥満，アルコール過剰摂取，高脂肪食 **【薬物による影響】** 経口避妊薬，ステロイド，テストステロン，サイアザイド系利尿薬など
低値	**【原発性疾患】** 無β-リポ蛋白血症，低β-リポ蛋白血症 **【続発性疾患】** 肝硬変，慢性肝炎，甲状腺機能亢進症，アジソン病 **【薬物による影響】** ヘパリン投与

4 Non-HDLコレステロール（non-HDL-C）

検査の目的は？

- 心筋梗塞の発症と関連するため，心筋梗塞発症予測能の評価に用いる．
- 動脈硬化性疾患（アテローム血栓性脳梗塞を含む）の発症や死亡の予測指標として用いる．
- 急性冠症候群，家族性高コレステロール血症，糖尿病，冠動脈疾患とアテローム血栓性脳梗塞など，二次予防の脂質管理として用いる．

どんな検査？

- Non-HDL-Cは動脈硬化性疾患の発症予測を正確に反映する．LDL-Cやレムナントリポ蛋白などの動脈硬化の原因となるすべての動脈硬化惹起性のリポ蛋白を含むため，LDL-C単独の検査より動脈硬化性疾患の発症予測能が優れているとされる．Non-HDL-CはHDL-C以外のすべての悪玉コレステロール（動脈硬化を引き起こすリポ蛋白中のTCの総和）と換言することができる．
- TG値が600 mg/dL以上の検体では，カイロミクロンやVLDL中のコレステロールの影響を受けやすい．このような場合，non HDL-C = TC － HDL-Cより算出されたnon-HDC-C値の信頼性は損なわれる[14]．
- 動脈硬化性疾患関連の二次予防には，non-HDL-C値100 mg/dL未満とする管理目標値が定められている．

基準範囲と予防医学閾値，異常値を示す代表的な疾患

- Non-HDL-Cの共用基準範囲は設定されていない．
- 高non-HDLコレステロール血症の予防医学閾値は170 mg/dL以上である．
- 境界域高non-HDLコレステロール血症の予防医学閾値は150〜169 mg/dLである．
- 異常値を示す代表的疾患はLDL-C（→p.31）に準じる．

❷ 検査値を解釈するうえでの注意点

1 生理的変動要因

LDL-C

- 高LDL-C血症は，基本的な背景に遺伝子異常がある．
- LDL-C値は成人では男性＞女性であるが，閉経後に急上昇して女性＞男性となる．

- LDL-C値は動物性脂肪に富む食習慣で上昇する.

HDL-C

- HDL-C値は男性＜女性である．高年齢層になっても女性にやや高い傾向がある.
- 妊娠後期では上昇傾向となり，分娩後もしばらくの間高値となる.
- 有酸素運動，少量の飲酒により増加する.
- 食事の影響は受けないが，運動不足，喫煙，肥満により低値傾向となる.

TG

- TGは男性＞女性である．加齢とともに上昇し，60代になると男女ともに低下していく.
- 妊娠後期では脂肪細胞の増殖によりTG値が高値傾向となる.
- 高TG血症の患者では飲酒や過食により血清TG値が顕著に上昇する．TG値は食後2時間で最大となり，高値持続は6時間くらいまで続く.

Non-HDL-C

- LDL-Cの変動要因に準じる.

2 測定上の注意点

LDL-C

- LDL-Cは直接法またはFriedewald式（F式）を用いて検査を行う.
- F式を用いる場合は空腹時採血に限られる．F式は総コレステロール（TC）値，HDL-C値，TG値の3つの測定値からなり，$TC - HDL-C - TG/5 = LDL-C$の関係がある．F式はVLDL-CがTG/5に等しいことに基づいているが，高TG血症を示す疾患では検査が制約されることがある.
- 食後および空腹時TG値が400 mg/dL以上の場合，F式では正しい結果が得られないため，non-HDL-CかLDL-C直接法を使用する.
- 高LDL-C血症の治療に関する臨床試験の大部分はF式から得られた結果である．F式によるLDL-C値が診断基準や治療目標値などの根拠になっている[2].

HDL-C

- HDL-Cは単独では薬物介入の対象にはならない．すなわち，低HDL-C血症を治療する薬剤はない.

TG

- 食事による外因性CMの増加，肝臓で合成される内因性VLDLの増加，糖尿病患者，および急性膵炎などでTG値が著明に増加する．このような場合，血清TG値は500 mg/dLを超え，高カイロミクロン血症（高CM血症）となり，検体は乳びを呈する．乳びとは検体中に多量のTGを含み，白濁している状態をいう.
- 乳び血清は脂質異常症の患者によくみられる．比色法，比濁法を測定原理とする検査では，測定系が干渉されるため正しい結果が得られない.
- TGの診断基準は，それぞれ150 mg/dL以上（空腹時），175 mg/dL以上（随時）の2つがある.
- 高CM血症を呈する場合，検査値の評価には細心の注意が必要である.

Non-HDL-C

- 動脈硬化のリスクを総合的に知ることができる指標である．スクリーニングが境界域高non-HDL-C血症を呈するとき，高リスク病態がないか検討し，治療の必要性を考慮する.
- 高TG血症が疑われるとき，冠動脈疾患リスクと関連付けて最初からnon-HDL-Cの検査が行われる.

Chapter 1　検査値から患者の状態を把握する

> 採血条件

- LDL-C直接法で測定する場合，随時採血でよい．LDL-C直接法は TG値が1,000 mg/dL未満であれば検査値に影響しない．
- LDL-Cを検査するとき，F式を用いる場合は空腹時採血に限られる．また，TG値が400 mg/dL以上を呈する場合は使用できない．
- HDL-Cはほとんどが直接法で検査が行われており，空腹時，随時のどちらの検体でも使用できる．HDL-C直接法は TG値が1,000 mg/dL未満であれば検査値に影響しない．
- TGは空腹時および随時採血が行われる．両者の予防医学閾値は異なる．
- 空腹時とは10時間以上の絶食をいう．ただし水やお茶などカロリーのない水分の摂取は可とする．

Advanced Lecture

高レムナント血症

- リポ蛋白の分画は「密度」で決定されるため，軽い方からCM，VLDL，IDL（レムナント），LDL，HDLに分類される．HDL-CがHDLリポ蛋白中に含まれるコレステロール（TC）と定めたように，レムナントリポ蛋白中に含まれる TCをレムナントコレステロールという．
- レムナントとは，CMやVLDLがリポ蛋白リパーゼ（LPL）の作用を受け，リポ蛋白粒子中のTGが加水分解されて小さくなったリポ蛋白のことである．レムナントは分解過程で生じる中間代謝産物であるが，比重が超低比重リポ蛋白（VLDL）と低比重リポ蛋白（LDL）の中間にあるため，中間比重リポ蛋白（intermediate density lipoprotein；IDL）と呼ばれる．
- レムナントには，食事由来（外因性，小腸由来）のカイロミクロンレムナントと肝臓由来（内因性）の超低比重リポ蛋白（VLDL）レムナントの2種類がある（→p.27，**図1-4**）．
- 食後，健常者でも TG値は上昇するが，2〜4時間をピークに空腹時の値に戻る．一方，耐糖能異常をもつ患者やメタボリックシンドローム（MetS），原発性脂質異常症などでは，食後の高TG血症が共通点であり，遷延化することもある．食後TG値の上昇は，CMやレムナントの増加である．
- レムナントリポ蛋白が増加する病態を高レムナント血症という．主な疾患にはFCHL，家族性Ⅲ型高脂血症，糖代謝異常，MetSなどが知られている．これらの疾患ではアポ蛋白Bの増加が特徴である．
- CMやVLDLがリポ蛋白リパーゼ（LPL）の作用を受け，粒子中のTGが分解されて小さな粒子になってレムナントリポ蛋白が生成される．
- レムナントリポ蛋白は高TG血症，低HDL-C血症と関連し，動脈硬化惹起性であることから，新たな臨床指標として注目される．
- 日本動脈硬化学会のガイドライン[2]では，non-HDL-C値の目安は，LDL-C値 + 30 mg/dLと記されている．この関係は，non-HDL-C値による管理目標値を表す．たとえば，一次予防で糖尿病のある場合，LDL-Cの管理目標値は低リスクでは160 mg/dL未満とされるが，non-HDL-C値では30 mg/dLを加えて190 mg/dL未満となる．
- 二次予防の対象では，アテローム血栓性脳梗塞を加えた冠動脈疾患の場合，LDL-Cの管理目標値は100 mg/dL未満であるが，non-HDL-Cの管理目標値は130 mg/dL未満となる．
- 30 mg/dLの増加分は，MetS，耐糖能異常など，TGを多量に含むVLDLやレムナントの増加に

よるものである．心血管イベントなど将来の予測能として，non-HDL-Cの管理目標値は重要な意義をもつ．

▶ Point

- 脂質異常症を診断する検査値は共用基準範囲のほか，LDL-C，HDL-C，TG，non-HDL-Cにおいて，予防医学閾値が設定されている．
- 高TG血症は，将来の冠動脈疾患や脳梗塞の発症を予測することが明らかにされ，診断基準にはTG150 mg/dL以上（空腹時），175 mg/dL（随時）の2通りの予防医学閾値が設定されている．
- 動脈硬化性疾患の発症は脂質異常症のほか，性別，年齢，喫煙，高血圧，糖尿病，慢性腎臓病などの危険因子が関与する．危険因子は個人により異なるため，絶対リスクを評価して，カテゴリー分類（低，中，高リスク）し，各カテゴリーに区分された脂質管理目標値が定められている．一例を挙げると，低リスクの一次予防ではLDL-C値が160 mg/dL未満である．冠動脈疾患などの既往のある二次予防では，厳格な管理が必要となり，LDL-C値は100 mg/dL未満である．
- 総コレステロール（TC）値は脂質異常症の診断基準に含まれないが，Friedewald式を用いたLDL-Cの算出，non-HDL-C値を算出する場合に測定が必要となる．

（斉藤嘉禎）

⚜ 引用文献

1) 日本臨床検査医学会編：臨床検査のガイドライン JSLM2021. 2021.
2) 日本動脈硬化学会編：動脈硬化性疾患予防ガイドライン 2022年版．2022.
3) 山下静也：脂質異常症の検査と治療の最前線．日本内科学会雑誌，110：546-555, 2020.
4) 中谷矩章：高脂血症診療群別臨床検査のガイドライン．日本臨床検査医学会，2004.
5) 岡田健志ほか：CETP欠損症からみたコレステロール逆転送と動脈硬化．医学のあゆみ，268：420-425, 2019.
6) Hirata A, et al：Association of extremely high levels of high-density lipoprotein cholesterol with cardiovascular mortality in a pooled analysis of 9 cohort studies including. J Clin Lipidol, 12：674-684. e5, 2018.
7) Sarwar N, et al：Triglycerides and the risk of coronary heart disease: 10,158 incident cases among 262,525 participants in 29 Western prospective studies. Circulation, 115：450-458, 2007.
8) Nordestgaard BG, et al：Fasting is not routinely required for determination of a lipid profile: clinical and laboratory implications including flagging at desirable concentration cut-points—a joint consensus statement from the European Atherosclerosis Society and European Federation of Clinical Chemistry and Laboratory Medicine. Eur Heart J, 37：1944-1958, 2016.
9) Iso H, et al：Serum triglycerides and risk of coronary heart disease among Japanese men and women. Am J Epidemiol, 153：490-499, 2001.
10) Iso H, et al：Fasting and non-fasting triglycerides and risk of ischemic Cardiovascular disease in Japanese men and women：the Circulatory risk in communities study (CIRCS). Atherosclerosis, 237：361-368, 2014.
11) Nordestgaard BG：A Test in context: lipid profile, fasting versus nonfasting. J Am Coll Cardiol, 70：1637-1646, 2017.
12) Noda H, et al：The impact of the metabolic syndrome and its components on the incidence of Ischemic heart disease and stroke: the Japan public health center-based study. Hypertens Res, 32：289-298, 2009.
13) 山下貴弘ほか：高トリグリセリド血症を伴う重症急性膵炎に対してLDLアフェレーシスを施行した1例．日救急医会誌，25：773-778, 2014.
14) 山下静也：動脈硬化性疾患予防のための脂質管理．日健診誌，45：138-139, 2018.

Chapter 1 検査値から患者の状態を把握する
Test 3 糖代謝検査

▶糖代謝異常と糖尿病

❶ 糖代謝異常

- 健常者の血中ブドウ糖濃度は，インスリンのはたらきにより一定の範囲に納まっている．しかし，インスリン分泌の低下やインスリンが効きにくくなると，筋肉や脂肪細胞のなかにブドウ糖が取り込まれなくなり高血糖を呈する．このような状態を糖代謝異常といい，炭水化物の代謝産物を効果的に利用できない病態といえる．インスリンの効きにくい状態を「インスリン抵抗性」または「インスリン感受性の低下」と呼ぶ．
- 糖尿病はインスリンの作用不足などから，エネルギー源となるブドウ糖が有効に使われず，血糖値の高い状態が長く続く病気である．糖尿病では細胞内へのブドウ糖の利用障害がみられ，エネルギー産生を確保するのに中性脂肪が分解されて遊離脂肪酸がエネルギー源となる．この糖代謝の過程でケトン体が発生し，尿中にその一部が出現する．尿中ケトン体陽性の検査結果は，糖質の利用障害を表す[1]．

❷ 糖尿病の成因と病型診断

- 糖尿病は成因の違いによって1型糖尿病，2型糖尿病，その他の特定の機序・疾患によるもの，妊娠糖尿病に分類される．「その他の特定の機序・疾患によるもの」とは，膵臓の外分泌機能（消化酵素の分泌）および内分泌機能（インスリンなどホルモンの分泌）の低下，治療薬など化学物質による影響，および単一遺伝子の異常（生まれながらもっている遺伝因子）によるものが含まれる．
- 糖尿病（糖代謝異常を含む）の成因として，頻度は低いが1型糖尿病が知られている．1型糖尿病は自己免疫性機序により発症し，原因不明の場合は特発性とされる．抗GAD抗体（抗膵島抗体），抗インスリン自己抗体などの検査値から病型診断が行われる．
- 抗GAD抗体は膵β細胞に対する抗体の一つである．自己免疫性1型糖尿病の診断マーカーとして，2型糖尿病との鑑別に利用される．
- 抗インスリン自己抗体，抗GAD抗体は，1型糖尿病が出現する数年前から血中にみられ，小児の1型糖尿病を早期に確認できる検査といえる．
- 日本人の糖尿病の95％以上は2型糖尿病が占める．2型糖尿病の発症は遺伝的素因（糖尿病になりやすい遺伝的な体質）に加え，過食（特に高脂肪食），運動不足，肥満，喫煙などの環境的要因が大きく影響する．

- 2型糖尿病はインスリン分泌量の低下（インスリン分泌能低下），インスリンが分泌されていてもそのはたらきが不十分（インスリン抵抗性）になって発症する．インスリン抵抗性はインスリンが分泌されているものの，筋肉などの標的臓器のインスリンに対する感受性が低下し，ブドウ糖の取り込みが抑制されて高血糖の状態に陥る．
- 異なる成因によって発症する糖尿病の診断には，病型診断のための検査が必要になる．一例として，インスリン分泌指数（インスリン分泌能を評価）やHOMA-IR（インスリン抵抗性の増大を評価）の検査が参考となる[2]．

❸ 糖代謝異常と臨床検査

1 検体検査

- 糖尿病の診断は，慢性高血糖が確認されると，症状，臨床所見，家族歴，体重歴などを参考にして総合的に判定される．同時に，血糖値（空腹時，OGTT 2時間値，随時）およびHbA1cの検査が必須である．
- 健常者における空腹時血糖値はおよそ80〜90 mg/dLである．40歳以上を対象とする特定健診では空腹時の血糖値が100 mg/dLを超えると，特定保健指導の対象としている．健診などで定期的な血糖値の測定が勧められる．
- 糖尿病の管理・治療の目標は，血糖値コントロールとHbA1c値が血糖コントロールの目標設定に用いられる[3]．

2 生理学的検査

- 糖尿病は自覚症状がなく罹病期間が長い．全身の血管障害による合併症進展を早期に知るため，治療を継続していくうえで定期的に必要となる検査がある．
- 心電図・心エコー検査は，重大な合併症の一つである心筋梗塞の診断に有益である．心エコー検査は低侵襲であり即時性が高い．病態評価を目的として日常的に行われる．
- 糖尿病は大血管に傷害をもたらし，炎症による動脈硬化が進む．頸動脈エコー検査で動脈硬化の状態を把握し，早期に血管損傷の程度を知ることができる．
- 糖尿病患者ではメタボリックシンドロームを伴うことが多い．非アルコール性脂肪肝炎（NASH）との合併症例が多い．NASHは重篤な肝障害へ移行することも多く，非ウイルス性による肝がんの発症に関与し，糖尿病患者における死因調査では肝がんが多い[4]．NASHとの合併により，肝がんが発生することを念頭に置いて，定期的な腹部超音波検査が行われる．

❹ 糖尿病と合併症

- 長期にわたって高血糖の状態が続くと，特徴のある症状（のどが渇く，多飲，多尿，易疲労感など）が現れるようになり，全身の血管や神経などに障害が生じる．糖尿病では細い血管の内腔に小さい瘤（細小血管瘤）ができやすい．このような変化を細小血管障害といい，網膜症，神経障害，糖尿病腎症などに代表される．
- 口内細菌の増殖による歯周病も，新たな糖尿病合併症として注目されている（→ p.50）．

押さえておきたい基本的な検査

❶ 糖尿病の診断に用いる検査

1 血糖値

検査の目的は？

- 糖尿病の診断において，慢性高血糖状態であることを確認する際に用いる．
- 空腹時血糖値，OGTT 2時間値および随時血糖値を糖尿病型の鑑別に用いる．

どんな検査？

- 血糖値は血液1dL中に含まれるブドウ糖濃度（mg/dL）である．血糖値は食事による影響を受けやすく，表示には空腹時血糖値，随時血糖値などを明記する．
- 空腹時血糖値に75g OGTT 2時間値を組み合わせると，正常型・境界型・糖尿病型のいずれかが判定可能となる．75g OGTT 2時間値は，ブドウ糖負荷試験（oral glucose tolerance test；OGTT）の結果より求められる．OGTTは，成人の場合は75gのブドウ糖を含む300mLの水溶液を飲んでから30～60分おきに採血し，血糖値を測定する．同時にインスリンを測定する．血糖値の推移を見て，正常型・境界型・糖尿病型のいずれかを判定する．
- 日本糖尿病学会では，下記の検査値を示す場合，75g OGTT検査の実施が強く推奨される．
  - 空腹時血糖値が110～125 mg/dLのもの
  - 随時血糖値が140～199 mg/dLのもの
  - HbA1cが6.0～6.4％のもの（明らかな糖尿病の症状が存在するものを除く）

共用基準範囲

- 共用基準範囲は「血糖値」ではなく「グルコース」と表記される．グルコースの共用基準範囲は男女ともに73～109 mg/dL（4.1～6.1 mmol/L）である．

臨床判断値

- 糖尿病の診断に用いる検査値は臨床判断値である．この臨床判断値は，空腹時血糖値が140 mg/dLを超えると，網膜症のリスクが著明に増加するという根拠に基づいて設定された基準値である．わが国の糖尿病型の基準値は126 mg/dL以上とされ，網膜症のリスクより低めに設定されている．これは国際基準に合わせる必要があったためとされる[5]．

正常型	100 mg/dL未満（空腹時）
正常高値	100～109 mg/dL（空腹時）
境界型	110～126 mg/dL（空腹時）
糖尿病型	126 mg/dL以上（空腹時）

パニック値（緊急報告値）

- 生命が危ぶまれるほどの危険な状態にあることを示唆する異常値として提言されている[6]．

高値	350 mg/dL（外来） 500 mg/dL（入院）
低値	50 mg/dL

異常値を示す代表的な疾患

異常値	代表的な疾患
高値	1型・2型糖尿病, 甲状腺機能亢進症, クッシング症候群, 肥満, 医原性高血糖(経管栄養など) 【薬物による影響】 副腎皮質ホルモン, 甲状腺ホルモン製剤, 成長ホルモン製剤, ACTH製剤, 経口避妊薬など
低値	インスリノーマ, 副腎不全, 肝硬変, 腎不全, アジソン病など 【薬物による影響】 経口血糖降下薬(SU薬など), ジソピラミド(抗不整脈薬), シベンゾリン(抗不整脈薬)

2 HbA1c

検査の目的は？

- 糖尿病の診断および慢性的な血糖コントロール状態の指標として用いる．

どんな検査？

- 蛋白質と糖が加熱されて生成する物質を糖化という．体内では蛋白質とブドウ糖が一定の温度(体温)下で結合して糖化化合物が生じる．HbA1cは，赤血球内のヘモグロビンAにグルコースが結合した糖化化合物の一つである．検査値表示は，総ヘモグロビン量に対するHbA1cの割合(％)で表す．
- 体内の糖化化合物濃度が上昇するのは，長期間にわたる高血糖状態の持続を意味する．赤血球中のヘモグロビンが長期にわたって高血糖にさらされていた証であり，血中のHbA1c濃度に反映される．
- 赤血球は骨髄で作られ，その寿命は3ヵ月である．糖化化合物に含まれる血糖は採血直前の1ヵ月間の血糖が50％，その前の1ヵ月間の血糖が25％ほど含まれ，さらにその前1ヵ月間の血糖が25％関与している[7]．HbA1cは採血時点からさかのぼること1〜2ヵ月間の平均血糖値の指標となる．
- HbA1cは治療後の経過観察にも用いられる．高値持続は血糖コントロールが不十分であることを表す．

共用基準範囲

- HbA1cの共用基準範囲は男女ともに4.9〜6.0％である．
- 臨床判断値を用いると，耐糖能正常者の基準値は4.6〜6.2％である．
- 糖尿病型と判定される臨床判断値は6.5％以上である．

異常値を示す代表的な疾患

異常値	代表的な疾患
高値	糖尿病, 異常ヘモグロビン血症, 慢性アルコール中毒症 【薬物による影響】 アスピリンの大量内服
低値	脾機能低下を伴う肝硬変, 溶血性貧血, 腎性貧血(回復期), 鉄欠乏性貧血(回復期) 【薬物による影響】 エリスロポエチン投与中

❷ 糖尿病と診断するための検査の進め方[8]

1 血糖値・75g OGTT 2時間値・HbA1cによる区分

- まず，血糖値とHbA1cの検査値から「糖尿病型」「正常型」「境界型」の3つに区分する．

糖尿病型

- 糖尿病型は，空腹時血糖値，随時血糖値，75g OGTT(経口ブドウ糖負荷試験)2時間値，HbA1c値のいずれかにおいて基準値(臨床判断値)を超えている場合を指す(図1-5 a).

a 糖尿病型

いずれか1つでも満たす
- 空腹時血糖値　　　　126mg/dL 以上
- 75g OGTT2時間値　　200mg/dL 以上
- 随時血糖値　　　　　200mg/dL 以上
- HbA1c　　　　　　　6.5％以上

b 正常型

両方を満たす
- 空腹時血糖値　　　　110mg/dL 未満
- 75g OGTT2時間値　　140mg/dL 未満

＊空腹時血糖値100〜109mg/dLは「正常高値」とする

c 境界型

「糖尿病型」「正常型」のいずれにも属さない

図1-5　血糖値・75g OGTT・HbA1cによる区分
（文献8を参考に筆者作成）

正常型
- 空腹時血糖値および75g OGTT 2時間値が図1-5 b を満たしている場合を指す．
- なお，空腹時血糖値100〜109 mg/dLは，正常域ではあるが将来的に糖尿病や耐糖能障害を発症する危険性が高いため「正常高値」とする．

境界型
- 糖尿病型，正常型のいずれにも属さないものが境界型である（図1-5 c）．境界型はインスリン分泌量が低下していたり，インスリン抵抗性が増大していることがあり，糖尿病に準ずる病態である．

❷ 糖尿病と診断されるまで

- 糖尿病診断のフローチャートを図1-6に示す．
- 糖尿病が疑われる場合は，初回検査で血糖値とHbA1cを同時に測定する．ともに「糖尿病型」であることが確認できれば，初回検査のみで糖尿病と診断される．
- 初回検査で，血糖値のみ・あるいはHbA1cのみが糖尿病型であった場合は，別の日に再検査を行う．初回検査と再検査のいずれか一方で，血糖値が糖尿病型であることが確認できると糖尿病と診断できる．
- 初回検査・再検査ともHbA1cのみが糖尿病型である場合は，糖尿病と診断できない．これは，HbA1cの値は平均血糖値と乖離することがあるためである．
- 初回検査で血糖値のみが糖尿病型であった場合でも，糖尿病の典型的な症状（口渇，多飲，多尿，体重減少など）もしくは確実な糖尿病網膜症が確認できた場合は，初回検査のみで糖尿病と診断される．

❸ 病型の診断に用いられる検査

1 インスリン分泌能の評価

- 膵β細胞からのインスリン分泌には，空腹時の基礎インスリン分泌と食後の追加分泌がある．1型糖尿病では両者ともに低下するが，2型糖尿病やその予備軍では主に追加分泌が遅延・低下する．

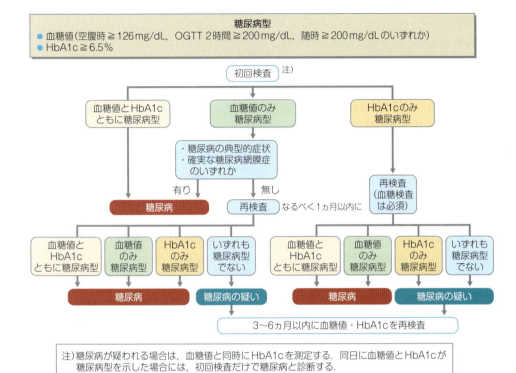

図1-6 糖尿病の診断

(文献8より引用)

- ブドウ糖負荷試験検査で，負荷後30分の血中インスリン増加量を血糖の増加量で除した値をインスリン分泌指数という．インスリン追加分泌のうち，初期分泌能の指標として用いられる．

計算式

$$インスリン分泌指数 = \frac{\triangle 血中インスリン値(負荷後30分値 - 0分値)}{\triangle 血糖値(負荷後30分値 - 0分値)}$$

判断値

- 0.4以上：正常
- 0.4以下：インスリン分泌障害があり糖尿病への進展率が高い．

2 インスリン抵抗性の評価

- インスリン抵抗性指数(HOMA-IR)は空腹時の血糖値とインスリン値から算出され，インスリン抵抗性の簡便な指標として用いられる．
- HOMA-IRは，膵β細胞の代償能が十分な場合，インスリン抵抗性が増すと空腹時インスリン濃度が上昇し，膵β細胞の働きが低下すると，インスリン抵抗性の増大に続いて血糖値が上昇するという考え方に基づいて考案されている．
- 空腹時血糖値が140 mg/dL以上，インスリン製剤治療中の場合は算出結果が不正確になる．

計算式

$$\text{HOMA-IR値} = \frac{空腹時血糖値(mg/dL) \times 空腹時インスリン濃度(\mu U/mL)}{405}$$

> 判断値
- 1.6以下：正常
- 2.5以上：インスリン抵抗性ありと判定する．

③ 1型糖尿病と自己抗体

- 1型糖尿病は自己免疫を基盤とした膵β細胞の破壊により，インスリン欠乏の状態になり発症する．
- 小児を中心とした若年者で，急激に発症することがある．
- 抗GAD抗体の陽性率は発症早期で70〜80％ほどである[9]．

④ 糖尿病・糖尿病合併症のフォローアップに用いられる検査

① HbA1cによる血糖コントロール目標

- HbA1cは糖尿病の診断と血糖コントロール指標の両方で用いられる．
- HbA1c高値は，採血時点より1〜2ヵ月前の平均血糖値が高かったことを示す．HbA1cによる治療の目標値は，血糖の正常化，合併症の予防，治療困難症例においてそれぞれ異なる（図1-7）．

② グリコアルブミン（GA）

- グリコアルブミン（glycoalbumin；GA）が血糖コントロールの指標として用いられる．
- GAは，アルブミン分子中のリジン残基にヘモグロビンが結合した糖化化合物である．アルブミンの血中半減期は約17日であり，過去2週間くらいの血糖状態を反映するので，血糖コントロールの良否の指標となる．
- 血糖値が激しく変動する1型糖尿病，厳格な血糖コントロールが必要な妊娠糖尿病，糖尿病合併妊娠の血糖コントロールの良否に用いられる[7]．

③ 1,5-アンヒドログルシトール（1,5-AG）

- 1,5-アンヒドログルシトール（1,5-anhydroglucitol；1,5-AG）は，グルコースに類似した構造をもち，天然界に広く分布する糖（ポリオール）である．ヒトでは体内の各臓器に分布し，血中濃度はほぼ一定である．

目標	コントロール目標値[注4]		
	血糖正常化を目指す際の目標[注1]	合併症予防のための目標[注2]	治療強化が困難な際の目標[注3]
HbA1c(%)	6.0未満	7.0未満	8.0未満

治療目標は年齢，罹病期間，臓器障害，低血糖の危険性，サポート体制などを考慮して個別に設定する．

注1) 適切な食事療法や運動療法だけで達成可能な場合，または薬物療法中でも低血糖などの副作用なく達成可能な場合の目標とする．
注2) 合併症予防の観点からHbA1cの目標値を7%未満とする．対応する血糖値としては，空腹時血糖値130mg/dL未満，食後2時間血糖値が180mg/dL未満をおおよその目安とする．
注3) 低血糖などの副作用，その他の理由で治療の強化が難しい場合の目標とする．
注4) いずれも成人に対しての目標値であり，また妊娠例は除くものとする．

図1-7 糖尿病の血糖コントロール目標
65歳以上の高齢者については「高齢者糖尿病の血糖コントロール目標」を参照．

（文献8より引用）

- 高血糖状態になると尿糖排泄が亢進し，過剰になった1,5-AGも尿中に排泄される．そのため，糖代謝異常の悪化により1,5-AGの血中濃度は低下する．
- 赤血球寿命の短縮があるとHbA1cが正しく測定されない（→p.46，**表1-5**）が，このような場合に1,5-AGの検査が行われる．なお，α-グリコシダーゼ阻害薬のアカルボースやSGLT2阻害薬の服薬中は，1,5-AGが異常低値を示すため血糖コントロールの指標にならない．

4 高齢者の血糖コントロール

- 高齢者（65歳以上）の糖尿病については，高齢者糖尿病の血糖コントロール目標（HbA1c値）が定められている．
- 高齢者糖尿病の血糖コントロール目標は，「認知機能障害の程度」，「基本的ADL（着衣，入浴，トイレの使用など）」，「手段的ADL（買い物，服薬管理など）」，「低血糖の危険性」などを考慮し，3つのカテゴリーに分類される．

患者の特徴・健康状態注1)		カテゴリーⅠ		カテゴリーⅡ	カテゴリーⅢ
		①認知機能正常 かつ ②ADL自立		①軽度認知障害～軽度認知症 または ②手段的ADL低下，基本的ADL自立	①中等度以上の認知症 または ②基本的ADL低下 または ③多くの併存疾患や機能障害
重症低血糖が危惧される薬剤（インスリン製剤，SU薬，グリニド薬など）の使用	なし 注2)	7.0%未満		7.0%未満	8.0%未満
	あり 注3)	65歳以上75歳未満 7.5%未満（下限6.5%）	75歳以上 8.0%未満（下限7.0%）	8.0%未満（下限7.0%）	8.5%未満（下限7.5%）

治療目標は，年齢，罹病期間，低血糖の危険性，サポート体制などに加え，高齢者では認知機能や基本的ADL，手段的ADL，併存疾患なども考慮して個別に設定する．ただし，加齢に伴って重症低血糖の危険性が高くなることに十分注意する．

注1）認知機能や基本的ADL（着衣，移動，入浴，トイレの使用など），手段的ADL（IADL：買い物，食事の準備，服薬管理，金銭管理など）の評価に関しては，日本老年医学会のホームページ（www.jpn-geriat-soc.or.jp/）を参照する．エンドオブライフの状態では，著しい高血糖を防止し，それに伴う脱水や急性合併症を予防する治療を優先する．
注2）高齢者糖尿病においても，合併症予防のための目標は7.0%未満である．ただし，適切な食事療法や運動療法だけで達成可能な場合，または薬物療法の副作用なく達成可能な場合の目標を6.0%未満，治療の強化が難しい場合の目標を8.0%未満とする．下限を設けない．カテゴリーⅢに該当する状態で，多剤併用による有害作用が懸念される場合や，重篤な併存疾患を有し，社会的サポートが乏しい場合などには，8.5%未満を目標とすることも許容される．
注3）糖尿病罹病期間も考慮し，合併症発症・進展阻止が優先される場合には，重症低血糖を予防する対策を講じつつ，個々の高齢者ごとに個別の目標や下限を設定してもよい．65歳未満からこれらの薬剤を用いて治療中であり，かつ血糖コントロール状態が表の目標や下限を下回る場合には，基本的に現状を維持するが，重症低血糖に十分注意する．グリニド薬は，種類・使用量・血糖値等を勘案し，重症低血糖が危惧されない薬剤に分類される場合もある．

【重要な注意事項】
糖尿病治療薬の使用にあたっては，日本老年医学会編「高齢者の安全な薬物療法ガイドライン」を参照すること．薬剤使用時には多剤併用を避け，副作用の出現に十分に注意する．

図1-8 高齢者糖尿病の血糖コントロール目標（HbA1c値）

（文献10 p.94より転載）

- 一例として，軽度認知症があってSU薬を服用中の場合，HbA1cによる血糖コントロール目標は8.0％未満（下限7.0％）である（図1-8）．

5 糖尿病患者に必要な他の検査

- 糖尿病が基礎疾患にあると太い血管も詰まりやすい．動脈硬化による脳卒中，冠動脈疾患，閉塞性動脈硬化症などが発症しやすくなる．脂質異常症，脂肪肝，腎臓障害，高尿酸血症などを合併しやすく，TC，TG，LDL-C，HDL-C，尿酸などの生化学的検査を定期的に測定する．さらに尿糖，尿蛋白，尿ケトン体の検査を行うことが望ましい．

5 検査値を解釈するうえでの注意点

1 生理的変動要因

血糖値

- 血糖値は食後に上昇する．食前，食後の日内変動を認める．
- 喫煙により上昇する傾向がある．
- 飲酒では短期的な影響として低下することがある．
- 妊娠時および月経前では上昇することが多い．

HbA1c

- 性差はなく，高齢者では高値の傾向を呈する．

2 血糖値の種類

空腹時血糖値

- 10時間以上絶食した後の測定値をいう．検査当日，朝食を抜いた空腹の状態で採血することが多い．

随時血糖値

- 食事の時間に関係なく測定した血糖値をいう．

75 g OGTT 2時間値

- 空腹時および食後血糖値のみで糖尿病の診断がつかないとき，および正常型・境界型・糖尿病型の鑑別に用いる．

3 赤血球寿命によるHbA1cの変動

- HbA1cを指標にして血糖コントロール状態を評価する際，赤血球寿命が短縮する疾患，異常ヘモグロビン，幼若赤血球の増加などはHbA1cの測定値に影響する[11]．赤血球側の原因による影響因子を表1-5に示す．

表1-5 HbA1c値の赤血球寿命による変動要因

原因	疾患例	HbA1c値
赤血球寿命の短縮	溶血性貧血，巨赤芽球性貧血，肝硬変による脾機能亢進	低値傾向
赤血球寿命の延長	鉄欠乏性貧血，アルコール多飲，消化管からの出血，腎不全（UN＞50 mg/dL）	高値傾向
幼若赤血球の増加	鉄欠乏性貧血（回復期），骨髄異形成症候群，腎性貧血，エリスロポエチン治療中の腎性貧血	低値傾向

Test 3 糖代謝検査

Advanced Lecture

唾液を検体とする臨床検査

❶ 口腔内保健行動

- 歯科領域で日常的に遭遇する疾患は，う蝕（むし歯）と歯周病である．
- 歯周病はさまざまな全身疾患と関連しており，糖尿病患者では歯周病の発症頻度が増加することが明らかにされている[12]．
- う蝕は甘い菓子などの間食，食物中の糖類（食餌性基質という），口内の細菌（病原因子という），自分自身（宿主因子という）などが複雑に絡み合って発生する．
- 宿主因子とは歯の性状（歯質，歯列）と，う蝕発病に大きく影響する唾液の成分である．う蝕発病には唾液の分泌速度，pH，緩衝能，自浄作用なども発病因子とされる．
- 唾液は耳下腺，顎下腺などから1日あたり1,000～1,500 mLほど産生される．小児・若年者では多く，加齢により減少する．

❷ 唾液がもつパワー

- 唾液の機能は，消化作用，自浄作用，緩衝作用（pH調節），粘膜保護作用，抗菌作用など多彩である．耳下腺からの唾液には消化酵素のアミラーゼが含まれる．顎下腺由来の唾液にはムチンが含まれ，抗菌作用がある．IgA濃度は涙液，鼻汁，腸管粘液，母乳より唾液中の方が高い[13]．
- 口腔や鼻腔，腸管などは粘膜免疫の重要な器官でもある．唾液にはIgAのほか，リゾチーム，ラクトフェリン，ペルオキシダーゼ，ディフェンシンといった抗菌作用をもつ成分が含まれる．粘膜免疫とは，外界と接している目や鼻，口腔および腸管などの粘膜でウイルスや細菌，花粉などの異物の侵入を防ぐため，免疫による感染防御によって病原体と戦う仕組みである．

❸ 唾液を用いたう蝕リスクの検査

- 唾液検査は，通常3 mLの水で10秒間洗口して吐出した液を検体とすることが多い．

唾液pH

- 唾液のpHは平均6.8であり，pH5.6～8.0の間を変動する．
- pHが酸性に傾くと口腔内が酸性化し，エナメル質が溶解する．歯科では溶解することを脱灰という．エナメル質が脱灰すると，歯質の耐酸性が弱くなり，う蝕の原因となる．
- 唾液量が減少すると，口腔内が酸性化しやすい．糖尿病をはじめ，シェーグレン症候群，更年期，脳血管障害など，口内の酸性化がみられる．
- 測定法はpHメーターまたはpH試験紙を用いる．

唾液の緩衝能

- う蝕の原因となり，よく知られた細菌は*Streptococcus mutans*（グラム陽性菌）である．糖質を代謝して酸を産生し，う蝕の原因をつくる代表的な細菌である．
- 炭酸飲料，スポーツドリンク，フルーツ，酢などを摂取する食習慣により口内が酸性に傾くと，唾液中に含まれるリン酸塩，重炭酸塩は，食後30～40分前後でpHを食前の状態に戻してう蝕を防ぐ．

47

Chapter 1　検査値から患者の状態を把握する

- 酸性に傾いた口内を中性に回復させる働きを「緩衝能」という．緩衝能により，歯面を酸から防御することができる．
- 緩衝能によって唾液が中性に戻ると，唾液に含まれるリン酸塩，重炭酸塩などが歯を修復して再石灰化が進展する．再石灰化とは，細菌が作り出した酸を唾液により中和し，溶け出した（脱灰）カルシウムやリンを歯の表面に戻す働きをいう．
- 緩衝能が強いほど，う蝕の発生は少なくて済む．
- 唾液緩衝能を調べる検査には，試験紙によるDentobuff-Strip試験と，唾液のpHが7.0から6.0になるまでに要する0.1N乳酸の消費量から求めるDreizen Testがある．

蛋白質

- 唾液中にはアミラーゼ，リパーゼなどの酵素蛋白質，ムチンという糖蛋白質，味覚のはたらきを鋭敏にしてくれるガスチンなどが含まれる．
- 口腔内には多くの細菌が生育し，常在微生物はフローラを形成している．*Streptococcus mutans* により，う蝕が進展すると菌が産生する菌体外多糖（非水溶性グルカン）が異種細菌を巻き込みながら歯面に付着する[14]．歯面に付着してバイオフィルム（プラーク）を形成するため，唾液中の蛋白質が多くなる．
- バイオフィルム中では*Streptococcus mutans*がスクロース（砂糖）を代謝し，乳酸などの酸を産生し，う蝕はさらに進む．
- 検査法は，尿試験紙の技術を応用し，色素結合法により蛋白質量を測定する．

グラム陽性菌

- *Streptcoccus mutans*，*Streptcoccus sobrinus*，*Lactobacillus*は3大むし歯菌である．これらのグラム陽性菌は，う蝕リスクに関連する病原因子である．糖質を代謝して酸を産生する．
- 菌数の検査は，RDテストが用いられる．唾液中のう蝕原性菌数を反映し，菌数に応じた変色の程度から口腔内の衛生状態を判定する．RD（レサズリンディスクの略称で青色円形の濾紙）は，滅菌乾燥された濾紙上に唾液を滴下し，上腕部に貼付し，体温を利用して15分間培養する．う蝕原性菌は速やかに活性化され指示薬のレサズリンを変色させる．青色に変色した場合，唾液中の菌数は106未満，紫色は106〜107程度，ピンク色は108以上と判定される．
- う蝕と歯周病のリスクを同時に測定する検査法がある．Salivary Multi Test（SMT）という．う蝕と歯周病の発病リスクに関連する6種の検査を同時にかつ迅速に測定することができる．検査項目は，う蝕原因菌，酸性度，緩衝能，白血球数，蛋白質，アンモニアである．必要な器材はすべてキットに含まれており，専用の小型測定機器が必要となる．
- SMTのアンモニアは，口腔内細菌数の増加を表し口臭の原因となる．白血球数は歯と歯茎の間で細菌数の増加を表し，生体の防御作用により白血球数が増加する．アンモニア，白血球数増加は口腔内の健康状態を反映する．
- SMTの蛋白質と，インスリン抵抗性の指標とされるHOMA-IRとの間に有意な相関関係がある．唾液中成分が2型糖尿病の早期発見につながる可能性があるとする報告[15]がある．

▶Point

- 糖尿病の診断に用いる検査は，血糖値（空腹時・75 g OGTT 2時間値・随時）とHbA1cである．診断基準は臨床判断値が用いられる．75 g OGTTは，耐糖能を正確に判定するために行われ，正常型，境界型，糖尿病型に分類される．

- 糖尿病，糖尿病合併症のフォローアップに用いる検査はHbA1cである．HbA1cは過去1〜2ヵ月の平均的な血糖値を反映する．糖尿病のコントロール状態を評価する指標として汎用される．

- GAは，アルブミン半減期の約17日間の血糖コントロールの指標となり，妊娠糖尿病の経過観察に用いられる．1,5-AGは尿糖量を反映して変動するため，HbA1cやGAよりさらに短期間の血糖コントロールの指標となり，食後高血糖の急峻な変化をとらえることができる．

- 糖尿病の病型を診断する検査がある．2型糖尿病では，インスリン分泌能・インスリン抵抗性を評価する．1型糖尿病では，主に自己抗体を検出する．自己抗体が証明できない場合は特発性とする．

（斉藤嘉禎）

⚜ 文 献

1) Matthews DR, et al：Homeostasis model assessment：Insulin resistance and beta-cell Function from fasting plasma glucose and insulin concentrations in man. Diabetologia, 28：412-419, 1985.
2) Matsuda M, et al：Insulin sensitivity indices obtained from oral glucose tolerance testing: comparison with the euglycemic insulin clamp. Diabetes Care, 22：1462-1470, 1999.
3) 日本糖尿病学会編・著：糖尿病診療ガイドライン2019. 南江堂, 2019.
4) 建石良介ほか：NASH/NAFLD肝癌の現状と対策. 日内会誌, 109：42-46, 2020.
5) 日本糖尿病学会：「糖尿病の分類と診断基準に関する委員会報告（国際標準化対応版）」. 糖尿病, 55（7）：485-504, 2012.
6) 窪田直人：糖尿病関連検査の臨床判断値. 臨床検査, 64：1298-1307, 2020.
7) 日本臨床検査医学会編：臨床検査「パニック値」運用に関する提言書. 2021.
8) 日本糖尿病学会編・著：糖尿病治療ガイド2022-2023. 文光堂, 2022
9) 三浦順之助ほか：1型糖尿病の膵島関連自己抗体. 東女医大誌, 81：E78-84, 2011.
10) 日本老年医学会・日本糖尿病学会編・著：高齢者糖尿病診療ガイドライン2023. 南江堂, 2023.
11) 櫻林郁之介監修：今日の臨床検査2021-2022. 第16版, 南江堂, 2019.
12) 日本歯周病学会：糖尿病患者に対する歯周治療ガイドライン改訂第3版. 2023.
13) 吉原俊雄：唾液・唾液腺によるウイルス防御機構. 武見基金COVID-19有識者会議. 2020.
14) 吉田明弘：デンタルプラーク. MEMBRANE, 42：46-53, 2017.
15) 中路重之ほか：多項目唾液検査システムにより得られる唾液中成分と全身性の健診結果との関連. 平成30年度厚生労働科学研究費補助金（循環器疾患・糖尿病生活習慣病対策総合研究事業）「唾液検査・質問紙調査・口腔内カメラから成る，新たな歯科のスクリーニング手法と歯科保健サービスの開発，及び歯科保健行動に及ぼす影響に関する研究」分担研究報告書. 2018.

Chapter 1 検査値から患者の状態を把握する

> **Column**
> # 薬局で知ってほしい歯科のこと①：糖尿病と歯周病の関係

- 現在，日本の糖尿病患者数は予備軍を含めると20歳以上の男性の約3人に1人，女性の約4人に1人とされ，年齢が上がるにつれその割合は高くなる傾向にあります[1]．近年，糖尿病患者は歯周病になりやすいことが判明し，糖尿病の増加とともに歯周病も「国民病」といわれるまで増加しています．
- 1993年に歯科医師Löeは，2型糖尿病の罹患率が40％と高いことで知られている米国原住民のピマインディアンを対象とした疫学調査を行い，糖尿病患者の約3割が歯周病を併発し，35歳未満に至っては約半数が歯周病に罹患していたと報告しました．また，血糖コントロールが不良であるほど，重篤な歯周病の症状を示す傾向にあることもつきとめ，これにより歯周病は「第6の糖尿病合併症」として新たに提唱されることとなりました[2]．

❶ 歯周病とは

- 歯周病は，世界で最も患者数が多い病気といわれています．日本でも全年齢層の約4割の人に歯肉からの出血がみられるとの報告があります[3]．
- 歯周病は，口腔内プラーク細菌による歯周組織への感染症です．炎症が歯肉だけにある場合を「歯肉炎」，進行して歯を支える骨にまで及んでいる状態を「歯周炎」と呼び，これらを総称して「歯周病」といいます．
- 歯周病に罹患した症例（歯肉炎，歯周炎）を図1-9に示します．細菌の感染により歯肉の腫れや骨の吸収が起こり，ゆくゆくは歯の脱落につながる恐ろしい疾患であり，自覚症状もなく静かに進行するため"silent disease（沈黙の病気）"とも呼ばれています．
- 歯と歯周組織の構造を図1-10 a に示します．歯と歯肉のすきまには歯肉溝と呼ばれる溝があります．健康な人の歯肉では，溝の深さは1mm程度です．この溝にプラーク（歯垢）がたまり，プラーク内の細菌によって歯肉の炎症が起こり腫れると歯周ポケットが形成され，ポケット内面には潰瘍が形成されます（図1-10 b）．歯周ポケットの深さは，歯肉炎では2～3mm程度ですが，6mm以上では進行した歯周病と判定されます．

a 歯肉炎（15歳男子）

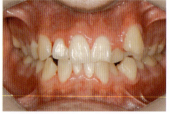

歯肉の発赤，腫れ，出血がみられる．歯肉炎は，鼻炎などによる口呼吸からの乾燥により起こることもある．

b 中等度歯周炎（47歳女性）

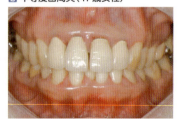

歯間部の歯肉の腫れが顕著にみられ，深い歯周ポケットの形成が認められる．

c 重度歯周炎（65歳男性）

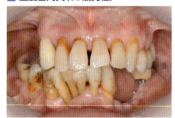

糖尿病合併症例（初診時HbA1c 9.5％）．歯を支える歯槽骨の吸収，歯の動揺を認める．

図1-9 歯周病の症例

（資料提供：代々木クリスタル歯科医院）

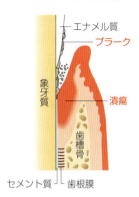

図1-10 歯周病になるまで

- 歯周ポケットの深さが5 mmを超えた場合，その潰瘍表面積の総和は人の手のひら程の大きさになるといいます[4]．恐ろしいことに，この手のひら大の潰瘍面積に常に細菌が接しているため，細菌やサイトカインが絶え間なく全身へ流れ続けている状態になり，これはおのずと他部位，他臓器へ波及されます．まったくもって不健康な状態といえます．
- 近年，歯周病は糖尿病や，脳梗塞，狭心症・心筋梗塞，誤嚥性肺炎，メタボリックシンドローム，脂質異常症，骨粗鬆症，早産・低体重児出産などの疾患との関連が報告され，注目を集めています[5]．

❷ 糖尿病と歯周病との関係

- 糖尿病患者は歯周病になりやすく，糖尿病が改善すると歯周病の改善も期待できます．逆に，歯周病を治すと糖尿病も良くなるとの報告があります．さらに血糖コントロールが不良な糖尿病患者ほど，重度の歯周病に罹患していることが多くみられます[6]．
- 糖尿病患者の多くで好中球の走化性や貪食能の低下が認められ，また唾液量も減少するため，口腔内は易感染状態となり，結果的に歯周病が進行しやすくなります[7]．
- 糖尿病患者へ食事療法・栄養指導をする際に忘れがちなことですが，よく噛めていることが重要です．また，食の好みとして，軟らかく味の濃いものを好む偏食・過食傾向があれば，まず歯の状態を聞いてみてください．よく噛めないことにより，偏食傾向が出ることがあります．歯科受診を勧めていただき，噛めるようにすることが先決といえます．奥歯がないと，硬い野菜などは噛めないし，よく噛んで味わうことも困難です．よく噛むことで，食事療法の効果も上がることと思います．
- 薬剤や食事，運動による血糖コントロールに加え，口腔ケアも推奨すべきです．口腔内細菌数は毎食後に増加するため，食後に歯をよく磨くことで歯周病は改善していきます．食後の定期的な歯みがき習慣は，規則正しい生活のリズムを作る良いきっかけになり，生活習慣病対策につながると考えます．患者には「毎食後歯をみがく」よう，また効果的な歯みがき法をお伝えいただき，薬局でぜひとも歯ブラシ選びのお手伝いをお願いいたします（→p.140）．
- 糖尿病治療と合わせて歯周病治療・予防をすることで，糖尿病の改善と，歯の延命にもつながり，おいしいものを食べる楽しみに通じることを患者に理解してもらえれば幸いです．

❸ 薬剤師に伝えたいこと

- 薬局を訪れる糖尿病患者の多くは歯周病患者である可能性があります．
- 「歯の治療をすることで糖尿病の改善が期待できます」「お口の中のバイ菌が糖尿病の一つの原因です」ということをお伝えください．
- 食事療法の前に「しっかり噛めているか」をお聞きいただき，不十分な場合は歯科受診をお勧めください．
- 薬剤・食事・運動療法に加え，口腔ケアをご推奨ください．
- 毎食後の歯みがきが，生活習慣病予防につながると考えます．

（吉田憲明）

引用文献

1) 厚生労働省：令和元年国民健康・栄養調査報告．〈https://www.mhlw.go.jp/stf/seisakunitsuite/bunya/kenkou_iryou/kenkou/eiyou/r1-houkoku_00002.html〉
2) Löe H：Periodontal Disease. The sixth complication of diabetes mellitus. Diabetes Care, 16：329-334, 1993.
3) 厚生労働省：平成28年歯科疾患実態調査．〈https://www.mhlw.go.jp/toukei/list/62-28.html〉
4) Page, RC, et al：Advances in the pathogenesis of periodontitis：summary of developments, clinical implications and future directions. Periodontol 2000, 14：216-248, 1997.
5) 奥田克爾編：オーラルヘルスと全身の健康．プロクター・アンド・ギャンブル・ジャパン，2007.
6) Sun WL, et al：Inflammatory cytokines, adiponectin, insulin resistance and metabolic control after periodontal intervention in patients with type 2 diabetes and chronic periodontitis. Intern Med, 50：1569-1574, 2011.
7) Kinane DF, et al：Relationship of diabetes to periodontitis. Curr Opin Periodontol, 4：29-34, 1997.

Chapter 1　検査値から患者の状態を把握する

Test 4　腎・尿路系の検査

▶腎・尿路系の検査を理解するための基礎知識

❶ 腎臓の構造

- 腎臓には腹大動脈から直接分かれる腎動脈を通って，大量の血液が流れ込んでいる．心臓から全身へ，1分間で送り出される血液量（心拍出量）は約5Lであるが，その20〜25％に相当する血液が腎臓に流れ，濾過されている．
- 腎臓は，表面に近い皮質と内側の髄質の二層構造になっている．腎皮質にはネフロンと呼ばれる構成単位がある．片方の腎臓には約100万個のネフロンがあり，各ネフロンは独立して機能している．ネフロンは細い毛細血管が絡まってできる毛玉のような形をした糸球体と，周囲を包むボウマン囊および尿細管から構成される（図1-11）．糸球体とボウマン囊を合わせて腎小体と呼ぶ．

❷ 腎臓のはたらき

- 腎臓は尿の濃さや量を調節し体液を一定に保つ臓器である．糸球体で濾過された原尿（濾過尿）中には，電解質，ブドウ糖，アミノ酸，ビタミン，水などの重要な資源が含まれる．再利用できる有益な成分は尿細管で再吸収され，クレアチニンや尿素窒素（UN）などの不要成分は尿中に排泄される（図1-12）．

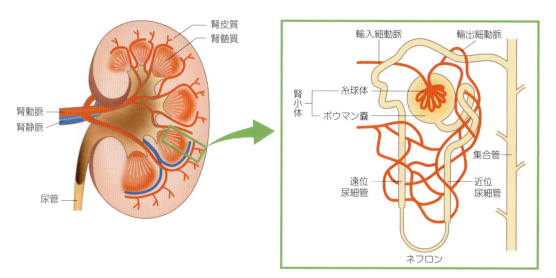

図1-11　腎臓の構造

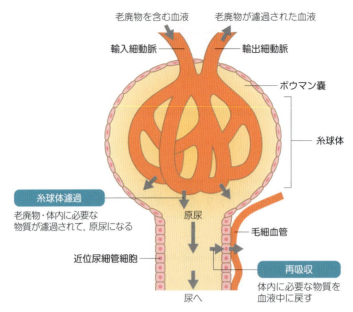

図1-12 尿の生成

- ブドウ糖は近位尿細管で再吸収されるが，高血糖の場合は尿糖が陽性となる．尿糖陽性と判定される時の血糖値を腎閾値と呼び，その際の血糖値は150〜180 mg/dLほどである．近位尿細管でのブドウ糖の最大吸収能力には個人差があるため，血糖値と尿糖陽性との関係は一定ではなく腎閾値も異なる．
- 腎臓は酸（H^+，水素イオン）と塩基（HCO_3^-，重炭酸イオン）平衡を適正に保つ臓器であり，体液のpHを一定に維持している．代謝で発生するH^+は，$H^+ + HCO_3^- \Leftrightarrow CO_2 + H_2O$の平衡式より$CO_2$に置き換えられ，[$H^+$] は尿中に，[$CO_2$] は肺呼吸によって体外に排出される．$H^+$が尿中に排出されるので，健常者での新鮮尿pHは5〜6ほどである．
- 他にも，レニン・アンジオテンシン・アルドステロン系（RAA系）による血圧の調節機構，造血ホルモンであるエリスロポエチンの分泌と造血幹細胞への作用，活性型ビタミンDを合成してCaの利用を高めるなどの重要なはたらきがある．

❸ 腎機能検査

1 腎機能とは

- 腎機能とは，腎臓がクレアチニンなどの老廃物や毒素を尿中に排出できる能力である．
- 日常で行われる腎機能検査は血清クレアチニン（Scr）と尿素窒素（UN）である．腎機能が低下するとこれら代謝産物の尿中への排出が減少し，血中濃度が増加する．
- 腎臓の機能評価は，腎臓の濾過能力を示す糸球体濾過量（GFR）が指標となる．GFRは，糸球体で血液を濾過することでできる原尿の1分あたりの生成量である．健康成人のGFRはおよそ100 mL/分である．

2 糸球体濾過量（GFR）

代表的なGFRマーカーとクリアランス測定

- 腎機能はGFRで評価されるが，その評価方法には糸球体濾過で排泄されるマーカー物質のクリアランス測定がある．GFRのマーカー物質には，測定時に体内に投与する外因性物質と，筋肉由来の代謝産物など，体内に存在している内因性物質がある．前者にはイヌリン，後者にはクレアチニン（Cr）が該当する．また，血清シスタチンC（Cys-C）もGFRマーカーとなる（図1-13）．

イヌリン

- イヌリンはキク科多年生植物の根に含まれる多糖類である．ヒトの体にとって不要なものであり，体内で利用されない．
- イヌリンクリアランス（Cin）は，GFR測定法のgold standardとされる．イヌリンは糸球体を自由に通過し，尿細管から再吸収も分泌もされない．糸球体で濾過されるイヌリン量と尿中のイヌリン量が一致することから，尿中のイヌリン量を計測することで真のGFRを知ることができる．なお検査には，イヌリンを高度に精製したイヌリン製剤（イヌリード®）の静脈内投与と複数回の採血，採尿（24時間蓄尿）が必要であり，患者にとって侵襲的である．
- 生体腎移植の場合，腎機能良好の健康なドナー（腎臓を提供してくれる血族など）が必要である．ドナーに対して正確な腎機能評価が必要になるため，精度の高いイヌリンクリアランス検査を実施し，実測GFR値を算定することがある．

クレアチニン（Cr）

- 骨格筋が運動（収縮・弛緩）するとき，大きなエネルギーが消費される．そのエネルギーの供給源であるクレアチンリン酸は，代謝産物としてCrを生成する．Crの生成量は，1個人において安定している．
- Crは筋細胞から血液中に入り腎臓の糸球体で濾過された後，尿細管でのわずかな分泌はあるが再

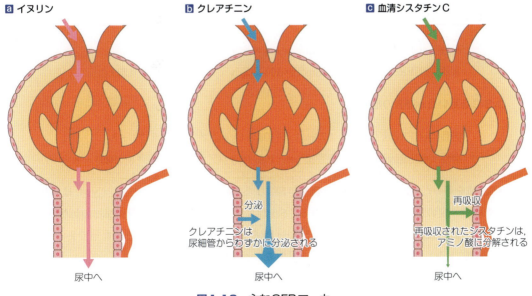

図1-13　主なGFRマーカー

Chapter 1　検査値から患者の状態を把握する

吸収をほとんど受けずに尿へ排泄される．一方，腎機能が低下すると糸球体での濾過量が低下し，血中へ蓄積される．

- 尿中のCr量は，糸球体で濾過されるCrに尿細管で分泌された分が加わったものであり，クレアチニンクリアランス（Ccr）はGFRよりも2割ほど高く算出される．そのため，健康成人のGFRはおよそ100 mL/分であるのに対し，Ccrの基準値は120 mL/分となる[1]．なお，検査には複数回の採血と採尿（24時間蓄尿）が必要であり，患者にとって侵襲的である．

血清シスタチンC（Cys-C）

- Cys-Cは低分子の塩基性蛋白で全身の有核細胞で合成される．血中の蛋白と結合せず，フリー体として腎糸球体を自由に通過する．
- 糸球体濾過後，尿細管から99％以上が再吸収されるが，異化されてアミノ酸に分解される．また，尿中への排出量は極めて微量である．すなわち，糸球体濾過されたCys-Cは血中・尿中にもほとんど存在しない．腎機能が低下すると，糸球体でのCys-C濾過量が低下し，血中へ蓄積されるため，GFRの低下に伴い血中Cys-Cは上昇する[2]．このことから，血中Cys-C濃度でGFRを評価することができる[3]．

> **eGFRによる腎機能評価**

- 糸球体から原尿を採取することは不可能であるが，過去の膨大なデータに基づき，血清クレアチニン（Scr）値や血清Cys-C値，性別，年齢などから，およそのGFRを計算で出せるようになっている．これを推算糸球体濾過量（eGFR）と呼ぶ．
- eGFRの単位はmL/分ではなく，健康成人の平均体表面積を用いて標準化した$mL/分/1.73m^2$を用いる（標準化eGFR）．これは，体格の違いに関係なく比較できるようにするためであり，慢性腎臓病（CKD）の重症度分類（→p.58）などで用いられる．一方，薬剤の投与設計時などにeGFRを用いる際は，体表面積で補正しないeGFR（個別化eGFR，mL/分）が用いられる．
- 「エビデンスに基づくCKD診療ガイドライン2023」[4]に記載されているeGFRの推算式を下記に示す．

Scrを用いたeGFRの推算式

$$男性：eGFRcre (mL/分/1.73m^2) = 194 \times SCr^{-1.094} \times 年齢^{-0.287}$$
$$女性：eGFRcre (mL/分/1.73m^2) = 194 \times SCr^{-1.094} \times 年齢^{-0.287} \times 0.739$$

CyS-Cを用いたeGFRの推算式

$$男性：eGFRcys (mL/分/1.73m^2) = (104 \times Cys\text{-}C^{-1.019} \times 0.996^{年齢}) - 8$$
$$女性：eGFRcys (mL/分/1.73m^2) = (104 \times Cys\text{-}C^{-1.019} \times 0.996^{年齢} \times 0.929) - 8$$

- Scr値を用いたeGFRの算出は，性別や年齢による補正が必要である．一方，Cys-Cは全身の有核細胞で一定の速度で産生，分泌される．Scr値に比し年齢や筋肉量，運動などの影響が少ない．特に，筋肉量の影響を受けにくく，長期臥床者やアスリートなどの評価に有用である[5]．また，Scr値に比し，腎機能低下の早期から上昇することが報告されている[3,6]．

3 尿細管機能検査

- 尿細管は腎臓内の腎小体に続くうねり曲がった細い管である．尿細管は糸球体で濾過された電解

質やアミノ酸など有益な成分を再吸収し，血中に戻すことにより体内水分量の維持，イオンバランスの調整をしている．
- 近位尿細管障害の検査としてβ_2-ミクログロブリン（β_2-m），α_1-ミクログロブリン（α_1-m），N-アセチル-β-D-グルコサミニダーゼ（NAG，→p.62）がある．
- 遠位尿細管障害の代表的な検査としてFishberg濃縮試験，バソプレシン試験がある．
- FENaは糸球体で濾過されたNaのなかで，再吸収を受けずに尿中に排泄されたものの割合である．健常者では濾過された水分やNaのおよそ99％が再吸収されるので，FENaはおよそ1％である．急性尿細管壊死では，尿細管でのNa再吸収障害が生じるため，FENaは1％を超える（→p.113）．

❹ 腎・尿路系の臨床検査

1 蛋白尿の検出

蛋白尿の検出

- 蛋白尿とは尿中に蛋白質が出現した場合をいう．
- 蛋白尿の検査は，随時尿を用いる試験紙法（半定量値，mg/dL）と，24時間蓄尿を用いる1日尿蛋白量の測定（定量法）がある．
- 試験紙法での単位表記は，定性値（−，±，1＋，2＋…）を付記してもよい．

試験紙法：1＋以上

- 試験紙の1＋は，30 mg/dLのアルブミン（ALB）を検出できる感度をいう．すべての製造メーカーの製品は，同一の感度が出せるように設計されている．

尿蛋白定量：150 mg/日以上，またはALB尿：30 mg/日以上

- 蛋白尿は腎疾患と密接な関係がある．腎・尿路系の疾患が疑われる場合，試験紙を用いた尿蛋白検査が定期的に行われる．蛋白尿が持続して陽性と判定される場合は病的意義が大きい．
- CKDの重症度分類には尿蛋白の測定（定量検査）が必須である．CKDになった元の病気（原疾患）が高血圧，腎炎，多発性嚢胞腎，腎移植，不明の場合，尿蛋白定量検査が行われる．一方，原疾患が糖尿病または糖尿病性早期腎症の場合，ALB尿の定量測定が3ヵ月に1回に限り認められている．これは日本の保険診療上の制約である．

蛋白尿の経過観察

- 経過観察中は基本的スクリーニング検査（検尿，血液一般検査，臨床化学検査，免疫血清検査，炎症マーカー）および身体所見（血圧，浮腫，体重，貧血など）の推移を観察する．腎機能評価はScr値に基づくeGFR，24時間蓄尿または随時尿を用いて尿蛋白／Cr比の変動を記録する．

くり返し検尿の意義

- 複数回の検査を実施し蛋白尿が持続的に陽性判定される場合，病的蛋白尿と判定される．以後は経過を追って精密検査が行われる．
- 初回の検査で蛋白尿が陽性であっても，以後の検査が陰性の場合は一過性蛋白尿として扱う．

精密検査

- 持続的な蛋白尿が続く場合は，eGFR，尿蛋白定量，尿蛋白／Cr比などの精密検査を行い，糸球体障害か尿細管障害かを判別する．早期の腎・尿路系障害では糖尿病腎症，ネフローゼ症候群，慢性糸球体腎炎などALB尿を主体とする糸球体障害が最も多い[7]．

Chapter 1　検査値から患者の状態を把握する

2　慢性腎臓病と検査[4]

- 透析患者や腎移植の必要な末期腎不全患者数が世界的に増加しており，尿検査で蛋白質の出現または腎機能低下がある患者では心血管系の病気になりやすいことが明らかにされた．また腎機能障害の徴候として，貧血症状（疲れ，めまい），下肢の浮腫（むくみ），全身倦怠感などに早期の段階で気付くと，心血管障害の発症および末期腎不全への移行を遅らせることが可能になったことから，米国腎臓財団より「慢性腎臓病（chronic kidney disease；CKD）」の概念が2002年に初めて提唱された．
- CKDはeGFRで表される腎機能の低下があるか，もしくは腎障害（蛋白尿やその他の腎障害を示唆する所見）が慢性的に3ヵ月以上持続するものをすべて含む．日本人の場合，CKDから人工透析に至る原疾患で多いのは糖尿病性腎症，慢性糸球体腎炎（特にIgA腎症），腎硬化症である[8]．
- CKDは末期腎不全（end-stage kidney disease；ESKD）の予備軍であり，心血管疾患（cardiovascular disease；CVD）の独立した危険因子である．
- CKDは原疾患，患者の年齢に基づくGFR値，蛋白尿の各区分など，異常が確認できると腎臓専門医への紹介が望ましいとされる．

CKDの定義

- CKDは①②のいずれか，または両方が3ヵ月以上持続する状態をいう[4]．

　①蛋白尿の出現（尿の異常），腎臓の形態異常（画像）など腎障害の存在が明らか．特に0.15 g/gCr以上の蛋白尿（30 mg/gCr以上のALB尿）の出現が重要となる．

　②GFR値が60未満（mL/分/1.73m^2）

CKDの重症度を決定する検査

GFRによる評価

- GFRによる腎機能評価は，GFR推算式（→p.56）を用いて算出する．Scr値，性別，年齢より算出されたGFR値から，重症度の区分（G1，G2，G3a，G3b，G4，G5）が設定される．各GFR区分（mL/分/1.73m^2）による腎機能評価を下記に示す．

　　90以上：正常または高値（G1）

　　60～89：正常または軽度低下（G2）

　　45～59：軽度～中等度低下（G3a）

　　30～44：中等度～高度低下（G3b）

　　15～29：高度低下（G4）

　　15未満：高度低下～末期腎不全（G5）

蛋白尿による評価

［原疾患が高血圧，腎炎，多発性囊胞腎，腎移植，原因不明の疾患などの場合］

- CKDに移行した場合，尿蛋白定量（g/日）または尿蛋白/Cr比（g/gCr）の検査値からCKDの重症度を判定する．どちらも0.15未満を正常，0.15～0.49を軽度蛋白尿，0.50以上を高度蛋白尿と判定する．

［原疾患が糖尿病の場合］

- 糖尿病は，CKDや末期腎不全の最も重要な原因である．この場合は，尿ALB定量（mg/日）または尿ALB/Cr比（mg/gCr）ともに30未満を正常，30～299を微量ALB尿，300以上を顕性ALB尿とする（p.64，Advanced Lecture参照）．なお，糖尿病でも尿定性検査が1＋以上の判定，またはすでに蛋白尿が検出される場合は最初から尿蛋白定量検査を行う．

58

3 急性腎障害と検査[9]

急性腎障害の原因

- 急性腎障害(acute kidney injury；AKI)は，数時間から数日の間に急激に腎機能が低下する状態をいう．以前は急性腎不全と呼ばれていたが，早期発見の大切さと国際的に提唱された診断基準に基づいて，新しい概念を制定する動きが高まり，AKIという疾患概念が定着している．
- AKIを発症する原因はさまざまである．その発症原因によって，AKIは腎前性，腎性，腎後性に分類される．
- 腎前性AKIは，頻発する嘔吐・下痢，外傷出血による体液量の不足，心不全による腎臓への血液量低下，薬物(過量の降圧薬など)が原因となり，腎臓に流れる血液量が減少する．
- 腎性AKIは腎臓そのものの障害により発症する．糸球体腎炎，間質性腎炎(間質や尿細管に炎症が起こる)，腎盂腎炎などが主因である．
- 腎後性AKIは膀胱や尿管の閉塞(前立腺肥大，前立腺がん，膀胱腫瘍)，左右両側の尿路結石，子宮頸がん，尿管の圧迫などが原因となる．

AKIの発症原因を特定する検査

- AKIの発症原因を特定するには腎前性と腎性とに分類し，尿所見やFENa(％)などの検査から鑑別することができる．
- 特徴的な検査値の相違点は，腎前性の場合，蛋白尿は(−)〜(±)，尿浸透圧(Uosm) 500mOsm/kg以上，尿中Na濃度20 mEq/L以下，尿中K濃度の上昇，FENa(％)は1以下を示すことが多い．
- 腎性の場合，蛋白尿は(±)〜(2＋)，Uosmは350mOsm/kg以下，尿中Na濃度20〜30 mEq/L以上，尿中K濃度の低下，FENa(％)3以上となり，腎前性と腎性との鑑別の参考になる．

AKIの定義と病期分類

- AKIの定義や病期分類は，Scr値の変動，尿量低下の程度で決定される．
- AKIの診断に際しては，国際的腎臓病ガイドライン機構(Kidney Disease Improving Global Outcomes；KDIGO)による診断基準と病期分類が用いられる．詳細はガイドラインを参照されたい[9]．

AKIの経過観察

- 血液検査ではUN，Scr，血清カリウムが上昇する．検査値を速やかに解析し，重篤な状態に陥る危険性が発生する前に，かかりつけ医に相談し，予後改善を目指すことが重要である．
- 高齢者では夏期の脱水，過度の血圧降下がAKIの原因となる．水分や食塩の適切な補給，血圧のチェックが必要となる．普段から定期的な尿検査と，年に1回の腹部超音波検査(エコー)により腎臓の大きさや形を確認しておくことが大切である．

▶ 押さえておきたい基本的な検査

❶ 腎機能のスクリーニングに用いられる検査

1 血清クレアチニン(Scr)

検査の目的は？

- 日常初期診療における基本的検査の一つである．

Chapter 1 検査値から患者の状態を把握する

- CKDの重症度分類に用いる標準化eGFR（mL/分/1.73m^2）および薬剤投与設計の指標となる個別化eGFR（mL/分）の算定に必要な検査である.

どんな検査？

- 筋肉の収縮に必要なクレアチンは，筋細胞内において終末代謝産物のクレアチニン（Cr）を産生する. クレアチニンが尿中に排泄される1日量は成人で約1gとされ，随時尿を用いて尿中クレアチニン1gあたりの目的成分の濃度を算出（単位：mg/gCr）すると，1日の排泄量を推定することができる.
- Scr値は，腎機能がおよそ半分程度（GFR値として45～60 mL/分/1.73m^{2}程度）まで低下してから異常値を示すことが多い[10]. しかし，Scr値が基準範囲内にあっても，前回の検査より明らかな上昇がみられる場合は必ず原因検索が必要となる.

共用基準範囲

- Scrの共用基準範囲は男性が0.65～1.07 mg/dL，女性が0.46～0.79 mg/dLである.

異常値を示す代表的な疾患

異常値	代表的な疾患
上昇	糸球体腎炎，慢性腎臓病，糖尿病性腎症，間質性腎炎，先端巨大症
低値	筋ジストロフィー，甲状腺機能低下症，高齢者フレイル
高値	尿細管分泌の抑制：シメチジン，ST合剤，サリチル酸 腎障害：アムホテリシンB，NSAIDs，造影剤 その他：セフェム系抗菌薬の一部

2 血清システイン C（Cys-C）

検査の目的は？

- CKDの診断と重症度分類に用いる.
- 糸球体濾過障害を早期の段階で鋭敏にとらえ，腎機能障害の指標として用いる.

どんな検査？

- Cys-Cは分子量が約13kdaの低分子の塩基性蛋白である. 糸球体基底膜で自由に濾過され，99%以上が尿細管で再吸収される. 再吸収の際に異化されてアミノ酸に代謝されるため，血中濃度はGFRに依存する.
- Cys-C値はScr値と比較すると早期の腎機能低下の段階で上昇する. 筋肉量の影響はほとんどなく，性差・加齢の影響は少なく，その鋭敏性からGFRの良い指標となる.
- Scr値およびUN値が基準範囲内であっても，尿蛋白，尿潜血検査に異常が認められる場合，腎機能障害の早期診断を目的としたCys-Cの検査が有用である[5].

基準値

- 共用基準範囲は設定されていない.
- 国内には複数の測定原理に基づく測定法が開発され，基準値は測定方法によって異なる. 主要な基準値を下記に示す.

ネフロメトリー法	0.53～0.95 mg/L
ラテックス凝集比濁法	0.59～1.03 mg/L
金コロイド凝集法	男性：0.63～0.95 mg/L 女性：0.56～0.87 mg/L

Test 4　腎・尿路系の検査

異常値を示す代表的な疾患

異常値	代表的な疾患
高 値	【腎臓疾患】 腎機能低下，腎不全，糸球体腎炎，腎硬化症など 【腎臓疾患以外】 気管支喘息，転移性メラノーマ，直腸がん，HIV感染症，甲状腺機能亢進症
低 値	HIV感染症（病期による），甲状腺機能低下症，シクロスポリン服用

3 尿素窒素（UN）

検査の目的は？

- 腎機能検査の基本的検査の一つである．UNは蛋白質が利用された後にできる老廃物であり，腎機能低下により血中濃度が上昇する．
- UN値が異常値を示すのは腎機能低下のほか，蛋白質の過剰摂取，脱水，発熱，悪性腫瘍，肝機能障害などでみられる．腎機能低下の原因を絞り込むには，Scrとの比率（UN/Scr比）から腎性，腎外性因子に分けて原因を推察する．

どんな検査？

- UNの共用基準範囲は平均 10 mg/dL，Scr値は約 1 mg/dL であるから，健常者のUN/Scr比はほぼ10：1である．
- UN/Scr比が上昇しているときは腎機能障害以外の異常が疑われ，腎外性因子の可能性を考える．
- UN値，Scr値がともに高値を示すときは，腎性の高UN血症が考えられ腎不全が疑われる．
- UN/Scr比が低下しているときは，腎性因子によることが多い．

共用基準範囲

- UNの共用基準範囲は男女ともに 8〜20 mg/dL である．

異常値を示す代表的な疾患

異常値	代表的な疾患
高 値	GFR低下を示す疾患（糸球体腎炎，糖尿病性腎症，慢性腎不全），尿路結石，消化管出血，高蛋白摂食時，発熱時，過激な運動 【薬物による影響】 造影剤，腎障害性薬物（NSAIDs，アミノグリコシド，シクロスポリン，シスプラチンなど）
低 値	肝不全，低蛋白食

UN/Scr比による病態鑑別

	代表的な疾患
腎外性因子 （UN/Scr比＞10）	【腎前性（全身疾患による腎への血流低下）】 ● 蛋白異化亢進，蛋白摂取量増加，腎血流量の減少（心不全など），脱水 ● 嘔吐，下痢，肝不全，横紋筋融解症など 【腎後性（腎臓より下部の尿路障害）】 ● 腎結石，尿路腫瘍，前立腺肥大症など
腎性因子 （UN/Scr比＜10）	● 腎疾患（糸球体腎炎，腎不全），透析療法施行時など

4 尿酸（UA）

検査の目的は？

- ヒトでは核酸（DNA，RNA）を構成するプリン体の最終代謝産物はUAである．血清UA値は食事による摂取量，体内での産生および尿酸排泄により決定されるため，血中濃度を測定して高尿酸血症および低尿酸血症の診断に用いる．

どんな検査？

- 血清UA値は栄養の指標であり，高プリン体食の過剰摂取で上昇する．大量飲酒の後では一過性に高値となり，生活習慣病のマーカーとして利用される．
- 高UA血症が長期に続くと腎に尿酸の結晶が沈着する．痛風は高UA血症が直接関与する病態である[11]．腎機能障害が生じている場合は痛風腎と呼ばれる．痛風腎は慢性間質性腎炎を呈し，高率に合併する高血圧とともに慢性腎不全の原因となる．
- UA排出の2/3は腎臓が占め，残りの1/3は腸管から排出される．腎臓からの排泄障害により，血清UA値が上昇する．
- 高UA血症は産生過剰型・排泄低下型・混合型に分類される．低UA血症は排泄亢進型・産生低下型に分類する[12]．

共用基準範囲と予防医学閾値

- UAの共用基準範囲は，男性が3.7～7.8 mg/dL，女性が2.6～5.5 mg/dLである．
- 日本痛風・核酸代謝学会による高尿酸血症の予防医学閾値は7.0 mg/dL以上である．健診などでは7.0 mg/dL以上で警告を発するが，2回以上超えた場合に高尿酸血症とする場合が多い．

異常値を示す代表的な疾患

異常値	代表的な疾患
高値	【尿酸排泄低下型】 腎臓疾患（糸球体腎炎，糖尿病性腎症，慢性腎不全，痛風腎） 【尿酸産生過剰型】 痛風，組織破壊の亢進（横紋筋融解症，悪性腫瘍，溶血性貧血） 【混合型】 肥満，1型糖尿病，飲酒習慣，熱傷 【薬物による影響】 サイアザイド系降圧利尿薬，ループ利尿薬，テオフィリン，ピラジナマイド，アスピリン
低値	【尿酸排泄亢進型】 Wilson病，Fanconi症候群 【尿酸産生低下型】 重症肝障害，キサンチン尿症（まれ） 【薬物による影響】 尿酸排泄促進薬（プロベネシド，ベンズブロマロン）

❷ 尿細管機能のスクリーニングに用いられる検査

1 N-アセチル-β-D-グルコサミニダーゼ（NAG）

検査の目的は？

- 尿細管障害の早期のマーカーとして用いる．
- 腎移植後の経過観察，上部尿路感染の指標として用いられる．

どんな検査？

- NAGは細胞内のリソソーム中に分布する糖質分解酵素である．特に，腎臓の近位尿細管と前立腺に多く分布する．
- 尿中NAGは尿細管障害の指標となる検査である．尿細管細胞の崩壊によって酵素が逸脱し，尿中NAG排泄量が増加するためである．
- 尿中NAGは尿細管障害の程度の軽い時期，すなわち，試験紙法で顕性蛋白尿が検出されない時期から尿中に逸脱する[13]．NAGの測定は尿細管障害の早期発見に有用である．

基準値

- NAGの共用基準範囲は設定されていない．
- 国内には複数の測定原理に基づく測定法が開発され，基準値は測定方法によって異なる．主要な基準値を下記に示す．

随時尿（外来での検査）	0.9〜2.4 U/gCr（クレアチニン補正値）
部分尿	0.7〜11.2 U/L（比色法，大手検査センターの参考値）
MCP-NAG基質法	男性：0.9〜6.2 U/Lまたは1.9〜8.7 U/日 女性：1.3〜4.5 U/Lまたは0.7〜4.9 U/日

異常値を示す代表的な疾患

異常値	代表的な疾患
高値	腎盂腎炎，腎結核，サルコイドーシス，シェーグレン症候群，痛風腎，重金属中毒（リチウム，鉛，カドミウム，水銀），急性尿細管壊死（敗血症，腎虚血） 【薬物による影響】 抗菌薬，NSAIDs，造影剤，抗てんかん薬，腎排泄型抗がん薬
低値	臨床的な意義は知られていない（細菌の増殖によるアルカリ尿，強度の酸性尿では失活して低値となる）．

❸ 検査値を解釈するうえでの注意点

1 血清クレアチニン（Scr）

- ScrによるGFR推算式は，酵素法で測定された検査値を用い，小数点以下2桁表記で示される．これは酵素法による測定値が正確であることを意味するが，eGFR値を算出する際にScr値が急激に変動するような急性期（AKI）では算出できない．すなわちScrが定常状態であることが前提である．
- Scr値は腎機能とは無関係なさまざまな要因で変化する．Cr産生量は筋肉量に依存するため，長期臥床の高齢者，栄養状態不良，筋肉量が少ない患者ではScr値は低値である．虚弱（frailty，フレイル）な患者の場合，推算GFR（eGFR）を計算すると過大評価され，腎機能良好と誤って判断されることがある．フレイル，低栄養症例では計算式が使えないことも考慮すべきである．

2 血清シスタチン（Cys-C）

- どんなに腎機能が低下しても，Cys-Cは5 mg/Lを超えることはない．そのため，Cys-C値は正常〜中等度の腎機能低下患者で使用するのが望ましい[14]．高度腎機能低下患者や末期腎不全の患者では，Cys-C値ではなくScr値やScr値に基づくeGFR値を用いて腎機能を判断する．
- 妊娠後期では増加する．

3 尿素窒素（UN）

- 蛋白食の過剰摂取により高値傾向を示すことがある．
- 女性より男性で，また加齢により男女ともに高値傾向を示す．
- 妊娠後期では低値となる．
- 低蛋白食，肝不全ではUN合成能が低下するため，UN/Scr比が低下する．

4 尿酸（UA）

- 性差があり女性より男性で高値を示す．
- 高尿酸血症または低尿酸血症は一過性に出現することがある．複数回測定して恒常的に高値または低値であることを確認しておく必要がある．

5 N-アセチル-β-D-グルコサミニダーゼ（NAG）

- 早朝尿で精液が混入している場合は高値となる．
- アルカリ尿または酸性尿（pH4以下）では失活する．
- 性差があり女性より男性で高値を示す．
- 日内変動があり早朝で最も高く，夜間にかけて低くなる．検体は早朝尿か蓄尿を用いることが望ましい．
- 薬剤投与の影響を受けやすいので，検査の際には薬歴の確認が望ましい．

Advanced Lecture

微量アルブミン尿による糖尿病性腎症の早期発見

❶ 尿微量アルブミン測定の意義

- 尿中のアルブミン（ALB，→p.179）は分子が小さいため，腎機能の低下が軽い段階で尿中に検出されることがある．尿ALB定量検査は，24時間蓄尿を用いて1日に尿中に排出されるALB量を測定する．
- 日本人に多い2型糖尿病では，診断から10～15年以内に微量ALB尿を認め，さらに30％程度の患者が15～20年以内に顕性ALB尿期に移行するといわれている[5]．
- 透析患者に占める原疾患の割合は糖尿病性腎症が最も多く，微量ALB尿期（尿ALB：30～299 mg/gCr）の段階で糖尿病合併症に気づくことが大切である（図1-14）．
- 図1-14の微量ALB濃度30～300 mg/gCrは，随時尿を用いて成人の1日あたりの尿中クレアチニン排泄量がほぼ1gと一定であることを前提にして，尿中クレアチニン1gあたりの目的成分の1日排泄量を推定するものである．
- 24時間蓄尿から得られる1日あたりのALB排泄量をmg/日と表示する場合もある．24時間蓄尿が検体になるので操作が煩雑であるが，随時尿による計算値より正確である．

❷ 糖尿病性腎症

- 糖尿病性腎症（diabetic nephropathy；DN）は糖尿病の三大合併症（腎症・網膜症・末梢神経障害）の一つであり，CKDの主要な原疾患の一つに数えられる．高血糖の持続によって，細い血管の塊である糸球体の機能や構造の異常が起こる，細小血管障害である．

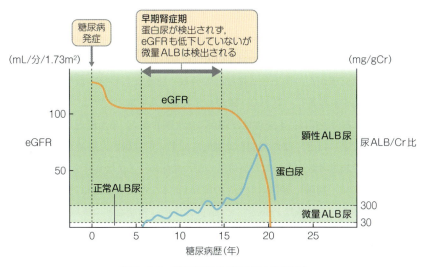

図1-14 糖尿病性腎症の臨床経過例

(文献16を参考に筆者作成)

- 糖尿病性腎症を発症すると，最初は尿中に微量アルブミン（ALB）が検出され，進行すると尿蛋白が陽性所見を示し，さらに進展すると腎不全期へ移行する．

Advanced Lecture

前立腺の疾患と検査

- 前立腺は，膀胱の下部にあるクルミ大の臓器である．尿道を取り囲む内腺と，その周りの外腺から構成される．前立腺の疾患として代表的なものに，前立腺肥大症と前立腺がんがある．
- 加齢とともに内腺が肥大すると，前立腺が尿道を圧迫して排尿困難や膀胱内に尿が残ることがある．これを前立腺肥大症という．
- 前立腺がんは，主に外腺に発生する．

❶ 前立腺肥大症[16]

- 下記に示す症状がみられ，これらを下部尿路症状と呼ぶ．
  ・夜間頻尿（夜間に排尿のため1回以上起きなければならない）
  ・昼間頻尿（日中の排尿回数が多すぎる）
  ・尿勢低下（尿の勢いが弱い）
  ・尿意切迫感（急に起こる，抑えられない強い尿意）
  ・残尿感（排尿後に完全に膀胱が空になっていない感じがする）　など
- 前立腺肥大症の診断は，下部尿路症状を訴える患者に対する，症状と病歴の聴取から始まる．「国際前立腺症状スコア（International Prostate Symptom Score；IPSS）」などの，患者自身に記入してもらう質問票の使用も有用である．
- 症状と病歴の聴取後，身体所見や尿検査，血清前立腺特異抗原（prostate specific antigen；PSA）測定，尿流測定（尿の勢いを調べる検査），残尿測定，超音波検査などを行い，診断する．

❷ 前立腺がん

- 前立腺がんは，前立腺肥大とともに中高年の男性にみられる前立腺の疾患である．
- わが国における前立腺がんの罹患数は増加している．急速な高齢化により，男性のがん部位別罹患数は前立腺がんが最も多く，胃がん，肺がん，大腸がんを超えている[17]．
- 前立腺がんが起こる背景には，家族性前立腺がんは比較的多く，第Ⅰ度近親者（親・兄弟・子ども）のがん発症年齢が若いほど，また父親と比較して兄弟に前立腺がん患者がいた場合，そして近親者の前立腺がん罹患患者数が多いほど当事者のがん発症のリスクは高くなる[18]．
- 後天的要因としては，加齢，男性ホルモンの関与（正常な精巣の存在），肥満，メタボリック症候群，高血圧，高血糖（インスリン抵抗性），脂質異常症，脂肪などの摂取が危険因子とされるが，前立腺がんの罹患に関与する後天的要因を特定するには至っていない[19]．
- 初期には自覚症状がほとんどなく，発見が遅れることがある．がんが進行すると尿が出にくくなったり，排尿時の痛みや血尿がみられたりする．
- 前立腺がんの検査として，直腸診と腫瘍マーカーであるPSAの測定が行われる．
- 前立腺がん検診におけるPSAのカットオフ値（診断閾値）の上限は4.0 ng/mLとされてきた．しかし近年，4.0 ng/mL以下でも前立腺がんが発見されることがあり，年齢階層別にカットオフ値が設定された[18]．

> 前立腺がん検診におけるPSAカットオフ値（推奨）

全年齢：4.0 ng/mL
年齢階層別：50〜64歳　3.0 ng/mL，65〜69歳　3.5 ng/mL，70歳以上　4.0 ng/mL

> 腫瘍マーカー

- 体内にがんが発生すると，がん細胞から特殊な物質（糖蛋白，酵素，ホルモンなど）が作られることがある．これらの物質は，通常では多くないが，がんが発生すると異常なほどに増加し，血液や尿中に漏れ出してがんの存在の目印となる．これを腫瘍マーカーと呼ぶ．
- 腫瘍マーカーは，がんの存在の可能性を知る目的で測定される．治療方針の立案や治療効果を判定する際などに用いられるが，腫瘍マーカー単独での確定は難しく，画像検査などと合わせて総合的に判断される．
- 腫瘍マーカー測定の一部は，がん検診で実施されている．対象となるがんの死亡率の減少が証明されると，がん検診の効果に有用性ありと判定される．背景には科学的根拠が裏付けされている．

> 前立腺がん検診とPSA測定

- がん検診は，市区町村が実施主体の「対策型検診」と人間ドックなどの「任意型検診」がある．対策型検診は，がんの死亡率を下げることを目的として公共政策として行うがん検診である[18]．対策型検診は公共的な予防対策として行われるため，有効性が確立した対象臓器のがん検診を，死亡率減少効果が確立している方法で実施される．
- 前立腺がん検診におけるPSA測定は，死亡率減少効果の有無を判断する証拠が現状では不十分のため，対策型検診では推奨されない．任意型検診では個人の判断に基づいて行うがん検診であり，PSAのようにがんによる死亡率減少の効果が確かめられていない検査方法が含まれる場合がある．
- 2019年4月，日本泌尿器科学会は「前立腺がん検診は，すべての住民検診・人間ドック検診などを

通し，我が国において広く受診機会を与えられるべきがん検診である」として，声明文を公開した[20].

▶ Point

- 腎臓のはたらきをみる検査には，Scr，Ccr，eGFR，Cys-Cなどがある．その違いは何か，それぞれの長所・短所を理解したうえで検査値を読むことが大切である．

- 高齢者では筋肉量が低下していることが多い．Scr値のみで検査値を判断すると，実際の腎機能よりも高めに判定される．Scr値に基づくeGFRの検査を同時に行う．

- Cys-Cの検査は筋肉量が極端に多いまたは少ないとき，Scr値での腎機能評価が難しい場合に有用である．

- UN/Scr比から，腎機能低下の原因を腎性と腎外性に分類し，腎機能低下の原因を推察することが可能となる．

- 薬剤投与の際には，健康成人の平均体表面積を用いて標準化したeGFR（mL/分/1.73m^2）ではなく，個人の体格に基づく個別化eGFR（mL/分）を用いる．

- 糖尿病腎症は糖尿病が原因と考えられるCKDである．早期の段階で的確に診断するには，随時尿を用いた尿ALB測定が予後判定に有用である．正常ALB尿（30 mg/gCr未満），微量ALB尿（30〜299 mg/gCr），顕性ALB尿（300 mg/gCr以上）へと進展するとGFRが低下していく．

⚜ 引用文献

1) 折田義正ほか：イヌリンクリアランスを用いた糸球体ろ過量の評価―クレアチニンクリアランスとの比較―．日腎会誌，47：804-812, 2005.
2) Grubb AO：Cystatin C--properties and use as diagnostic marker. Adv Clin Chem, 35：63-99, 2000.
3) Laterza OF, et al：Cystatin C：an improved estimator of glomerular filtration rate? Clin Chem, 48：699-707, 2002.
4) 日本腎臓学会：エビデンスに基づくCKD診療ガイドライン2023. 東京医学社, 2023.
5) Shlipak MG, et al：Cystatin C versus creatinine in determining risk based on kidney function. N Engl J Med, 369：932-943, 2013.
6) Coll E, et al：Serum cystatin C as a new marker for noninvasive estimation of glomerular filtration rate and as a marker for early renal impairment. Am J Kidney Dis, 36：29-34, 2000.
7) Tojo A, et al：Mechanisms of glomerular albumin filtration and tubular reabsorption. Int J Nephrol, 481520, 2012.
8) 中井　滋：透析医療の現状とこれから…日本と世界．透析会誌，38：3-13, 2023.
9) AKI（急性腎障害）診療ガイドライン作成委員会編：AKI（急性腎障害）診療ガイドライン2016. 東京医学社, 2016.
10) 山田宗治ほか：腎機能の臨床検査．日内会誌，109：2466-2470, 2020.
11) 原　茂子：尿酸・（酸性尿）と諸疾患との関連性―最近の話題―．人間ドック，35：132-144, 2020.
12) 太田基司：尿酸代謝異常．日腎会誌，57：766-773, 2015.
13) 湯澤由紀夫：腎疾患，診断と治療の進歩　検査データの見方．日内会誌，97：971-978, 2008.
14) Horio M, et al：Performance of serum cystatin C versus serum creatinine as a marker of glomerular filtration rate as measured by inulin renal clearance. Clin Exp Nephrol, 15：868-876, 2011.
15) Remuzzi G, et al：Clinical practice. Nephropathy in patients with type 2 diabetes. N Engl J Med, 346：1145-1151, 2002.
16) 日本泌尿器科学会編：男性下部尿路症状・前立腺肥大症診療ガイドライン．リッチヒルメディカル, 2017.
17) がん情報サービス：最新がん統計．〈https://ganjoho.jp/reg_stat/statistics/stat/summary.html〉
18) 日本泌尿器科学会編：前立腺がん検診ガイドライン 2018年版．メディカルレビュー社, 2018.
19) 日本癌治療学会編：がん診療ガイドライン クリニカルクエスチョン・推奨一覧 2021年度版．2021.
20) 日本泌尿器科学会：声明文 我が国における前立腺がん検診普及の推進に関する要望書．2019年.

Chapter 1　検査値から患者の状態を把握する

Test 5　筋疾患検査

筋疾患を理解するための基礎知識

- 筋肉には骨格筋，平滑筋，心筋があり，それぞれ特有の構造と役割をもつ．
- 骨格筋は骨格に沿って付いている筋肉である．運動神経の支配を受け自分の意思で動かせる随意筋である．収縮と弛緩をくり返しながら，運動，姿勢の維持および熱発生に重要な役割を担う．筋疾患の検体検査では，感度や疾患特異性の面で最も重要視されているのは血清クレアチンキナーゼ（creatine kinase；CK）である．CKは筋逸脱酵素（筋疾患の異常により細胞内から血液中に移行する酵素）であり，検査の対象になるのは，心筋梗塞や心筋炎などの心臓の病気，横紋筋融解症，多発性筋炎，進行性筋ジストロフィーなどの骨格器疾患，脳外傷や脳梗塞，急性脳症などの疾病である．
- 骨格筋そのものに収縮や弛緩に異常が発生すると，筋疾患に特有の症候が現れる．筋収縮不全により筋力低下，筋萎縮（筋肉がやせる），筋攣縮（こむら返り）をきたすと，骨や関節，歩行，飲水，呼吸などに障害が発生する．
- 筋肉に異常が生じることで引き起こされる病気を総称してミオパチーという．慣習的に筋ジストロフィーを除いた筋疾患のことをミオパチーと呼ぶ[1]が，本項では筋ジストロフィーも遺伝性ミオパチーの一つとして解説する．ミオパチーは筋肉の病気を表す用語である．神経に関連するもの（神経筋接合部疾患）は含まれない．

❶ ミオパチーの原因別分類

- ミオパチーにはさまざまな種類があり，大別すると遺伝性のものと後天性のものに分類できる．遺伝性の代表的なものは筋ジストロフィーである．血液・生化学検査のほか，主に遺伝子解析を加えて確定診断がなされる．
- 後天性のものは，炎症性ミオパチー，内分泌性ミオパチー，薬剤性ミオパチーなどがある（表1-6）．

❷ ミオパチーの臨床検査

1. 遺伝性ミオパチー

筋ジストロフィー

- 筋ジストロフィーは筋線維の壊死・変性が主な病変であり，進行性の筋力低下をきたす遺伝性疾患である．筋肉を構成する蛋白質の設計図となる遺伝子に変異が起こり，必要とされるジストロフィン（筋肉の構造を保つ蛋白質）が作られなくなり，徐々に筋力が低下する．ジストロフィン遺

表1-6　ミオパチーの分類

遺伝性ミオパチー	筋ジストロフィー ●Duchenne型，Becker型，先天性（福山型）など
	先天性ミオパチー ●ネマリンミオパチー，セントラルコア病など
	代謝性ミオパチー ●糖原病，ミトコンドリア脳筋症
後天性ミオパチー	炎症性ミオパチー（筋炎） ●多発性筋炎（PM），皮膚筋炎（DM）
	内分泌性ミオパチー ●高アルドステロン症による低K血症 ●甲状腺機能亢進症による低K性周期性四肢麻痺
	薬剤性ミオパチー ●スタチンによるミオパチー ●ステロイドによるミオパチー

伝子の遺伝形式により男児に発症する．

- 発症年齢，症状の特徴などからDuchenne型，Becker型，先天性（福山型）などに分類される．最も多いDuchenne型とBecker型には，ジストロフィン遺伝子の変異がみられ発症の原因となる．遺伝学的検査ではPCR法，DNAシークエンス法，FISH法またはサザンブロット法などが診療報酬算定されている．筋病理標本を用いて顕微鏡下で観察し，主に神経内科医が診断を下す．

- Duchenne型・Becker型では，筋力低下の症状に加え，乳幼児期（3～5歳頃）男児で10,000 U/Lを超える高CK血症がみられる．ジストロフィン遺伝子解析と併せて診断に直結することが多い[2]．

  先天性ミオパチー

- 骨格筋の先天的な構造異常により，乳児期に筋力の低下が現れる．呼吸障害，心合併症，発育・発達の遅れを認める症候群である．血清CK値の軽度上昇を認めるが，筋ジストロフィーとの区別がつかないため，確定診断は筋生検による検査が必須である．

- 骨格筋の病理組織検査が行われる．特徴的な顕微鏡所見から，ネマリンミオパチー，セントラルコア病などと分類する．

- 先天性ミオパチーでは，各病型に対応する遺伝子変異が多数知られているが[3]，疾患特異性の高い検体検査は少ない．

  代謝性ミオパチー

- 代謝性ミオパチーには糖代謝や脂質代謝に関与する酵素の先天的異常やミトコンドリアDNAの異常による遺伝的な代謝障害などが含まれる．糖原病は糖代謝経路に関与する酵素の異常によって発症する疾患群である．糖代謝の先天的異常により組織にグリコーゲンが蓄積する．発現部位によって筋型，肝型に大別される．現在までに，筋型，肝型を合わせて14種類の病型が報告されている[4]．

- 筋型糖原病は筋肉にグリコーゲンが蓄積する．疫学的に病型頻度の多いのは，Ⅱ型，Ⅲ型，Ⅴ型，Ⅶ型であり，全体の90%[5]を占める．共通にみられる筋症状は，運動時の筋痛，筋硬直，横紋筋融解症，ミオグロビン尿症，筋力低下，筋萎縮などである．

- 随伴症状として特徴のある症状がみられる．ホスホグリセリンキナーゼ欠損症（phosphoglycerate kinase；PGK）は病型の一つであるが，溶血と精神遅滞を伴う．Ⅶ型でも溶血を認めることがある[5]．

Chapter 1　検査値から患者の状態を把握する

- 筋型糖原病は発作性に筋症状が出現すると，血清CK値の著明な上昇，ミオグロビン尿症，血清尿酸，血清クレアチニンなどが異常値を示すので，検査所見の参考となる．遺伝子検査と併せて診断を確定する．

- ミトコンドリアのはたらきの低下によって生じる病気を総称してミトコンドリア病という[6]．ミトコンドリアは細胞内にあり，エネルギーを産生する細胞小器官である．

- ミトコンドリア病は希少難病である．小児に発症するミトコンドリア脳筋症，Leigh脳症のほか，ミトコンドリア腎症，ミトコンドリア難聴，ミトコンドリア糖尿病，Leber遺伝性視神経症，ミトコンドリアニューロパチーなどの病型が知られ，症状も多彩である．

- ミトコンドリア病は脳や骨格筋など，エネルギー需要の高い臓器が障害を受けやすい．脳の神経細胞への影響では，見る，聞く，脳卒中様症状（けいれん，意識障害，運動麻痺など）がみられ，筋肉の細胞では筋力低下，易疲労感，高CK血症がみられる．

- ミトコンドリア脳筋症は多彩な症状があっても，疾患特異性の高い検査所見は少ない[7]．ミトコンドリア脳筋症の病因は，核DNA上の遺伝子変異とミトコンドリアDNAの異常による．遺伝子検査としてミトコンドリアDNA（mtDNA）の点変異・欠失を解析する．症例によっては，TCAサイクルに関連する酵素活性の低下を確認する．血清乳酸，血清ピルビン酸を測定し，乳酸／ピルビン酸比（L/P比）を算出する．乳酸が多く蓄積されるためL/P比は上昇し，診断補助として参考となる[8]．

- ミトコンドリア病の診断カテゴリー[9]は，血清や髄液を検体として乳酸を測定し，「安静臥床時の血清または髄液の乳酸値が繰り返して高い」との検査結果が得られた場合，definite（明らかな，はっきりとした）とし，診断基準の一つに数えている．

2 後天性ミオパチー

炎症性ミオパチー

- 炎症性ミオパチーは筋炎と呼ばれ，自己免疫機序が関与する多発性筋炎（polymyiositis；PM）と皮膚筋炎（dermatomyositis；DM）が代表的である．PM・DMは骨格筋が広範囲に傷害を受け，筋力低下をきたす原因不明の炎症性疾患である．特徴的な皮膚症状がみられない場合をPM，みられる場合をDMと呼ぶ[10]．

- 最初に行われる検査は病型の決定や病因解析を目的とする．自己抗体の検出を試みると，15〜20％の頻度で抗Jo-1抗体（→p.72）が検出される．

- 自己抗体の検出，CK値の測定に加え筋生検が行われる．筋生検は筋肉に炎症が存在することを証明する確実な診断法である．

- 成人のDM症例において，重症の病態に関連する抗TIF1-γ抗体が検出される．対応抗原はtranscriptional intermediary factor 1-γ（TIF1-γ）であり，転写補助因子の機能をもつ．抗TIF1-γ抗体陽性例では悪性腫瘍合併皮膚筋炎の可能性が高く[11]，筋炎の治療に先駆けて悪性腫瘍合併の有無を精査することが必要となる[12]．抗TIF1-γ抗体の検査はすでに保険収載されている．

内分泌性ミオパチー

- 内分泌性ミオパチーは，甲状腺や副腎など内分泌臓器の異常により発生する筋肉障害である．代表的な疾患には，高アルドステロン症と甲状腺機能亢進症が知られている．

- 高アルドステロン症は，副腎からアルドステロン（ミネラルコルチコイド）の過剰分泌が起こり，

70

水，Naの貯留とKの排泄を促す．低K血症によって筋力低下，四肢麻痺（低K性周期性四肢麻痺）が発生することがある．

- 甲状腺機能亢進症（バセドウ病，→p.73）では筋萎縮と筋力低下がみられる．東洋人の男性に多くみられる低K性周期性四肢麻痺は，甲状腺機能亢進症の合併症である．

- バセドウ病では，甲状腺を刺激する自己抗体（TSH recepter antibody：TRAb）が検出される．

薬剤性ミオパチー

- 薬剤の服用によって発症するミオパチーが知られている．多数の薬剤が原因となるが，代表的な薬剤には脂質異常症治療薬（スタチン系，フィブラート系），抗菌薬（ニューキノロン系抗菌薬，マクロライド系抗菌薬，β-ラクタム系抗菌薬），神経系に作用する薬（ブロムペリドール，ハロペリドール，ハロペリドールデカン酸エステル），抗うつ薬（塩酸クロミプラミン，塩酸マプロチリン），免疫抑制薬（シクロスポリン），ベンゾジアゼピン系睡眠薬（フルニトラゼパム），消化性潰瘍治療薬などがある[13]．

- スタチンはHMG-CoA還元酵素阻害薬である．血中コレステロール値を強力に低下させ，虚血性心疾患の発症，再発予防のため，全世界で広く使用されている．

- スタチンの副作用にはCK値上昇を伴う筋肉痛や筋力低下（ミオパチー）を認め，一部の症例では筋細胞の破壊やミオグロビン放出がみられ，横紋筋融解症へと進展することがある．

- スタチン服用中の一部の患者では，スタチンによって阻害されるHMG-CoA還元酵素を対応抗原とする抗体が検出されることがある．この抗体は抗HMG-CoAレダクターゼ抗体（抗HMGCR抗体）と呼ばれる．

- 抗HMGCR抗体は壊死性筋症に関連する抗体であり，抗体陽性となって筋線維が破壊されるミオパチーは免疫介在性壊死性ミオパチー（immune-mediated necrotizing myopathy；IMNM）と呼ばれる．スタチン製剤服用中にCK値が上昇し，服薬を中止しても基準範囲に戻らず，進行性の筋力低下を伴う場合，抗HMGCR抗体陽性のIMNMの可能性を考える[14, 15]．

- 抗HMGCR抗体検査は，2024年9月現在，保険未収載である．

- 副腎皮質ホルモンのデキサメタゾンなど，糖質コルチコイド作用が強いものはステロイドミオパチーの原因となりやすい．高齢者，担癌患者，栄養不良の患者に発生しやすく，筋力低下が顕性化する．ステロイドミオパチーでは，全身状態の悪化による栄養障害などが加わると，ミオパチーによる筋力低下が日常生活動作（ADL）に影響を与える．筋力低下は下肢に現れやすく，患者の生活の質（QOL）が低下する．

- ステロイドミオパチーの発症予測は，CK値が基準値またはわずかな上昇にとどまるので，筋力低下が進行している症例に対し，早期に下肢筋力と歩行能力回復過程を定量的に評価していくことが重要である[16]．

押さえておきたい基本的な検査

❶ 筋炎特異的自己抗体の検査

1 抗Jo-1抗体・抗ARS抗体

検査の目的は？

- 自己免疫疾患を確定するために，自己の細胞成分に対する自己抗体の検査が行われる．
- 自己抗体の経時的な測定は，患者の病態把握，治療方針の決定のために必須である．
- 抗ARS抗体・抗Jo-1抗体は，PM・DM患者にみられる筋炎特異的自己抗体である．この自己抗体の検出は，臨床的に有用なだけでなく病因や病態追求のうえで予後・予測の推察に役立つ．

どんな検査？

- アミノアシルtRNA合成酵素（aminoacyl tRNA synthetase；ARS）は，細胞質内で行われる蛋白質合成に関与する酵素である．この酵素を抗原にして，血清中に検出される自己抗体を抗ARS抗体と呼ぶ．抗ARS抗体には8種類の自己抗体が含まれ，抗Jo-1抗体はそのなかの一つである．
- ARSに対する自己抗体に関する研究は日本人の活躍がめざましい．抗Jo-1抗体はPMの患者血清中に最初に発見された自己抗体である[17]．
- 抗ARS抗体には，他に抗EJ抗体，抗PL-7抗体，抗PL-12抗体，抗KS抗体などがある．抗Jo-1抗体を含め5種類の抗ARS抗体を同時に測定する診断薬が臨床に応用されている．
- PM・DMの場合，15～20％前後に抗Jo-1抗体が検出される[18, 19]．この自己抗体が検出されると診断確度が向上する．他に，筋電図，筋生検，臨床症状（筋症状，皮膚症状）などを総合的に勘案して診断が下される．

基準値

- 抗ARS抗体の基準値は25.0未満を陰性とする（ELISA法）．
- 抗Jo-1抗体の基準値は陰性である（オクタロニー法）．

異常値を示す代表的な疾患

異常値	代表的な疾患
抗ARS抗体	PM・DM（25～30％），間質性肺炎（50～80％），多発関節炎（50～90％），レイノー現象（60％）
抗Jo-1抗体陽性	PM・DM（15～20％）

（文献19を参考にして著者作成）
DM：皮膚筋炎，PM：多発性筋炎，％：出現頻度

2 甲状腺刺激抗体（TRAb）

検査の目的は？

- 二次性低K血症の病態のうち，甲状腺機能亢進症などが原因となる周期性四肢麻痺がある．甲状腺機能亢進症の多くはバセドウ病である．
- 甲状腺機能関連検査は，低K血症と周期性四肢麻痺を誘発する原因を特定し，他疾患と鑑別するために実施される．

どんな検査？

- 甲状腺ホルモンは，下垂体から分泌される甲状腺刺激ホルモン（thyroid stimulating hormone；

TSH）が甲状腺濾胞細胞のTSH受容体を刺激することにより分泌される．

- バセドウ病ではTSHが極低値を示し，血清中に甲状腺を刺激する自己抗体（TRAb）が検出される．バセドウ病は主要な自己免疫疾患である．TRAbが体内でつくられると，TSH受容体を刺激し続けるため，甲状腺ホルモンは過剰に産生・分泌される．甲状腺ホルモンの過剰状態を甲状腺中毒症といい，やせ，手足の震え，いらいらなどの症状がみられる．

- 甲状腺中毒症には，甲状腺細胞内で甲状腺ホルモンが多く産生される場合と，甲状腺が壊れて血中に漏れ出す場合に分類される．

- 亜急性甲状腺炎，無痛性甲状腺炎を合わせて破壊性甲状腺炎と呼ぶ．慢性甲状腺炎など，甲状腺濾胞の破壊により，甲状腺ホルモンが血中に放出され，血中の甲状腺ホルモン濃度が高値となる．このように，甲状腺機能亢進症でない甲状腺中毒症において，甲状腺中毒性周期性四肢麻痺が発症することがある[20]．

- 甲状腺中毒性周期性四肢麻痺は，筋力低下，周期性四肢麻痺，脱力感など，筋症状が特徴であるが，甲状腺中毒症状が改善すると，周期性四肢麻痺による発作は生じなくなる．

- 治療前の検査値の特徴は，低K値，低総コレステロール値に加え，**表1-7**に示す甲状腺関連検査の異常がみられる．

基準値

- 遊離型サイロキシン（FT4）の基準値は0.75〜1.45 ng/dLである（CLEIA法）．
- 遊離型トリヨードサイロニン（FT3）の基準値は2.52〜4.06 pg/mLである（CLEIA法）．
- 甲状腺刺激ホルモン（TSH）の基準値は0.61〜4.23（μIU/mL）である（CLEIA法）．
- TRAbの基準値は2.0未満（IU/L）である（CLEIA法）．

異常値を示す代表的な疾患

異常値	代表的な疾患
低K血症	甲状腺機能亢進症（バセドウ病） 破壊性甲状腺炎（亜急性甲状腺炎，無痛性甲状腺炎）

自己免疫疾患とは

ヒトは生来，自分自身の細胞や組織などと反応しない仕組みが備わっている．これを免疫寛容という．この仕組みが何らかの原因によりはたらかなくなると自己，すなわち自分自身の体の成分と免疫反応を起こして自己抗体が産生される．この自己抗体によって自分自身の細胞や組織が破壊される．自己抗体による病気を自己免疫疾患という．

- 自己免疫疾患には，甲状腺機能亢進症のように障害が「甲状腺」といった特定の臓器に限られている場合と，PM・DMのように全身の臓器に及ぶ場合がある．前者は臓器特異的といい，後者は臓

表1-7　周期性四肢麻痺を合併した甲状腺機能亢進症（治療前）の検査値

検査項目	甲状腺ホルモン （FT4，FT3）	甲状腺刺激ホルモン （TSH）	甲状腺刺激抗体 （TRAb，自己抗体）
検査結果	↑または→	↓↓	「陽性」

FT4：遊離型サイロキシン，：FT3：遊離型トリヨードサイロニン

（文献21，22を参考に筆者作成）

器非特異的であり膠原病と呼ばれる（**表1-8**）．

表1-8 自己免疫疾患の種類

分類	特徴	主な疾患
臓器特異的自己免疫疾患	障害が特定の臓器に限られる	●甲状腺：バセドウ病，橋本病 ●皮膚：天疱瘡，類天疱瘡 ●膵臓：インスリン依存性糖尿病 ●肝臓：原発性胆汁性胆管炎 ●副腎皮質：アジソン病
臓器非特異的自己免疫疾患（膠原病）	障害が全身の臓器に及ぶ	PM・DM，関節リウマチ，全身性エリテマトーデス，全身性強皮症，シェーグレン症候群，混合性結合組織病，抗リン脂質抗体症候群，血管炎症候群，IgG4関連疾患

DM：皮膚筋炎，PM：多発性筋炎

❷ 検査値が異常値を示す筋疾患

1 血清クレアチンキナーゼ（CK）

検査の目的は？

- 血清クレアチンキナーゼ（CK）値が基準値より高い場合，骨格筋または心筋障害の可能性を考える．
- CK総活性とそのアイソザイムを測定することにより，傷害された臓器の局在を推測することが可能となる．たとえば筋ジストロフィー，皮膚筋炎などのミオパチーでは，総CK値に対するCK-MMの比率が高い．血清CKとそのアイソザイム測定により筋障害およびその障害部位を推定することができる．
- 循環器疾患との鑑別を目的に総CK値に対するCK-MBの比率が低い場合，筋ジストロフィー，皮膚筋炎など，ミオパチーの可能性を考える．

どんな検査？

- CKは骨格筋や心筋細胞などに存在し，ATPの生成を触媒する筋原性酵素（筋組織の中にある酵素）である．クレアチンリン酸に作用して筋肉の収縮運動の原動力をつくり出す．
- CKが存在する筋肉が何らかの損傷を受けると血中に逸脱するため（逸脱酵素），主に骨格筋，心筋障害を疑うときに検査が行われる．

$$\text{クレアチンリン酸 + ADP} \xrightarrow{\text{CK}} \text{クレアチン + ATP（生体エネルギー）}$$

- CKは3種類のアイソザイムが存在する．主に骨格筋由来のCK-MM，心筋由来のCK-MB，脳や腎臓，肝臓由来のCK-BBがある．心筋梗塞と筋炎などとの鑑別は，総CK値とそのアイソザイムのCK-MBの検査が行われる．
- CK-MBはM（骨格筋），B（脳）型のサブユニットから構成され，心筋特異的なアイソザイムである．CK-MBは心筋梗塞の発症後4〜6時間で上昇し，18〜24時間でピークに達する．
- 筋ジストロフィー，PM・DM，急性心筋梗塞などで，CKまたはアルドラーゼ（組織崩壊を反映する解糖系酵素，ALD）などの筋原性酵素が上昇する．CK値の上昇は，筋肉組織の障害により血中に逸脱する．一方，ALDは全身に広く分布し，骨格筋や心筋などの組織崩壊により血中に流出する．
- PM・DMの診断は，CKまたはALDの検査値が異常となるが，ALDは臓器特異性に乏しく，日常検査でアイソザイム分析はあまり行われない．参考までに，ALDにはA型：骨格筋・心筋・が

Test 5　筋疾患検査

ん細胞，B型：肝臓，C型：神経系の3種類のアイソザイムが知られている．

- 心筋梗塞の診断，予後予測は，その心筋特異性からCK値やCK-MBが心筋障害の病勢把握に用いられてきた．いまでは心筋梗塞に特化した「心筋マーカー」が登場し，心筋トロポニン検査が診断の第一選択になっている（→p.79，Advanced Lecture）．

- 骨格筋が融解すると，CKとミオグロビンが血中に大量に放出される．横紋筋融解症における血清CK値の上昇は，統一された基準値は存在せず融解の程度により異なるが，基準範囲の上限の5倍以上または1,000 U/L以上となる[23]．5,000 U/L以上と顕著に上昇することもある[24]．

- 横紋筋融解症は，スタチン系薬剤の副作用としても知られている．スタチン系薬剤の投与にあたり，あらかじめCK値を測定し，時系列に投与後のCK値の変動を経過観察していくことが重要である．

共用基準範囲

- CKの共用基準範囲は男性が59〜248 U/L，女性が41〜153 U/Lである．

異常値を示す代表的な疾患

異常値	代表的な疾患
高値	● 数千〜数万 U/L 　Duchenne型ジストロフィー，先天性筋ジストロフィー（福山型） ● 数百〜数千程度 U/L 　免疫介在性壊死性ミオパチー，PM/DMなどの筋炎 ● 正常〜数百 U/L 　先天性ミオパチー ● 軽度上昇 　高K性周期性四肢麻痺，薬剤性ミオパチー 【薬物による影響】 HMG-CoA還元酵素阻害薬（プラバスタチン，ロスバスタチン，アトルバスタチン），フィブラート系高脂血症治療薬（ベザフィブラート，フェノフィブラート），ニューキノロン系抗菌薬，抗精神病薬（ハロペリドール），麻酔薬・筋弛緩薬（サクシニルコリン，ハロタン，イソフルラン，エンフルラン，セボフルラン）
低値	甲状腺機能亢進症，長期臥床，妊娠

2　血清ミオグロビン（Mb）

検査の目的は？

- 血清ミオグロビン（myoglobin；Mb）は，心筋疾患および骨格筋障害の診断補助の目的で検査が行われる．

- 血清Mbは，極早期（0.5〜3時間）の急性冠症候群発症の指標として用いる．発症後1〜3時間で基準値上限の数倍〜数十倍の異常値に到達することがあり定量検査が行われる．

どんな検査？

- Mbはヒトの骨格筋と心筋細胞の細胞質に存在する．ヘモグロビン（血色素）と同様に，ポルフィリン環の中心に鉄イオンを配位したヘム蛋白質である．赤色筋肉内に豊富に存在し，酸素の貯蔵・運搬の役割を果たす．

- 心筋や骨格筋の融解によって早期に血中に逸脱し，分子量が小さいため容易に尿中に排泄される．血清や尿中Mbの濃度上昇は筋細胞の破壊を意味する．

- 薬剤性ミオパチーによる横紋筋融解症では，発症時の自覚症状として，筋痛・しびれ・腫脹が生じる．筋壊死の結果，尿検査を行うと赤褐色尿（Mb尿）が生じる．尿色調の異変に気付いた場合，速やかに医療機関を受診することが重要である．尿潜血陽性例では，赤血球尿，ヘモグロビン尿，

Chapter 1　検査値から患者の状態を把握する

Mb 尿の可能性がある．横紋筋融解症をきたす疾患の鑑別には，必ず尿沈渣にて赤血球が認められないことを確認する必要がある．一方，赤血球尿の場合，腎・尿路からの出血を意味し，尿中赤血球の形態観察に基づいて，糸球体性血尿と尿路性血尿を鑑別する．

- 心筋疾患および筋ジストロフィーや筋炎など，筋肉の崩壊が起こると Mb が血清や尿中に検出される．Mb の半減期は，血中で約 10 分と短いため検査のタイミングを失うことがある．心筋や骨格筋の障害を確定するには，CK 値，CK アイソザイムを含めた総合的な判断が必要となる．

- かつて，Mb は急性冠症候群や骨格筋障害の指標として用いられてきた．現在，急性冠症候群は高感度測定による心筋トロポニン T の上昇で規定されるようになった（→ p.79，Advanced Lecture）．

基準値

- 共用基準範囲は設定されていない．最も普及している測定法に基づく基準値を以下に示す．
- 血清 Mb 基準値（CLIA 法）においては，男性は 154.9 ng/mL 以下，女性は 106.0 ng/mL 以下である．
- 尿 Mb 基準値（CLEIA 法）においては，男女ともに 2.0 ng/mL 未満である．

異常値（血清 Mb）を示す代表的な疾患

異常値	代表的な疾患
高値	● 1,000 ng/mL 以上 　骨格筋障害（横紋筋障害，運動，外傷など），糖原病など ● 150～1,000 ng/mL 　心筋梗塞，筋ジストロフィー，PM・DM，甲状腺機能低下症，腎不全，骨格筋障害（横紋筋障害，運動，外傷など），糖原病，代謝性ミオパチー 【薬物による影響】 ● 血清 CK 値（→ p.74）に示した薬剤 ● 抗うつ薬（塩酸クロミプラミン，塩酸マプロチリン），ベンゾジアゼピン系睡眠薬（フルニトラゼパム），キサンチン系気管支拡張薬，免疫抑制薬（シクロスポリン），高尿酸血症治療薬（アロプリノール，コルヒチン） 【Mb 尿が検出される疾患】 ● 多発性筋炎，筋ジストロフィー，心筋梗塞，横紋筋融解症，特発性ミオグロビン尿症，筋型糖原病（特に V 型）など 【不慮の事故による Mb 尿の検出】 ● 骨格筋挫滅（震災，交通事故，クラッシュ症候群）
低値	臨床的意義は少ない

3 血清カリウム（K）

検査の目的は？

- 周期性四肢麻痺の病態鑑別に用いる．麻痺発作時の血清 K 値より，高 K 性周期性四肢麻痺と低 K 性周期性四肢麻痺に分類することを目的とする．

どんな検査？

- 周期性四肢麻痺は肩，上腕，腰，大腿など，筋肉が周期的に一過性に筋力低下をくり返し，動かなくなる病気である．一過性（数時間～数日）の脱力発作がくり返されるので，筋肉は力を失ってしまう．

- 周期性四肢麻痺は，発作時の血清 K 値により低 K 性と高 K 性に分類され，さらに遺伝性かどうかにより一次性（家族性），二次性（非家族性）に分類される．二次性は，甲状腺機能亢進症に伴う低 K 性周期性四肢麻痺がほとんどである[25]．

- 一次性は遺伝子変異によるもので，希少難治性筋疾患の一つである．病態は *CACNA1S* 遺伝子と *SCN4A* 遺伝子のいずれかの遺伝子変異が病因であり，低 K 性周期性四肢麻痺を発症する．症例

の多くはCACNA1Sが原因遺伝子となり，低K性周期性四肢麻痺1型と呼ぶ．SCN4Aによるものは少なく，低K性周期性四肢麻痺2型と呼ぶ．

- SCN4A遺伝子は第17染色体上にあり，この遺伝子にコードされている骨格筋型電位依存性ナトリウムチャネルの機能異常である．CACNA1S遺伝子は，骨格筋型カルシウムチャネルをコードし[26]，一次性低K性周期性四肢麻痺の原因遺伝子である．
- SCN4A遺伝子の変異は，高K性周期性四肢麻痺を発症する．
- 一次性低K性周期性四肢麻痺は，遺伝カウンセリング，筋電図検査が優先される．有用性のある検体検査は，血清K濃度，血清CK値である．発作時の血清K値は0.9〜3.0 mEq/Lになるまで低下し[27]病型の診断に不可欠であるが，一過性の場合があり電解質検査のみでは確定診断ができない．
- 一次性高K性周期性四肢麻痺は，発作時の血清K値は5.0 mEq/L以上[28]になるが，発作から回復するときは一過性に低K値または基準範囲に戻る．そのため，診断を確実にするには遺伝子検査が必須となる．
- 一次性周期性四肢麻痺のなかには，原因となる遺伝子変異が既知の原因遺伝子に見つからず，家族歴を認めない症例が存在する．これを孤発性周期性四肢麻痺と呼ぶ．低K血症となる．
- 二次性周期性四肢麻痺は，Kが高値あるいは低値となるさまざまな病態で発症する．低K性のものは，腎疾患，利尿薬の使用，嘔吐・下痢など消化管からの喪失，甲状腺機能亢進症などでみられる．甲状腺機能亢進症の患者が炭水化物やアルコールの大量摂取後，激しい運動をした後に血中Kの急速な低下によって甲状腺中毒性周期性四肢麻痺が生じる．
- 甲状腺機能亢進症との合併を確認するには，甲状腺刺激ホルモン（TSH），遊離サイロキシン（FT4），遊離トリヨードサイロニン（FT3）の検査が追加される．

異常値（血清K）を示す周期性四肢麻痺

異常値	代表的な疾患
高値	高K性周期性四肢麻痺（SCN4A遺伝子の変異）
低値 【血清K値】 共用基準範囲： 3.6〜4.8 mmol/L	一次性 ● 低K性周期性四肢麻痺1型（CACNA1S遺伝子の変異） ● 低K性周期性四肢麻痺2型（SCN4A遺伝子の変異） 孤発性 ● 孤発性周期性四肢麻痺 二次性 ● 甲状腺中毒性周期性四肢麻痺

❸ 検査値を解釈するうえでの注意点

1 抗Jo-1抗体・抗ARS抗体

- PM・DMには診断基準が設けられている．詳細は「多発性筋炎・皮膚筋炎診療ガイドライン」を参照いただきたい[29]．
- PM・DMに特異的に見いだされる筋炎特異的自己抗体は，診断，病型の分類，予後の推定など，病因を考えるうえで重要な情報であるが，筋炎における出現頻度は15〜20％と高くない．診断を確定するには，筋逸脱酵素の血清CK，アルドラーゼの検査と筋電図所見，さらに筋症状（主に筋力低下，筋痛），関節痛，筋炎に伴う嚥下障害などを確認して総合的に判断する．

Chapter 1　検査値から患者の状態を把握する

② 血清クレアチンキナーゼ（CK）

- 筋ジストロフィーでは血清CK値は著明に上昇するが（数千～数万U/L），完全臥床になると下降する傾向がみられる．
- CK値が高い場合，心筋梗塞などの深刻な疾患が隠れていることがある．早急に主治医の判断を仰ぐことが必要となる．
- 動脈硬化がある場合は心筋梗塞を起こす危険性が高い．脂質異常症検査など他の検査値を注意深く観察し，総合的に勘案する．
- 横紋筋融解症診断確度の向上にはCK値上昇に加え，尿Mb，血清クレアチニンなどの検査値を活用する．CK値が基準値の10倍以上に上昇し，尿中Mb陽性（尿色調は赤橙色を呈する）が確認されると，横紋筋融解症に対する診断確度が一層高くなる．
- CK値が8,000～10,000 U/L程度に上昇している場合，筋損傷により大量のMbが尿細管を閉塞し，急性腎障害（acute kidney injury；AKI）が発生している可能性を考える．主治医への連絡および早急に急性腎不全を防止するための処置が必要となる．
- 普段の生活において，筋肉に負担がかかる状態になるとCK値は上昇する．筋肉トレーニング，ランニング，肉体労働など，疾患によらない状態で上昇することがあるので注意を要する．
- 薬剤性（スタチン，パーキンソン病治療薬など）や甲状腺機能低下症，運動の影響など，無症状でもCK値が上昇することがある．CK値800 U/L未満では，高値となる原因が運動負荷またはスタチン系薬剤によるものか，両者の鑑別は困難である．筋症状がない場合は運動によるものと考え，CKを再検査して確認する．

③ 血清ミオグロビン（Mb）

- 尿中にMbが存在すると，尿試験紙法では潜血反応陽性となる．筋細胞が急激に大量に破壊されていることを裏付けている．Mb尿が検出された場合，急性腎不全が起こっていることがあり，血清CKを測定して筋障害との鑑別が必要になる．また，無尿，乏尿がみられることがある．尿量はあわせて確認したいバイタルサインである．
- 筋ジストロフィー症の場合，病初期の血清Mbは異常高値となるが，長期臥床例（晩期）では筋組織の再生が追いつかず，筋肉の壊死と線維化のため柔軟性が失われる．血清Mbは≦10ng/mL（血清Mb基準値：男性154.9ng/mL以下，女性106.0ng/mL以下，CLIA法）になることがある．

④ 血清カリウム（K）

- 甲状腺機能亢進症に合併する二次性低K性周期性四肢麻痺は，甲状腺機能亢進症の程度と必ずしも相関しない．
- 二次性周期性四肢麻痺には，甲状腺機能亢進症を原因疾患とする二次性低K性周期性四肢麻痺の頻度が最も多いが，腎疾患（尿中にK排泄の増加をきたす病態），薬物の使用（利尿薬など），消化管からの喪失（嘔吐，下痢）でも二次性低K性周期性四肢麻痺が現れることがある．
- 二次性周期性四肢麻痺は，甲状腺機能亢進症と合併する低K性周期性四肢麻痺と区別できないため，甲状腺関連の検査が必要となる．

78

Advanced Lecture

急性冠症候群の検体検査

❶ 急性冠症候群と急性心筋梗塞

- 急性冠症候群（acute coronary syndrome；ACS）は冠動脈の血管壁に蓄積した粥腫（プラーク）の破綻と，それに伴う血栓形成により冠動脈内腔が急速に狭窄・閉塞し，心筋が虚血・壊死に陥る状態とされる[30]．
- 冠動脈の途中でプラークや血栓により血流が滞ると，心筋に十分な栄養と酸素が届かず，心筋が壊死を起こす．これを急性心筋梗塞（acute myocardial infarction；AMI）と呼ぶ．なお，冠動脈が完全に詰まってはいないものの，冠動脈の狭窄した部位に存在するプラークによって冠動脈内が完全に詰まる前段階の状態を不安定狭心症（unstable angina）と呼ぶ．
- WHOはAMIの判断基準を，急性心筋梗塞による心電図の変化，心臓マーカー濃度の経時変化，胸部不快感の持続（20分以上）とし，このうち2つを満たすこととしている[31]．

❷ 心筋傷害マーカー

- 診断と重症度判定を目的として，従来からさまざまなマーカーが臨床応用されてきた．虚血状態になって心筋壊死が発生する過程では最初に心筋細胞膜が傷害される．1950年以降は細胞質可溶性分画のMb，CKの測定が始まった．その後，CK-MB，ヒト心臓由来脂肪酸結合蛋白（H-FABP）などの検査が加わり，心筋バイオマーカー主流の時代が続いた．
- マーカーの多くは心筋以外の組織にも存在するため，診断特異性に乏しく診断感度には限界があった．診断感度とは，疾病を有する集団に対し検査を行ったとき，検査結果が陽性または異常値を示す割合をいう．
- 急性冠症候群（特にAMI）に最初に行われる検査は，血液検査（トロポニンTまたはI）と心電図である．この結果に基づいて心臓超音波検査，心臓カテーテル検査が行われる．2000年9月，欧州心臓病学会（ESC）と米国心臓病学会（ACC）は，急性心筋梗塞の診断法が従来の血清CKに変えて，心筋トロポニン検査が第一選択になるように改定した[32]．
- 心電図上でST上昇を伴うAMIの所見は，異常Q波および数日後に冠性T波の出現がみられる．一方，ST上昇がみられないAMIや不安定狭心症では特徴的な心電図所見が得られないことがある．AMIの治療方針を決定するには，心電図所見による両者の鑑別が重要である．
- 2007年，ESCとACCは，AMIの診断基準について，胸部症状と心電図所見に加え，心筋トロポニンの経時的測定による新たな診断基準を設けた[33]．この診断基準は，心筋トロポニンの測定法を高感度化へと改良し，超急性期のAMIの検出感度の向上を促すものであった．
- 心筋トロポニンとは心筋の筋原線維の構成蛋白の一つである．心筋や骨格筋などの横紋筋細胞に存在し，アクチン（細い線維）とミオシン（太い線維）の間でカルシウムイオンを介して筋収縮の調整を行っている．心筋トロポニンは，分子量の異なるトロポニンT，トロポニンI，トロポニンCの3種からなる蛋白質の複合体である．
- 心筋トロポニンTと心筋トロポニンIは，ほとんどが心筋細胞の構造フィラメント上に存在し，数

％が心筋細胞の細胞質に存在する．トロポニンTとトロポニンIの場合，心筋と骨格筋の立体構造（アイソフォーム）が異なっており，心筋に対する特異性が高く心筋壊死を伴う心筋障害を反映するマーカーとして臨床応用されている．
- トロポニンCの場合，アイソフォームは同一であり臨床には用いられない．
- 冠動脈の閉塞が30分を超えると心筋虚血により心筋壊死が発生する．急性心筋傷害の発症が疑われる場合，患者は一刻を争う危険な状態であり，最初に受け入れる医療機関での迅速な早期診断と早期治療により予後が大きく左右される．「急性冠疾患群ガイドライン」[34]では，測定法が簡便でかつ迅速（できれば30分以内）に結果が得られる心筋トロポニンの検査を推奨している．

❸ 心筋トロポニン測定系の高感度化

- 心筋トロポニンは細胞質の可溶性分画中に存在するのはわずかであり，血中への流出が遅くなるため，AMI発症後の超急性期の診断には不向きであった．
- 当初，心筋トロポニン測定系は低値領域での検査値の信頼性は十分でなかった．検査値のバラツキが大きく，陽性または陰性の判定にとどまることが多く，精確に定量することが困難であった．
- 心筋トロポニンの高感度化が実現すると，超急性期のAMIの検出感度の向上により，早期の段階で心血管イベントの予後予測，経過観察中の微妙な変化を捉えることが報告されるようになった[35]．
- 検査値の精度を表す尺度は，統計学上の変動係数（coefficient of variation；CV）で表される．CVはある母集団の平均値に対するデータのバラツキの程度を表し，測定法の精度の比較に利用される．精度とは精密さの度合いであり，検査を実施して得られたバラツキの幅や誤差である．国内で販売されている高感度心筋トロポニン検査のキットは，下記の条件を満たしている．
  ① 心筋トロポニン測定系は，骨格筋と交差しない心筋特異的な抗体を用いる．
  ② 心筋トロポニンの基準値は健常者の99パーセンタイル値と定め，CVは10％以下となるトロポニン測定を推奨する．
  ③ 健常者の99パーセンタイル値より低い濃度域において，測定法の検出限界を超える濃度が健常人の少なくとも50％以上が検出できること（＝健常者の50％以上が検出限界を超えた濃度として測定できること）．

  詳細はUniversal definition of myocardial infarction[33]を参照されたい．
- いまでは，心筋トロポニンの定性検査（心筋トロポニンの検出）と高感度化による定量検査（心筋トロポニンの測定）が実用化され，心筋壊死を早期かつ迅速に診断できる高感度心筋トロポニンの検査が揺るぎない役割を果たしている．
- 日本循環器学会[34]や欧州心臓学会など[36]は，心筋トロポニンT，Iの測定が可能な医療施設では，心筋トロポニン検査を優先するとしており，CK-MB，Mbなどの検査は推奨していない．高感度心筋トロポニン測定系は，精度が高く発症後2時間以内の超急性期の診断にも有用であることが示されている．

❹ 高感度トロポニンTの検査

> 検査の目的は？

- ACSが疑われる患者の診断・治療方針の決定・リスク評価を行う．

- 発症後2時間以内の超急性期の心筋梗塞の診断に用いる.
- 急性心筋梗塞の発症早期(3～6時間後)から2～3週後まで有意に上昇するため,経皮的冠動脈形成術(PTCA)などの治療効果の判定に用いる.

どんな検査？

- 心筋トロポニンTの高感度測定系は,骨格筋とは反応せず心筋トロポニンTに極めて特異的なモノクローナル抗体が用いられている.電気化学発光免疫測定法(ECLIA法)を用いた精密測定により,血清(または血漿中)の心筋トロポニンTを定量することができる.心筋に対する特異的な作用と検出感度の向上により,心筋壊死に伴って上昇する血中トロポニンTを発症後2時間以内の超急性期で診断が可能である.

基準値

- 共用基準範囲は設定されていない.
- 高感度心筋トロポニンTの測定(定量検査,ECLIA法)[37]
  - ・血清(または血漿中)心筋トロポニンTカットオフ値：0.1ng/mL(100ng/L)
  - ・トロポニンT参考基準範囲：0.014ng/mL(14ng/L)以下[健常者546例の集団から統計学的処理により算出]
- トロポニンTの検出(定性検査,免疫クロマトグラフィー法)
  - ・全血中,心筋トロポニンT濃度が0.1ng/mL以上の場合,陽性と判定する.
  - ・全血中,心筋トロポニンT濃度が0.1ng/mL未満の場合,陰性と判定する.

異常値を示す代表的な疾患

異常値	代表的な疾患
高値	AMI,心筋炎,慢性心不全,腎不全,敗血症 【薬物の影響】 一般的な治療薬において測定に影響を与える薬物は認められていない

❺ カットオフ値の意義とその解釈

- 心筋傷害の診断にはカットオフ値が用いられる.カットオフ値は診断閾値(→p.2)と同義である.カットオフ値は感度と特異度を視覚的に表したもので,非疾患群(病気でない者)と疾患群(病気のある者)を区別するための境界値をいう.
- 高感度トロポニンT定量検査における0.1ng/mL以上をカットオフ値とする.この検査値はAMI患者576例におけるROC曲線より算出したものである.この検査値を境界値として,これを超える場合,急性心筋梗塞である可能性が高いと考える.
- 高感度トロポニンT定量検査における0.014ng/mL未満は心筋傷害の可能性は低いと考えられるが,梗塞の疑いがある場合は時間をおいて再検査が推奨される.
- 心筋トロポニンT濃度(定性検査)が0.1ng/mL以上検出されると陽性と判定し,心筋傷害の存在を考える.
- 心筋トロポニンT濃度(定性検査)が0.1ng/mL未満を陰性と判定し,心筋傷害が起きていないと考える.ただし,梗塞発症の初期では陰性になることがあり,心筋梗塞の疑いがあるときは,時間をおいて再検査を勧める.

❻ 検査値を解釈するうえでの注意点

- トロポニンT定性検査は梗塞発症の初期では陰性を示すことがある．患者の経過をみながら心筋梗塞の疑いが続くようであれば時間をおいて再検査を実施する．
- AMIの範囲が小さい場合（微小梗塞），キットの検出感度に達しないことがある．臨床症状から梗塞が疑われる場合，再測定による確認が必要となる．
- トロポニンTの血中濃度は，ピークが2回ある．1回目はAMI発症後12〜18時間，2回目は90〜120時間後である．AMI発症後，10〜14日間ほど異常高値が持続する．
- トロポニンの測定法は標準化されていない．測定法によって陽性の定義が異なるので，他キットによる測定値との間に互換性はない．
- トロポニンは腎臓で排泄される．腎不全患者ではトロポニンTは高値となる．

▶ Point

- すべての筋疾患を総称してミオパチーという．大きく分けて遺伝性と後天性に分類される．遺伝性ミオパチーの代表的なものは，先天性ミオパチー，代謝性ミオパチー，ミトコンドリアミオパチーである．後天的なものには，炎症性ミオパチー（筋炎ともいう），内分泌性ミオパチー，薬剤性ミオパチーなどがある．
- 遺伝性による場合，診断の確定には遺伝子変異の解析が必要である．他に遺伝カウンセリングや病歴聴取からも診断が可能になることがある．検体検査では血清CK，血清・尿中ミオグロビンの測定が広く用いられる．
- 後天性ミオパチーの一部には自己抗体が検出され，自己免疫疾患として扱われる．自己免疫疾患にはバセドウ病のように甲状腺に限られた臓器特異的なものと，PM・DMのように障害が全身に及ぶ場合がある．後者を，膠原病という．
- 日本人に最も多いミオパチーは，甲状腺機能亢進症に合併する低K性周期性四肢麻痺である．
- 薬剤によるミオパチーが知られている．横紋筋融解症，ステロイドミオパチーが代表的である．

〔斉藤嘉禎〕

引用文献

1) 日本神経学会ほか編：デュシェンヌ型筋ジストロフィー診療ガイドライン2014．南江堂，2014．
2) 小牧宏文：筋ジストロフィーの治療の現状と今後の展開．脳と発達，46：89-93，2014．
3) 難病情報センター：病気の解説 先天性ミオパチー．〈https://www.nanbyou.or.jp/entry/4726〉
4) 杉江秀夫ほか：代謝性筋疾患．臨床検査，46：479-486，2002．
5) 難病情報センター：概要・診断基準等（厚生労働省作成）筋型糖原病（指定難病256）．〈https://www.nanbyou.or.jp/entry/4712〉
6) 国立精神・神経医療研究センター：ミトコンドリア病の診断と治療に関する調査研究 平成23-25年度 総合研究報告書．2014．
7) 古賀靖敏：ミトコンドリア病の診断と治療 -update review-．脳と発達，42：124-129，2010．
8) 小黒範子ほか：ミトコンドリア病を疑わせる臨床症状／検査成績 血液，尿，髄液検査成績．Nippon Rinsho，60：233-235，2002．
9) 難病情報センター：概要・診断基準等（厚生労働省作成）ミトコンドリア病．〈https://www.nanbyou.or.jp/entry/335〉
10) 五野貴久：多発性筋炎・皮膚筋炎の診療における最近のとらえ方．日内会誌，105：2251-2258，2016．

11) Hida A, et al：Anti-TIF1-gamma antibody and cancer-associated myositis：A clinicohistopathologic study. Neurology, 87：299-308, 2016.

12) Hoshino K, et al：Anti-MDA5 and anti-TIF1-gamma antibodies have clinical significance for patients with dermatomyositis. Rheumatology (Oxford), 49：1726-1733, 2010.

13) 独立行政法人医薬品医療機器総合機構：医療用医薬品の添付文書情報.〈https://www.info.pmda.go.jp/psearch/html/menu_tenpu_base.html〉

14) 漆葉章典：免疫介在性壊死性ミオパチー. 神経治療, 37：115-122, 2020.

15) Watanabe Y, et al：Clinical features and prognosis in anti-SRP and anti-HMGCR necrotising myopathy. J Neurol Neurosurg Psychiatry, 10：1038-1044, 2016.

16) 多田実加ほか：ステロイドミオパチー1症例の下肢筋力と歩行能力の回復過程. 日本呼吸ケア・リハビリテーション学会誌, 25：478-481, 2015.

17) Nishikai M, et al：Heterogeneity of precipitating antibodies in polymyositis and dermatomyositis：Characterization of the Jo-1 antibody system. Arthritis Rheum, 23：881-888, 1980.

18) 藤井隆夫：膠原病における自己抗体の臨床的意義と病原性. 日本内科学会雑誌, 108：493-497, 2019.

19) 平形道人：多発性筋炎／皮膚筋炎における自己抗体. 臨床リウマチ, 25：149-158, 2013.

20) Tinker TD, et al：Thyrotoxic hypokalemic periodic paralysis：report of four cases and review of the literature (2). J Okla State Med Assoc, 80：76-83, 1987.

21) 日本甲状腺学会：バセドウ病薬物治療のガイドライン 2006. pp.1-151, 南江堂, 2006.

22) 藤井公一ほか：甲状腺中毒性周期性四肢まひ3例の臨床的特徴. 日救急医会関東誌, 41：333-335, 2020.

23) 厚生労働省：重篤副作用疾患別対応マニュアル 横紋筋融解症. 2006.〈https://www.mhlw.go.jp/topics/2006/11/dl/tp1122-1c09.pdf〉

24) Ram P, et al：Rhabdomyolysis：advances in diagnosis and treatment. Emerg Med Pract, 14：1-5, 2012.

25) Fralick M, et al：Thyrotoxic Periodic Paralysis. N Engl J Med, 384：e71, 2021.

26) Statland, JM, et al：Review of the Diagnosis and Treatment of Periodic Paralysis. Muscle & nerve, 57：522-530, 2018.

27) GRJGeneReviesJapan：低カリウム性周期性四肢麻痺.〈http://grj.umin.jp〉

28) GRJGeneReviesJapan：高カリウム性周期性四肢麻痺.〈http://grj.umin.jp〉

29) 厚生労働科学研究費補助金難治性疾患等政策研究事業自己免疫疾患に関する調査研究班編：多発性筋炎・皮膚筋炎診療ガイドライン 2020年暫定版. 2020.〈http://www.aid.umin.jp/achievement/PMDMGL2020.pdf〉

30) 国立循環器病研究センター心臓血管内科部門冠疾患科・血管科・集中治療科：急性冠症候群発症機序.

31) WHO：Report on The Joint International Society and Federation of Cardiology-World Health Organization Task Force on Standardization of Clinical Nomenclature. Nomenclature and criteria for diagnosis of ischemic heart disease. Circulation, 607-609, 1976.

32) Thygesen K, et al：Myocardial infarction redefined a consensus document of The Joint European Society of Cardiology/American College of Cardiology Committee for the redefinition of myocardial infarction. Eur Heart J, 21：1502-1513, 2000.

33) Thygesen K, et al：Joint ESC/ACCF/AHA/WHF Task Force for the Redefinition of Myocardial Infarction；Universal definition of myocardial infarction. Circulation, 116：2634-2653, 2007.

34) 日本循環器学会ほか編：急性冠疾患群ガイドライン 2018年改訂版, 2018.〈https://www.j-circ.or.jp/cms/wp-content/uploads/2018/11/JCS2018_kimura.pdf〉

35) Reichlin T, et al：Early diagnosis of myocardial infarction with sensitive cardiac troponin assays. N Engl J Med, 361：858-867, 2009.

36) Collet JP, et al：2020 ESC Guidelines for the management of acute coronary syndromes in patients presenting without persistent ST-segment elevation. Eur Heart J, 42：1289-1367, 2021.

37) ロシュ・ダイアグノスティックス株式会社：トロップTセンシティブおよびエクルーシス®試薬トロポニンT 添付文書.

Chapter 1　検査値から患者の状態を把握する

Test 6　血算・血液一般検査

▶ 血算・血液一般検査を理解するための基礎知識

❶ 血算・血液一般検査

- 血算・血液一般検査は，日常初期診療において最初に行われる基本的な検査である．血算（complete blood count；CBC）は骨髄内の造血幹細胞の分化と自己複製を反映する指標であり，赤血球数（RBC），ヘモグロビン濃度（Hb），ヘマトクリット値（Ht），白血球数（WBC），血小板数（PLT）の5項目の検査が含まれる．血算を全血球計算と呼ぶ．
- 病院などの医療機関では血算のほか，血液の塗抹標本を顕微鏡で観察する末梢血液像や骨髄像検査，血液凝固因子などの検査が日常的に行われている．このような検査を総称して血液一般検査と呼ぶ．
- 末梢血中の赤血球は，中央の両面がへこんだ形状を成し，無核の細胞である．赤血球数は抗凝固剤を用いて採血した全血中の単位容積（μ/Lまたはmm^3）あたりの数を表す．
- ヘモグロビンは赤血球に含まれる赤色素蛋白である．鉄（ヘム）と蛋白質（グロビン）が結びついたもので（図1-15），ヘモグロビン濃度は血液中に含まれるヘモグロビンの量を表す．

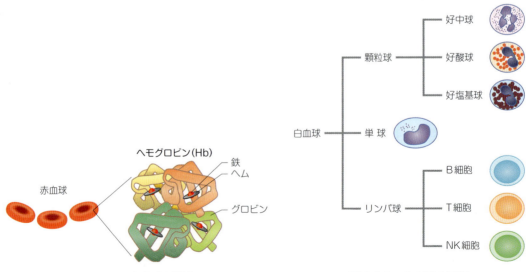

図1-15　赤血球の構造　　　　　　　　　　図1-16　白血球の種類

- ヘマトクリット値は，血液中にどのくらいの割合で赤血球が含まれているかを容積の比率で表した値である．
- 白血球は顆粒球，単球，リンパ球に大別される．顆粒球はさらに好中球，好酸球，好塩基球に細分される（図1-16）．成人では好中球が白血球全体の50～60％，リンパ球が30～40％を占める．他の白血球は1～5％程度と少ない．
- 血管が損傷して血液が流出すると，出血部位のコラーゲン線維上に血小板が集まり，血管の内壁に粘着して互いの血小板が絡み合い，一時的に出血部位を塞ぐ（一次止血）．止血と血液凝固については，p.98も参照いただきたい．

❷ 貧血の検体検査

- 貧血は診断名ではなく病態を表している．赤血球がもつ酸素運搬能が，身体の必要とする酸素の必要量に対して不十分な状態をいう．貧血の判定は，酸素運搬能をもつHbの検査が基本となる．
- 貧血は，末梢血のHb濃度が基準値以下に低下した状態をいう．貧血の目安は，成人男性13.0 g/dL未満，女性12.0 g/dL未満である．高齢者では11.0 g/dL未満とすることが多い．
- RBC，Hb，Htの3項目を同時に測定することにより，平均赤血球容積（MCV），平均赤血球ヘモグロビン量（MCH），平均赤血球ヘモグロビン濃度（MCHC）を算出することができる．これらは赤血球指数と呼ばれ，貧血の鑑別に有用な指標となる[1]．
- MCVは貧血を診断する際，小球性，正球性，大球性のいずれかの鑑別に用いる．Ht/RBCで算出される．
- 貧血の鑑別診断ではMCVと網赤血球数で状況を把握することが多く，最も頻用される赤血球指数である．
- MCHCは赤血球中のHbを示す指標である．貧血が低色素性か否かを判定する．Hb/RBCで算出される．
- MCHは赤血球1個に含まれるHb量を表す．ビタミンB_{12}や葉酸の不足による大球性貧血（→p.86）ではMCHは高くなる．大球性貧血の多くは巨赤芽球性貧血であるが，MCVが120 fLの異常高値として判定されるので，MCHが臨床に応用されることは少ない．Hb/Htで算出される．

❸ 赤血球指数による貧血の鑑別

- RBC，Hb，Htの3項目を同時に測定することにより，計算式から赤血球指数を算出し，どんな貧血であるかを鑑別する．赤血球指数のうち，MCVは臨床的意義が高く頻繁に用いられる．
- 赤血球指数の計算式と基準値を表1-9に，MCVの値に基づく貧血の鑑別を表1-10に示す．

❹ 貧血の鑑別・貯蔵鉄の把握に必要な検査

- 体内の鉄（Fe）の総量は3,000～4,000 mgである．ヘモグロビン鉄や筋肉中のミオグロビン，さらに肝臓や骨髄に貯蔵鉄として分布している．
- 血中には3 mgとわずかである．血清Feや貯蔵Feは日常の検査では測定されないが，貧血の鑑別診断には不可欠となる[2]．

表1-9 赤血球指数の計算式と基準値

赤血球指数	計算式	基準値
平均赤血球容積（MCV）	Ht/RBC	83.6〜98.2 fL
平均赤血球ヘモグロビン濃度（MCHC）	Hb/RBC	31.7〜35.3 g/dL
平均赤血球ヘモグロビン量（MCH）	Hb/Ht	27.5〜33.2 pg

（文献2を参考に筆者作成）

表1-10 MCVの値に基づく貧血の鑑別

MCV	鑑別	代表的な疾患
80 fL未満	小球性貧血	鉄欠乏性貧血，鉄芽球性貧血，グロビン合成障害（サラセミア），甲状腺機能亢進症，慢性炎症[*1]に伴う二次性貧血
80〜100 fL	正球性貧血	溶血性貧血，再生不良性貧血，二次性貧血（腎性貧血，内分泌疾患[*2]），血友病群，骨髄への腫瘍浸潤，急性・慢性白血病
100 fL以上	大球性貧血	悪性貧血，胃全摘後巨赤芽球性貧血，葉酸欠乏性巨赤芽球性貧血，骨髄異形成症候群，肝硬変

*1：感染症の持続，関節リウマチ・膠原病，悪性腫瘍など
*2：甲状腺機能低下症，副腎皮質機能低下症，下垂体機能低下症，副甲状腺機能亢進症など

血清鉄
- 血清中のFeイオン濃度を表す．

血清フェリチン
- Feを貯蔵する蛋白質である．主に肝臓，脾臓の細胞内で貯蔵される．

トランスフェリン（transferrin；Tf）
- 主に肝臓で合成される輸送蛋白である．血清に存在するFeと結合し，血中を運搬して造血細胞に引き渡す役割をもつ．

総鉄結合能（total iron binding capacity；TIBC）
- 血清中のすべてのTfに結合し得るFeの量を表す．
- 血清鉄とTIBCを測定すると，鉄代謝に異常をきたす疾患や病態の変化を知ることができる．

不飽和鉄結合能（unsaturaled iron binding capacity；UIBC）
- 血清中の約1/3のTfが鉄と結合しているが，残りの2/3は未結合である．このような鉄と結合していないTfをUIBCという．

❺ 主な貧血と検査

1 鉄欠乏性貧血

- 鉄欠乏性貧血は，体内の貯蔵鉄が枯渇し，赤血球造血に必要な鉄が骨髄の造血系に供給されない（ヘモグロビンの合成障害）ために発症する．鉄の需要量の増大あるいは供給量の不足が原因とされる[3]．
- 偏食による摂取不足，不規則な食生活，月経や痔核などの慢性出血，思春期の急激な成長および妊娠・授乳によるFe供給の増加，婦人科疾患（子宮筋腫，過多月経），アスピリンやワルファリン投与による消化管出血，消化管からの吸収障害（萎縮性胃炎），慢性炎症性疾患などが鉄欠乏性貧血の原因となっている．

- 鉄欠乏性貧血は，血清Feの低値，MCV＜80 fL，血清フェリチン＜12 ng/mLの3条件が揃うと診断できる．特に，MCVが小球性を示していることが鉄欠乏性貧血の診断に重要である．
- 鉄欠乏性貧血の検査から，高齢者では悪性腫瘍（胃がん，大腸がん），感染症，膠原病などが発見されることがある．

2 妊婦の貧血

- 胎児の発育に伴ってFeの需要量が増加する．その内訳は，胎児や胎盤に300〜350 mg，妊婦の血液量の増加分として500 mg，分娩中の出血による喪失量が250 mgとされる[4]．
- 妊娠中の貧血の診断は，血算検査とMCV値に基づいて行われる．MCVが低値（＜80 fL）または高値（≧100 fL）のいずれかを確認する．妊婦の貧血は全妊娠の20％程度とされ，妊婦の貧血の約95％は鉄欠乏性貧血である．「産婦人科学会診療ガイドライン産科編 2020」では，血算検査を妊娠初期，妊娠24〜35週，妊娠36週〜出産までに各1回実施することを推奨している[5]．なお，妊婦の貧血は，WHO/米国産婦人科学会による妊婦貧血の定義[6]が用いられる（**表1-11**）．
- 鉄欠乏性貧血では，MCV低値，Hb低下，Ht低下の検査結果および臨床的な所見を加えると，診断はほぼ確実である．診断確定には，血清Fe，血清フェリチン，血清Tfの検査が用意されているが，費用対効果の面から日常検査で推奨されない．
- 鉄剤投与によって貧血の改善がみられない場合，大球性貧血（葉酸欠乏性巨赤芽球性貧血）の可能性を考える．妊娠中の葉酸欠乏症では，葉酸，ビタミンB_{12}の血清中濃度を検査する．妊婦では，葉酸の摂取源の一つである緑黄色野菜の摂取量は十分でないとされる[7]．妊娠を希望する女性は，十分な葉酸摂取（400μg/日）が必要とされるが，30歳未満の女性（非妊娠時）の葉酸摂取量は300μg/日にも達していない．妊娠中の葉酸欠乏症の可能性を考え，大球性の巨赤芽球性貧血を疑って精査が行われる．

3 子どもの貧血

- 子どもの貧血は，まずMCVの値から小球性，正球性，大球性に分類する（**表1-10**）．
- 小球性貧血では鉄欠乏性貧血が最も多く，小児期での貧血は圧倒的に鉄欠乏性貧血が占める．2歳くらいまでの急速な発育による鉄分の不足が貧血の一因である．さらに身長，体重の急激な増加，筋肉量の増加，月経の始まりなどを要因として鉄需要の増大を特徴とする二次性徴，ダイエットによる鉄分の摂取不足なども原因となる．
- 新生児期の貧血は，血液型不適合による溶血性貧血および先天性溶血性貧血を疑い検査を進めていくことが重要である．
- 溶血性貧血は貧血の一種で，血中を流れる赤血球が破壊される（溶血）ことにより起こる．先天性のものは遺伝性球状赤血球症，サラセミアなどが知られている．後天的で代表的なものは自己免

表1-11 WHO/米国産婦人科学会による妊婦貧血の定義

妊娠期	Hb	Ht
初 期	11 g/dL未満	33％未満
中 期	10.5 g/dL未満	32％未満
後 期	11 g/dL未満	33％未満

（文献6を参考に筆者作成）

表1-12　二次性貧血と鉄欠乏性貧血との鑑別

貧　血	MCV	血清Fe	血清フェリチン	TIBC
二次性貧血	↓〜→	↓	→または↑	↓
鉄欠乏性貧血	↓	↓	↓	↑

疫性溶血性貧血である．
- 溶血性貧血ではMCVは正球性を示し，網状赤血球が増加していることが多く，生化学検査の間接ビリルビン(→p.19)，乳酸脱水素酵素(lactate dehydrogenase；LDH)がともに上昇していることが確認できると，溶血性貧血の診断はほぼ確実である．
- 溶血性貧血の診断補助として，網状赤血球数の増加も重要である．網状赤血球は赤芽球が熟成して脱核した直後の幼弱な赤血球である．網状赤血球数の増加は，赤血球産生亢進の指標となる．
- クームス試験(赤血球膜上の抗原と反応する自己抗体を検出する検査)で，自己抗体陽性と判定された場合は，自己免疫性溶血性貧血を疑う．

4 高齢者の貧血

- 高齢者では，加齢とともに悪性腫瘍，持続する感染症，慢性腎臓病，膠原病，骨髄異形成症候群など，基礎疾患に関連した貧血がみられる．造血器の異常ではないので，二次性貧血と呼ばれる．高齢者の貧血は，1/3が鉄欠乏性貧血，1/3が二次性貧血と腎性貧血，残りが骨髄異形成症候群や不明のものとされる[8]．
- 二次性貧血は一般的な貧血症状(動悸，息切れ，易疲労感など)と，各基礎疾患にみられる病態を合わせて総合的に判断される．
- 慢性炎症などを背景にした二次性貧血が多くみられる．鉄欠乏性貧血との鑑別に，血清フェリチンの測定が必須である．体内の鉄総量は少なくなっていないため，鉄貯蔵量を反映する血清フェリチンの検査が優先される．CBC検査に加えて血清Fe，血清フェリチン，およびTIBCなどを同時に測定し病態を把握する．二次性貧血と鉄欠乏性貧血との鑑別に必要な検査を表1-12に示す．

6 感染症と白血球数の増減

1 白血球数の増減

- 細菌感染症では白血球が増加する．白血球を分画すると，好中球，好酸球などの顆粒球とリンパ系に分類される．好中球の増加は，細菌感染症の特徴である．真菌感染症では好中球が増加，ウイルス感染症では白血球は正常または軽度に減少する．
- 細菌感染が疑われる場合，特定の細菌を同定するには培養検査や薬剤感受性検査を実施する．培養困難な場合は，イムノクロマト法による迅速診断キットが普及している．一例として，A群溶連菌，肺炎球菌，レジオネラ菌，マイコプラズマ，インフルエンザ菌の菌種同定は，患者のベッドサイドで検査が可能になっている．
- ウイルス感染症でも迅速診断キットが活躍している．一例として，RSウイルス，ヒトメタニューモウイルス，アデノウイルス，ノロウイルス，ロタウイルス，水痘・帯状疱疹ウイルス，単純ヘルペスウイルス，デングウイルス，新型コロナウイルスなどは迅速検査が可能になっている．一般に，迅速診断キットは感度より特異度が高いため，培養困難な細菌感染症の診断およびウイルスの種

別の確認（同定）に有用である．
- 好中球減少症（neutropenia）は顆粒球減少症（granulocytopenia）とほぼ同義語である．末梢血中の好中球数が1,500/μL未満に低下した状態を好中球減少症という．特に，好中球数が500/μL未満に低下すると，重篤な感染症を繰り返すことが多い．患者に発熱がみられる場合，専門医への紹介が望ましいとされる．

2 リンパ球の増減

- リンパ球が増加する疾患には，伝染性単核球症，ムンプス，風疹，水痘などの急性ウイルス性感染症が比較的多い．リンパ球数増加の臨床的意義を確立するには，リンパ球そのものが増加に転じていることを確認する．リンパ球そのもの（絶対数）は，総白血球数にリンパ球分画（%）を乗じて算出できる．
- リンパ球増加症は，絶対値表示で4,000/μL以上（成人の場合），乳幼児では7,000/μL以上とされる[9]．
- HIV感染症ではHIVが体内に入ると，免疫司令塔の役割を果たすTリンパ球の一種であるCD4陽性リンパ球に感染する．臨床所見に加えてCD4陽性リンパ球の減少を予後判定因子とし，経過を追っていくことが必要である．HIVウイルスの感染により，次々とCD4陽性リンパ球は破壊され，免疫能が次第に低下していく．
- リンパ球の減少は重要な予後判定因子である．CD4陽性リンパ球数が200/μL（健常者では700～1,500/μL）を下回ると，ニューモシスチス肺炎，カンジダ症などの日和見感染症が現れる．ウイルス量（HIV-RNA量）やCD4陽性リンパ球数，患者の状態などから後天性免疫不全症候群（acquired immunodeficiency syndrome；AIDS）への発症を回避するために抗HIV薬が投与される．抗HIV療法の開始時期の目安は，CD4陽性リンパ球数にかかわらず，すべてのHIV感染者で治療開始が推奨されている[10]．

7 免疫系で活躍する細胞群

1 最初の防御バリア

- 生体は，病原体（細菌，ウイルス，真菌など）が体内に侵入できないように阻むことができる．口や鼻からの唾液や粘液には殺菌物質が含まれ，病原体に対し物理的なバリアが備わっている．唾液には自浄作用（汚れを洗い流す作用）のほか，顎下腺や舌下線からムチンを多く含む唾液が分泌される．唾液にはIgA抗体（免疫グロブリンの一種）も含まれ，ムチンと合わせて病原体に抵抗する仕組みが備わっている（→p.47）．
- 涙腺には殺菌作用をもつリゾチームが含まれている．これは，病原体の侵入や感染を予防する成分である．
- ヒトにとって，自己が産生する唾液や涙液は感染防御の面から重要であるが，病原体の感染をすべて消滅させるほど強くはない．
- 病原体がバリアを超えて体内に入ってくると，自然免疫系がはたらく．

2 自然免疫系

- 自然免疫系にはたらく細胞群には，好中球，マクロファージ，樹状細胞，NK細胞などがある．これらの細胞は，呼び名は異なるがすべて白血球の仲間である．
- 自然免疫系は，生まれつき体に備わっているもので，誰もが病原体の侵入を防ぐ仕組みをもつ．

Chapter 1　検査値から患者の状態を把握する

自然免疫系では病原体に対し素早く反応し，白血球が侵入してきた病原体を食べ，殺菌物質を分泌して殺し，排除することができる．

- 自然免疫系は，一度入ってきた病原体を記憶することができない．同じ病原体が再び侵入してくると，同じ反応をくり返すため，病原体の侵入を防げないことがある．

3 獲得免疫系

- 自然免疫系で倒せなかった病原体に対し，戦う仕組みを獲得免疫系という．特定の病原体に感染して，生後に新たにつくられる免疫機能である．
- 獲得免疫系は樹状細胞やマクロファージが病原体を捕捉し，病原体のペプチド組成を認識する．樹状細胞等は病原体の手強さを見極めた後，記憶している病原体の情報をヘルパーT細胞とキラーT細胞に伝達する．
- 樹状細胞は単球から分化してできた食細胞である．マクロファージより強い抗原提示能力をもち，自然免疫で処理しきれない異物に対して獲得免疫への橋渡し役を果たす．
- 樹状細胞などから伝えられた情報に基づいて，リンパ球のヘルパーT細胞，キラーT細胞，B細胞は連携して病原体と戦う．リンパ球は過去に侵入してきた病原体を記憶しており，再び同じ病原体が侵入してくると，抗体などで病原体を排除することができる．獲得免疫系の最大の特徴は，一度感染した病原体の情報を記憶しており，その病原体を特異的に殺してしまうことである．

4 自然免疫系と獲得免疫系の連携

- 自然免疫系と獲得免疫系は独立して存在するものではなく，どちらが重要であるかということではない．たとえば，自然免疫のNK細胞と獲得免疫のキラーT細胞は相互に助け合って病原体を殺傷する．また，獲得免疫のヘルパーT細胞は自然免疫のマクロファージを活性化するはたらきがある．このように，両者は密接に関わっている．

5 白血球の分類と免疫系の仕組み

［ 自然免疫系 ］

好中球

- 血中に最もよくみられる白血球の一つである．食作用をもつ顆粒球である．
- 主に細菌感染した炎症部位（炎症巣）に集まり（遊走），直接に攻撃を仕掛けて貪食殺菌する．
- 顆粒を放出し，感染部位に他の免疫細胞を動員させ免疫応答を促進するはたらきがある．

単球

- 最大の大きさをもつ白血球である．アメーバ様運動をしながら異物を細胞内に取り込み，細胞内酵素を使って消化する．生体内の「掃除役」といわれる．
- 単球が毛細血管の隙間から病原体が侵入した組織に移動すると，脾臓，肝臓，肺，皮膚，骨髄などで各組織固有のマクロファージ（大食細胞），または樹状細胞に分化する．
- リンパ球に対する抗原提示の役割をもつ．抗原提示とは，抗原（病原体など）の化学的組成を断片にして自己の細胞表面に提示し，これをヘルパーT細胞に認識させることをいう．

マクロファージ

- 単球から分化した細胞である．大食細胞と呼ばれる．食作用だけでなく，抗原提示を行う．
- マクロファージ細胞内には，蛋白分解酵素やリパーゼで満たされたリソソームが存在し，貪食された異物を消化する．マクロファージは，好中球よりもはるかに強力な貪食能をもつ．

90

- 貪食した病原体など，異物を細胞表面に抗原提示することにより，ヘルパーT細胞に情報伝達し，獲得免疫にも関わる．

好酸球

- アレルゲン，寄生虫に対する生体反応で増加する．
- 喘息や気道アレルギーの発症と増悪に関与すると考えられている．

好塩基球

- 白血球のなかで0.5〜1.0％ほどしか存在しない希少な免疫細胞であり，抗原やIgE刺激により，インターロイキン4（IL-4）を分泌し，アレルギー反応（特に喘息，アトピー性皮膚炎）を起こすのに重要な役割をもつ．
- 細胞内の顆粒（ヒスタミンなど）を放出して即時型アレルギーを起こす．

ナチュラルキラー細胞（NK細胞）

- 骨髄とリンパ節，脾臓などの二次リンパ組織でつくられる，リンパ球の仲間である．
- 生来からの防衛機構である自然免疫系のなかで，自由に体内を巡回し，正常な自己の細胞は殺傷せずに，がん化した細胞やウイルスに感染した細胞を見つけて攻撃する．
- がん細胞表面に発現するがん抗原（がん特有の物質で目印となるもの）を攻撃する際，キラーT細胞と協力して強力な殺傷能力でがん細胞を殺す．

獲得免疫系

T細胞

- 胸腺由来のリンパ球であり，総リンパ球の75％を占める．
- キラーT細胞とヘルパーT細胞の2種類に細分類される．
- キラーT細胞は，ヘルパーT細胞の指示を受け，ウイルスに感染した細胞やがん細胞を殺傷し排除する．なお，免役細胞自体が中心となって異物を排除するしくみを細胞性免疫という．
- ヘルパーT細胞は，抗原刺激（体内に入ってきた異物）に応答して，他の免疫細胞のはたらきを調節する司令塔の役割を果たす．最も重要な役割は，B細胞に対し外来異物の特徴に合わせたオーダーメイドの抗体をつくる指令である．
- 機能の異なるT細胞を，形態によって分類するのは困難なため，細胞表面に結合している蛋白質を利用して行われる．この蛋白質を細胞マーカーといい，CDと表記される．CD4を表出しているのはヘルパーT細胞，CD8はキラーT細胞である．どちらもT細胞に特異的に発現する糖蛋白である．なお，CD4抗原はAIDSの原因ウイルスHIVの結合部位でもある．

B細胞

- 骨髄由来のリンパ球であり，総リンパ球の25％を占める．
- 骨髄が分化の場であり，胸腺で分化成熟するT細胞とは異なる．T細胞が細胞性免疫の中心的な役割を果たすのに対し，B細胞は抗体を産生し液性免疫の中心である．
- B細胞はヘルパーT細胞と協調し，プラズマ細胞（形質細胞）に分化して，免疫グロブリン（抗体）を産生する．
- 抗体の機能は，①細菌など異物と結合し侵入を阻害する，②細菌などと結合してマクロファージ（食細胞）が貪食しやすくする（オプソニン化），③細菌などと結合した抗体が補体を活性化させることによる溶菌作用などがある．

- 補体とは，生体に侵入した病原体（抗原）を排除するための免疫反応を媒介する蛋白の総称である．C1～C9の9成分がある．

❽ 血小板の増減

- 末梢における血小板の寿命は7～10日で，その後脾臓で処理される．
- 血小板の主要な機能は止血であるが，その機能や数の異常により出血，血栓を呈する．血小板が少なすぎると出血傾向となり，正常であってもそのはたらきに異常があると出血傾向を示す．一方，血小板の数が多すぎると血栓症を起こしやすく，心筋梗塞や脳梗塞の原因となる．

1 血小板数減少が血小板消費の亢進による場合

播種性血管内凝固症候群

- 末梢で血小板消費が亢進される病態が知られている．播種性血管内凝固症候群（disseminated intravascular coagulation；DIC）は基礎疾患（特に敗血症，急性白血病，固形がん）の存在下に，全身に著しい凝固活性化が生じ，細小血管内に微小血栓が多発する病態である．
- 播種とは畑に種をまくことを意味し，DICは微小血管内に無数の血栓がばらまかれるため，凝固促進により血小板が使い果たされる．凝固因子も大量に消費されるため，消費性凝固障害と称される．
- 微小血栓の多発は，微小循環障害の原因となり臓器不全に陥る．DICの主要な所見は出血症状と臓器症状である．

血栓性血小板減少性紫斑病

- 末梢で血小板消費が亢進されるもう一つの病態として，血栓性血小板減少性紫斑病（thrombotic thrombocytopenic purpura；TTP）が知られている．TTPは全身の微小血管が血小板の凝集塊（血小板血栓）によって埋め尽くされ，致死的血栓症となる．
- TTP症例の大半は後天性であり，ADAMTS13に対する自己抗体が検出される．ADAMTS13はvon Willebrand因子（vWF，→p.97）を分解する血漿プロテアーゼの一種である．ADAMTS13の酵素活性の低下または欠損によって，vWFの大きな重合体が血中に存在するようになり，血管内で血小板血栓が大量につくられTTPが発症する[11]．
- TTPはPLT減少のほか，溶血性貧血，腎機能障害，発熱など，臨床的に重要な特徴がみられる．

2 血小板数減少が血小板の破壊と寿命の低下による場合

血小板減特発性血小板減少性紫斑病

- 血小板が破壊され，減少していく特発性血小板減少性紫斑病（idiopathic thrombocytopenic purpura；ITP）が知られている．
- PLTの減少は，免疫学的機序によって発症するものと考えられている．ITPは血小板に対する自己抗体が産生され，血小板の破壊が亢進する自己免疫疾患である．
- PLT減少症のなかで頻度の高い疾患であり，全身性エリテマトーデス（systemic lupus erythematosus；SLE）などの膠原病に合併する．
- ITPの確定診断には，PAIgG（血小板に結合しているIgG抗体），抗血小板抗体などの自己抗体検出のほか，骨髄検査を実施して，顕微鏡下で血小板産生不良の幼弱な巨核球の存在を確認する．

表1-13 抗血栓療法に用いられる薬剤の副作用

薬剤名（商品名）	血小板減少症	HIT	TTP	重大な副作用とその発症機序
ヘパリンナトリウム	○	○		重大な副作用：HIT 発症機序：PF4・ヘパリン複合体抗体の形成
ダナパロイドナトリウム（オルガラン®）	○			
フォンダパリヌクスナトリウム（アリクストラ®）	○			
リバーロキサバン（イグザレルト®）	○			
ダビガトラン（プラザキサ®）	○			
アスピリン（バイアスピリン®）	○			
クロピドグレル（プラビックス®）	○		○	重大な副作用：TTP 発症機序：抗ADAMTS13抗体の出現および血管内皮障害
チクロピジン（パナルジン®）	○		○	重大な副作用：TTP（投与開始後2ヵ月以内に発症） 発症機序：抗ADAMTS13抗体の出現および血管内皮障害
シロスタゾール（プレタール®）	○			

HIT：ヘパリン起因性血小板減少症，TTP：血栓性血小板減少性紫斑病

3 血小板数減少が薬物の服用による場合

- 薬物の服用に関連した顕著な血小板減少を生じる病態が知られている．これを薬剤起因性血小板減少症（drug-induced thrombocytopenia；DITP）という．
- DITPは発症機序による分類から，免疫機序を介する場合とそうでない場合に分類される．抗腫瘍薬の服用によるPLT減少は，骨髄抑制が原因でありDITPと区別される[12]．
- 血栓性疾患の治療に用いられる薬剤には，血液凝固因子に作用する抗凝固薬と血小板に作用する抗血小板薬がある．主要な薬剤と重大な副作用を**表1-13**に示す．

ヘパリン起因性血小板減少症

- 抗凝固薬であるヘパリンの重大な副作用として，ヘパリン起因性血小板減少症（heparin-induced thrombocytopenia；HIT）が知られている．
- ヘパリン投与によって，血小板第4因子（PF4）とヘパリンの複合体に対する抗体（HIT抗体）が産生され，PLT減少とともに血栓症を発症する．適切に治療が行われないと血栓塞栓症に発展していく．血栓塞栓部位により，呼吸不全，意識障害，下肢の冷感・腫脹・疼痛などの症状が現れる．

押さえておきたい基本的な検査

❶ 赤血球系の検査

1 赤血球数（RBC），ヘモグロビン濃度（Hb），ヘマトクリット値（Ht）

検査の目的は？

- 貧血の判定，貧血の分類および赤血球増加症の有無を調べる．
- MCV値を用いて，小球性貧血（大半は鉄欠乏性貧血），大球性貧血（巨赤芽球性貧血が多い）の鑑別診断を行う．

> どんな検査？

- RBC，Hb，Htはともに並行して変化することが多いが，RBCのみで貧血の判定をしてはならない．初期の鉄欠乏性貧血を確実に診断するには，Hbの測定が優先される[2]．
- Htは一定量の血液のなかに含まれる赤血球容積の割合である．Htが高いと赤血球の割合が多いことを表し，臨床的には脱水症状を伴った多血症（赤血球増多症）である．新生児に現れる赤血球増多症は，母親が糖尿病の場合，出産予定日より遅く生まれた場合（過熟）に起こることがある．

> 共用基準範囲

- RBCの共用基準範囲は男性が$4.35〜5.55 (10^6/\mu L)$，女性が$3.86〜4.92 (10^6/\mu L)$である．
- Hbの共用基準範囲は男性が$13.7〜16.8\ g/dL$，女性が$11.6〜14.8\ g/dL$である．
- Htの共用基準範囲は男性が$40.7〜50.1\%$，女性が$35.1〜44.4\%$である．

> 異常値を示す代表的な疾患

異常値	代表的な疾患
高値	脱水，二次性多血症（RBC，Ht），多血症（Hb），真性多血症（Ht），高地移住者（RBC），肥満（RBC，Hb），喫煙（RBC）
低値	貧血・出血・再生不良性貧血（RBC，Hb，Ht），腎性貧血・溶血性貧血（主にRBC），葉酸・ビタミンB_{12}欠乏症（Hb），妊娠後期（Hb） 【薬物による影響（各薬物の添付文書より）】 イソニアジド（貧血），キニジン（再生不良性貧血，溶血性貧血），メチルドパ（溶血性貧血），β-ラクタム系，セファロスポリン系抗菌薬（溶血性貧血）

❷ 白血球系の検査

1 白血球数（WBC），白血球分類

> 検査の目的は？

- 骨髄での産生能や生体の防御反応の評価に用いる．
- 血液疾患，炎症性疾患等の鑑別診断および治療の経過観察に用いる．
- 検査所見より急性白血病と慢性白血病の分類，白血病細胞の種類により，急性骨髄性白血病（急性非リンパ性白血病）と急性リンパ性白血病の分類とその評価に用いる．

> どんな検査？

- WBCは，日常診療における基本的検査の一つである．感染症，炎症性疾患の有無や程度を推定するときに検査を行う．通常，WBCと細胞形態の観察（白血球分類）がセットになって行われる．
- WBCの増加〔通常，$10.0 (10^3/\mu L)$以上〕は，腫瘍性に増加する白血病を疑って検査が行われる．また，WBCの検査値の推移から，白血病の治療効果を判定する．
- WBCの減少〔通常，$3.0 (10^3/\mu L)$以下〕は，軽度であればウイルス感染を疑い，白血球分画の結果から，好中球優位またはリンパ球優位を確認する．
- WBCの減少が進行性の場合，血液・造血器疾患を疑い，急性白血病，再生不良性貧血などを念頭において，さらに精密な検査を実施し，臨床症状や他の検査と合わせて総合的に判断する．
- 好中球減少症は，細菌や真菌などの感染症にかかりやすい危険な状況（易感染状態）といえる．

> 共用基準範囲

- WBCの共用基準範囲は成人が$3.3〜8.6 (10^3/\mu L)$，乳幼児は設定されていない．

Test 6 血算・血液一般検査

・血球形態標準化ワーキンググループによる白血球分類の共用基準範囲[13] を下記に示す.

　・好中球（桿状核球）：0.5 〜 6.5 %

　・好中球（分葉核球）：38.0 〜 74.0 %

　・リンパ球：16.5 〜 49.5 %

　・好酸球：0.0 〜 8.5 %

　・好塩基球：0.0 〜 2.5 %

　・単球：2.0 〜 10.0 %

異常値を示す代表的な疾患

異常値	代表的な疾患
高値	【好中球増加症】 白血病，細菌感染症，急性心筋梗塞，慢性骨髄性白血病，外傷（熱傷など），炎症性疾患（関節リウマチなど），膠原病 【好酸球増加症】 気管支喘息，アレルギー性鼻炎，アレルギー性皮膚炎，じんましん，寄生虫感染（アニサキス，旋毛虫症など），猩紅熱，膠原病など 【好塩基球増加症】 甲状腺機能低下症，真性多血症，骨髄線維症など 【単球増加症】 結核，単球性白血病，亜急性心内膜炎，梅毒，敗血症，マラリア，悪性リンパ腫，脾摘後 【リンパ球（B細胞）増加】 麻疹，水痘，ヘルペス 【リンパ球（T細胞）増加】 伝染性単核球症，成人T細胞白血病，ベーチェット病，クローン病 【薬物による影響】 ●好中球増加症：副腎皮質ステロイド，β遮断薬，リチウム製剤，抗がん薬投与時にG-CSF製剤を用いた場合
低値	【好中球減少症】 白血病・骨髄腫・リンパ腫・転移性固形腫瘍における骨髄浸潤，小児期の一般的なウイルス感染症，感染症（蜂窩織炎，肝膿瘍，肺炎，敗血症），特殊な感染症（チフス，ブルセラ症など），再生不良性貧血，乳がん・前立腺がんによる骨髄浸潤，HIV感染，自己免疫性好中球減少症 【好酸球減少症】 ウイルス性疾患，脾腫 【好塩基球減少症】 甲状腺中毒症 【単球減少症】 腫瘍性疾患（急性リンパ芽球性白血病，ホジキンリンパ腫），感染症（アデノウイルス感染症，HIV感染症） 【リンパ球（B細胞）減少】 ブルトン型免疫不全症，Good症候群，重症複合免疫不全症など 【リンパ球（T細胞）減少】 AIDS，ホジキンリンパ腫，ディジョージ症候群，インフルエンザ（ウイルス性），自己免疫疾患（SLE，関節リウマチ，重症筋無力症）で減少することが多いが，多様性があり減少しないことがある. 【薬物による影響】 ●無顆粒球症：抗甲状腺薬（チアマゾール，プロピルチオウラシル），チクロピジン，サラゾスルファピリジン，消化性潰瘍治療薬，解熱消炎鎮痛薬（インドメタシン，フェナセチン），抗不整脈薬 ●薬剤性好中球減少症（発生頻度の高い原因の一つ）：抗がん薬，抗ウイルス薬，免疫抑制薬の投与により，用量依存性にみられる. ●アレルギーとして好中球減少をきたす薬剤：抗炎症薬，抗菌薬，抗甲状腺薬，抗精神薬，抗けいれん薬，経口糖尿病薬，ヒスタミン受容体拮抗薬など

❸ 血小板の検査

1 血小板数（PLT）

検査の目的は？

- 出血のしやすさ，止血機能を評価する．
- 出血傾向の鑑別を目的にPLTを測定する．同時に凝固検査を行って比較し，出血原因を確定する．

どんな検査？

- 血小板は，骨髄中で巨核球（血小板を産生する骨髄中の細胞）の細胞質からつくられ，直径約3μmの最小の血球である．傷ついた血管を修復し，出血が起きないようにするはたらきがある．
- 皮下出血や内臓出血がみられる場合，PLTの低下による出血傾向を疑い，最初に行う検査である．
- PLTが減少する主因は，白血病を含むがんなど骨髄が抑制される場合，免疫学的機序による破壊の亢進，凝固促進が進みPLTが大量に消費される病態などがある．これらを考慮して検査が行われる．
- PLT単独の検査値から確定診断は難しいため，他の検査と合わせてその原因を推測していく．
- PLTが軽度の減少であっても，出血時間の検査が延長する場合は血小板機能異常を疑う．
- 血小板機能の異常を確認するには，骨髄穿刺液を用いて骨髄検査へと進めていく．
- PLTが増加する場合，巨核球の腫瘍性増殖が疑われる．慢性骨髄性白血病，本態性血小板血症（PLTの過剰な増加を特徴とする病気であり，血管内で血栓ができやすい）などを推測し，精査が追加される．

共用基準範囲

- 共用基準範囲は158～348（$10^3/\mu L$）である．

PLT増減の意義

- PLTが増加する疾患は限られているが，減少したときの臨床的意義は大きい．原因不明の場合，産生低下によるものか，破壊亢進によるものか，精査が必要である．
- 50（$10^3/\mu L$）以下になると止血に時間がかかり，止血障害が起こる．30（$10^3/\mu L$）以下では消化管出血，血尿，眼底出血，性器出血などの臓器内出血の可能性が疑われる．10（$10^3/\mu L$）以下では脳内出血など致命的な出血が潜んでいる．

異常値を示す代表的な疾患

異常値	代表的な疾患
高値	悪性腫瘍，炎症，本態性血小板血症，慢性骨髄性白血病，真性多血症
低値	再生不良性貧血，特発性血小板減少性紫斑病（ITP），播種性血管内凝固症候群（DIC），急性白血病，肝硬変，ヘパリン起因性血小板減少症（HIT） 【薬物による影響】 抗血小板薬（チクロピジン，クロピドグレル，シロスタゾール），抗凝固薬（アルガトロバン，ダナパロイド，フォンダパリヌクス），ヘパリン，選択的直接作用型第Ｘa因子阻害薬（リバーロキサバン），直接トロンビン阻害薬（ダビガトラン），抗てんかん薬（カルバマゼピン），H_2受容体拮抗薬（シメチジン，ラニチジン），抗菌薬（キニン，リファンピシン，バンコマイシン），解熱鎮痛薬（ジクロフェナク，アセトアミノフェン）

❹ 検査値を解釈するうえでの注意点

- RBC，WBC，PLTのすべての血球が減少する汎血球減少症が知られている．Hbの低下（男性12.0 g/dL未満，女性11.0 g/dL未満），WBC減少〔4.0（$10^3/\mu L$）未満〕，PLT減少〔（100（$10^3/\mu L$）未満〕などから推定される．

1 赤血球数（RBC），ヘモグロビン濃度（Hb），ヘマトクリット値（Ht）

- RBC，Hb，Htはともに性差を認め，女性より男性に高い．
- 健常者であっても高齢になると低値傾向となる．
- 喫煙者では，一酸化ヘモグロビンの増加によりRBCが高値傾向となる．
- 新生児ではRBC，Hb，Htはかなりの高値を示す．Hbは20 g/dL前後まで上昇し，生後に急速に低下する．HbはRBC，Htと相関し，小児期では成人期よりやや低い傾向を示すが性差を認めない．

2 白血球数（WBC）

- 出生時のWBCは18.0〜22.0（$10^3/\mu L$）と高値を示し，好中球の割合は60〜70％である．生後1ヵ月になると，WBCは平均10.8（$10^3/\mu L$）に低下し，好中球の割合は35％，リンパ球は50〜60％ほどになる[14]．
- 5歳くらいになると，WBCは8.5〜9.1（$10^3/\mu L$）となり，好中球が優位となる．
- WBC（主に好中球）は筋肉運動や精神的ストレス，喫煙により平常時に比し約10％の変動幅で上昇する．
- 日内変動があり，早朝と比較すると午後に高くなり，夕方になると最高値になる．
- 妊娠により好中球数がわずかに増加する．分娩時と分娩後の2〜3日間は10.0（$10^3/\mu L$）を超えることがある．

3 血小板数（PLT）

- 激しい運動の直後に増加する．
- 採血部位による差があり，静脈血＞毛細管血の傾向がある．
- 加齢変動があり，徐々に低下する．

Advanced Lecture

止血と血栓

① 止血の仕組み

- 血管が損傷すると出血が起こる．血液の流出が止まらず大量に出血すると，生命に関わる危険な状態となる可能性がある．そのため，ヒトの体には出血を止める仕組みが備わっている（図1-17）．
- 出血すると，血小板のはたらきにより一時的に出血部位が塞がれる（一次止血）．この際，損傷した血管内皮細胞からvon Willebrand因子（vWF）と呼ばれる高分子量の糖蛋白が産生される．vWFは血管損傷部位において，血管内皮下結合組織と血小板を粘着させる機能を有し，一次止血の重要な役割を果たす．
- 血小板だけの血栓でも血管壁の傷口はひとまず塞がるが，圧のかかる血流によって再び傷口が破れてしまう危険性がある．血栓をより強固なものにするため，血液中の凝固因子と呼ばれる一群の蛋白が作用し，最終的にはフィブリン網の膜が血小板血栓の全体をおおい固めて止血が完了する．この，凝固因子が関与する止血機構を二次止血という．
- 二次止血では12種類の凝固因子が関与する．各因子が次々に活性化するため，血液凝固カスケードと呼ばれる．最終的には，酵素作用をもつトロンビン（Ⅱa因子）が血漿中のフィブリノゲン（線維の素となる物質）をフィブリン（線維）に変えることにより，止血が完了する．

Chapter 1 検査値から患者の状態を把握する

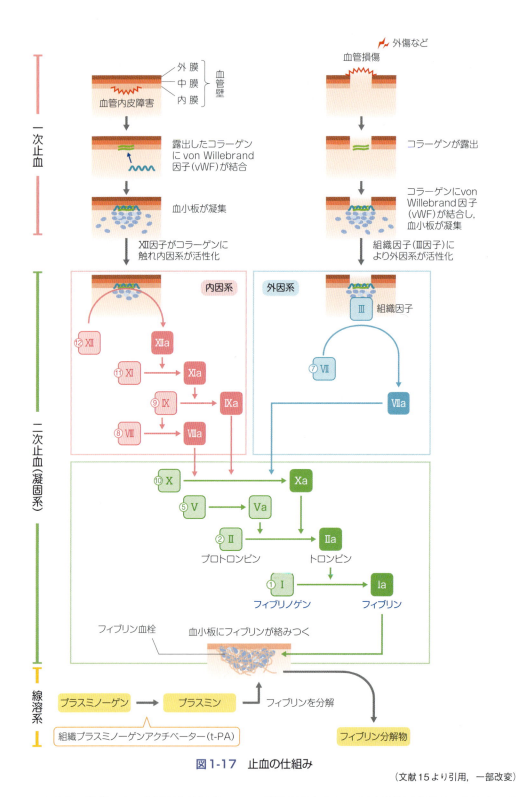

図1-17 止血の仕組み

(文献15より引用, 一部改変)

- 二次止血の過程では, 内因系と外因系の2つの経路が存在する. 内因系凝固過程は, 血液中に存在する第XII因子が血管内皮細胞下の膠原線維(コラーゲン)に接触し, 第XII因子が活性化されて第XIIa因子となって凝固反応がスタートする. 内因系凝固過程は, 血漿内の成分だけで進む血液凝

固反応である.
- 外因系凝固過程は,血液が血管外に出て血管の外に存在する組織因子（第Ⅲ因子）と接触して凝固反応が開始される.血漿中には存在しない組織因子が中心となって凝固過程が進むので,外因系と呼ばれる.
- 血液凝固カスケードの途上にある第Ⅹ因子以降は,内因系,外因系ともに共通の凝固過程を進む.なお,血液が凝固する各カスケードの段階ではCa^{2+}イオンの存在が必須である.
- 二次止血によって止血となり,しばらくすると傷が修復される.過剰に産生された血栓や不要な血栓を溶解し,除去しないと血流は元に戻らないため,凝固塊は線維素溶解（線溶）反応へと進む.
- 線溶系はプラスミノゲンアクチベータ（PA）によって,血中に存在するプラスミノーゲンを活性化する段階と,生成されたプラスミンがフィブリンを分解する二段階の反応過程を経て行われる.
- このような凝固と線溶の仕組みによって血液の循環が保たれ,体内環境が維持される.

❷ 止血と血栓

- 止血は損傷した血管を塞ぐための血液凝固反応である.一方,血管内で同様の血液凝固反応が起こると微小な血液の塊が生じる.これを血栓という.
- 日常生活のなかで血栓は絶えず起こっているが,線溶系とのバランスが保たれており血管を塞ぐことはない.しかし,何らかの原因で血栓が血管を塞ぐと,血液循環が滞ってしまう.この,血管が突然に血の塊で閉塞する疾患を血栓症という.
- 止血と血栓は,ともに血小板と血液凝固因子が関与し同様のメカニズムであるが,止血は生理的状態,血栓は病的状態である（図1-18）.

1 動脈血栓症と静脈血栓症

- 血栓症には動脈血栓症と静脈血栓症がある.脳梗塞と心筋梗塞は動脈血栓症に区分され,血流の速い部位で血栓がつくられる.肺塞栓や災害時の深部静脈血栓症などは静脈血栓症に区分され,血流の遅い部位に発生する.

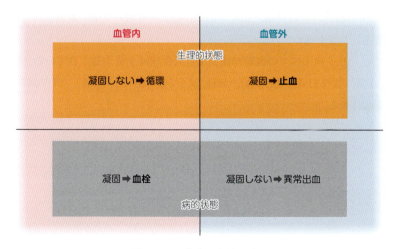

図1-18 止血と血栓の違い

Chapter 1　検査値から患者の状態を把握する

脳梗塞

- 脳梗塞は脳の血管が急に詰まって倒れてしまう病気である．生活習慣病（糖尿病，高血圧，脂質異常症）と喫煙などの生活習慣が動脈硬化をきたし，内頸動脈（頸部）が細くなってここに血栓が生じ，脳まで流れて脳の血管が詰まるか，血管が細くなって血の巡りが悪くなって発症する．
- 血流の速い環境下で血栓がつくられ，血小板の関与が大きいとされる．そのため，治療は抗血小板療法（血小板を抑制する治療法）が用いられる．抗血小板療法には，アスピリン，チクロピジン，クロピドグレル，シロスタゾール，ベラプロストナトリウムなどの薬物が用いられる．

深部静脈血栓症

- 深部静脈血栓症は，下肢または骨盤の深部静脈（足から心臓へ血液を戻す血管）に血栓ができて詰まってしまう病気である．急性期症状には足の痛み，腫れ，発赤がみられる．
- 血液の塊が足の静脈から心臓や肺に向かって流れ，肺の血管に詰まった場合は肺塞栓症（エコノミークラス症候群）の原因となる．
- 血流が遅い部位で血栓が形成され，凝固因子の関与が大きいとされる．治療はワルファリンなどの抗凝固療法が用いられる．

▶Point

- 貧血の分類は赤血球指数で鑑別する．MCVが80 fL未満では小球性，80〜100 fLでは正球性，100 fLを超えると大球性に分類される．
- 高齢者では慢性腎臓病，持続する感染症，悪性腫瘍などの基礎疾患を有することが多く，二次性貧血が起こる原因となっている．
- 炎症性疾患ではWBCが増加する．好中球が増加するのは細菌感染症の場合が多い．
- WBCの減少は抗がん薬による骨髄抑制が知られ，感染のリスクが高まる．
- WBCの減少がみられる場合，白血球分画より好中球優位，リンパ球優位の確認が必要となる．
- リンパ球数増加の臨床的意義を確立するには，総白血球数に占めるリンパ球の割合（%）とリンパ球数の絶対値表示〔WBC×リンパ球の割合（%）〕が用いられる．
- PLTが減少する場合，骨髄抑制，免疫学的機序による破壊の亢進，凝固促進によるPLTの大量消費に分類し，検査を進めていく．
- RBC，WBC，PLTのすべての血球が減少する汎血球減少症が知られている．Hbの低下（男性12.0 g/dL未満，女性11.0 g/dL未満），WBC減少〔4.0（$10^3/\mu$L）未満〕，PLT減少〔100（$10^3/\mu$L）〕などから推定される．

（斉藤嘉禎）

⚜引用文献

1）金井正光監，奥村伸生ほか編：臨床検査法提要 改訂第34版．金原出版，2018．

2）日本臨床検査医学会ガイドライン作成委員会編：臨床検査のガイドライン JSLM2021．日本臨床検査医学会，2021．

3）日本鉄バイオサイエンス学会治療指針作成委員会：鉄剤の適正使用による貧血治療指針 改訂第3版．響文社，2015．

4）Bothwell TH：Iron requirements in pregnancy and strategies to meet them. Am J clin Nutr, 72（1 Suppl），257S-264S, 2000.

5）日本産科婦人科学会ほか編：産婦人科診療ガイドライン産科編2020．日本産科婦人科学会，2020．

6）American Academy of Pediatrics et al：Guidelines for perinatal care. 8th edition, AAP Publications, 2017.

7）厚生労働省：妊娠前からはじめる妊産婦のための食生活指針（令和3年3月）解説要項．〈https://www.mhlw.go.jp/seisakunitsuite/bunya/kodomo/kodomo_kosodate/boshi-hoken/ninpu-02.html〉

8）Patel KV：Epidemiology of anemia in older adults. Semin Hematol, 45：210-217, 2008.

9）青木定夫：リンパ球増多の鑑別診断．臨床雑誌内科，126：729-733, 2020．

10）令和4年度厚生労働行政推進調査事業費補助金エイズ対策政策研究事業 HIV感染症および血友病におけるチーム医療の構築と医療水準の向上を目指した研究班：抗HIV治療ガイドライン 2023年改訂版．

11）酒井和哉ほか：血栓性血小板減少性紫斑病（TTP）の病態，診断と治療．日内会誌，109：1355-1362, 2020．

12）Aster RH, et al：Drug-induced immune thrombocytopenia. N Engl J Med, 357：580-587, 2007.

13）日本臨床衛生検査技師会ほか：血液形態検査における標準化の普及に向けて．〈https://www.jamt.or.jp/data/〉

14）水口　雅ほか編：小児臨床検査ガイド 第2版．文光堂，2017．

15）稗田道成：経口抗凝固薬が処方される患者のからだ．Rp.+, 15：6～12, 2016．

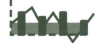

Chapter 1 　検査値から患者の状態を把握する

Test 7　電解質検査

▶ 電解質の検査を理解するための基礎知識

❶ 電解質とは

- 電解質（electrolyte）は水溶液中で解離し，正と負のイオンとなり電気伝導性を帯びる物質である．生体内の主要な電解質はナトリウム（Na），カリウム（K），クロール（Cl），カルシウム（Ca），リン（P）などから構成される．
- 電解質は主に細胞内液や細胞外液（血管内および細胞間質）に分布する．健常者では電解質濃度は一定に保たれるが，低Na血症，高K血症などの電解質異常は臨床のあらゆる病態でみられる．その原因は内分泌異常，腎機能障害，薬物の副作用などさまざまであるが，特異的な症状に乏しく，血液検査をして初めて気付くことがある．
- 電解質の分布は細胞内液と細胞外液で成分が大きく異なる．細胞内液にはK^+が多く，細胞外液の5倍以上の濃度が含まれる．一方，細胞内液のNa^+は細胞外液の1/10にすぎない．細胞内液と細胞外液の間にこれほどの濃度差があるのは，細胞膜にあるイオンチャネルやイオンポンプ（生体膜を通してイオンの能動・受動輸送を行う蛋白）によって電解質の移動を調節しているからである．
- 血清Caの99％は骨を構成するハイドロキシアパタイトに存在し，残りの1％が血液や細胞内，神経に分布する．2価イオンのCa^{2+}が生理活性を示す．2価イオンの測定は，煩雑であるため（→p.8），検査値は総Ca量（mg/dL）として表記される．

❷ 体液量の調整

1　体液区分

- 成人の体内水分量は体重のおよそ60％を占める．うち細胞内液が40％，細胞外液は20％（細胞間液15％，血漿5％）である．他に蛋白質が約20％，脂質が約15％，ミネラル成分は約5％である．水分の占める比率は年齢によって異なり，新生児では約75％，高齢者では約50％に低下する．
- ヒトの生命活動は，糖質，脂質，蛋白質の三大栄養素がエネルギー産生の供給源である．生命の維持に必要なエネルギー代謝は細胞内液で行われ，細胞内液での生命活動は，細胞を取り囲む細胞外液に守られている．細胞外液は循環血液量を一定にし，栄養素や酸素を細胞内に運び，老廃物や二酸化炭素（CO_2）を細胞外に運び出す役割をしている．
- 細胞外液に含まれる電解質やグルコースなどが一定の濃度範囲を維持することにより，細胞が正常に活動することができる．一方，水は細胞機能を維持するため，アクアポリンを介して細胞内

外を自由に移動することができる．アクアポリンは水チャネルと呼ばれ，細胞膜上の水の通り道である．

2 細胞外液量の測定

- 細胞外液量の測定は，細胞内に移行せず細胞外液中に分布しやすいイヌリン，マンニトール，チオ硫酸塩，ロダンナトリウムなどをトレーサー（標準物質）として，計算式から求める方法がある[1]．採血，遠心分離（血清分離），トレーサー静注および静注後の採血など操作が煩雑である．
- 細胞外液量の増加または減少を正確に測定できる有用な方法はなく[2]，患者の身体所見，理学所見，検査所見などを総合的に勘案して判定する．

3 細胞外液量増加

- 細胞外液の増加は体液量の過剰である．心不全，腎不全，ネフローゼ症候群，肝硬変などでみられる．浮腫，息苦しさ（呼吸苦），体重増加などの症状，溢水による呼吸不全（呼吸困難，湿性咳嗽，胸水貯留）などから複合的に判断される．
- 高度に体液が過剰になると，胸部X線画像の異常所見がみられる．肺水腫，胸水貯留，心拡大の可能性を考える．

4 細胞外液量減少

- 細胞外液量の減少は体液量の減少であり，体内の総Na量が減少していることを表す．脱水，嘔吐，下痢，出血，薬物（利尿薬，ACE阻害薬，抗アルドステロン薬，レニン阻害薬など）の服用などが原因となる．細胞外液量の減少は医師による診察，身体所見，検査所見などから複合的に判断される．
- 体液量が減少すると，血圧低下，脈拍増加，末梢循環不全がみられる．細胞間質液量も低下するため，口腔粘膜の乾燥，舌の乾燥，腋窩の乾燥，皮膚ツルゴール低下がみられる．皮膚ツルゴールは皮膚の張りを意味する．皮膚をつまみ，皮膚の戻る時間を測る触診を行うことで脱水の評価が可能である．
- 体液量等測定装置が市販されている．特定診療報酬が算定される医療機器である．総体液量，細胞外液量，脂肪量，筋肉量などが測定可能とされ，主にCKD患者における透析治療の分野で体液管理の評価に用いられている．

❸ 浸透圧と張度

- 血漿の浸透圧は，溶液中の全溶質の濃度である．なかでも主要な浸透圧物質はNa，グルコース，尿素窒素である．これらの濃度が高いほど血漿浸透圧も上昇する．
- 浸透圧維持のため，Naと水分はともに増加または喪失することが多い．たとえばNa過剰摂取では浸透圧が高くなり，口渇感を感じて水分を摂取する．血漿浸透圧の変化に対し，抗利尿ホルモン（ADH）が分泌され，尿細管での水分の再吸収が促進されて尿量が減少する．尿の濃縮や希釈により，生体は血漿浸透圧を一定にするはたらきがあり，尿量減少（尿濃縮）により尿浸透圧が上昇して血漿浸透圧は低下する．
- 浸透圧の維持は，水分摂取とADHを介して尿量により調節されるので，電解質代謝は水・電解質代謝と表すこともある．
- 浸透圧物質のグルコースは，体内での代謝回転が早いため，浸透圧に及ぼす影響は高濃度の場合

に限られる．一方，尿素窒素は細胞膜を自由に移動できるため，細胞内外に均等に分布し浸透圧格差が生じない．

❹ 細胞膜上の機能性蛋白質

- ヒトの細胞膜は脂質二重層からできた疎水性の膜である．内と外が隔てられ，水やイオンは透過できない．細胞膜上にはイオンや有機物を細胞内に取り入れ，不要物質を排出する特殊な装置が存在する．この装置は機能性蛋白質と呼ばれ，各種の受容体や輸送体，イオンチャネル，イオンポンプなどがその役割を果たす（図1-19）．
- ヒトを含むほとんどすべての動物の細胞膜には，ナトリウムポンプ（Na^+/K^+ ATPaseという）が存在する．ATPのエネルギーを使って濃度勾配に逆らってNa^+を細胞外に排出し，同時にK^+を細胞内に取り込んでいる．濃度勾配に逆らうので能動輸送と呼ぶ．
- ATPの消費により，Na^+の3個を細胞外に排出し，K^+の2個が細胞内に取り込まれ，差し引きすると陽イオンの不足により細胞内はマイナスになっている．
- Na^+は細胞内外の濃度勾配を利用して，細胞の活動に必須の糖やアミノ酸などを細胞内に取り込み，生命活動の根源になっている．
- イオンチャネルは生命に必須の膜蛋白質である．濃度勾配（電位差，濃度差）に逆らうことなく，イオン濃度の高い方から低い方へ受動輸送する．チャネルは透過できるイオンの種類が決まっており，Na^+はNa^+チャネル，K^+はK^+チャネルのように別々のチャネルを通る．このようにイオンチャネルの特性は，限られたイオンのみを通すので，イオン選択性があるという．他に，Ca^{2+}チャネル，Cl^-チャネルなどがある．
- イオンチャネルは膜電位に依存して開閉する電位依存性チャネルと，リガンドが結合して開くイオンチャネルがある．リガンドとは神経伝達物質やホルモンなどの化学的メッセンジャーの結合に応答してNa^+，K^+などのイオンが細胞膜を通過するように開くイオンチャネルのことである．

❺ 活動電位

- 細胞をおおう細胞膜は，表面が電気的にプラス，細胞内はマイナスになっており，細胞膜の内側と外側には電位差が生じている．これを膜電位といい，およそ－70mVに保たれている．膜電位はK^+の濃度勾配で発生する．

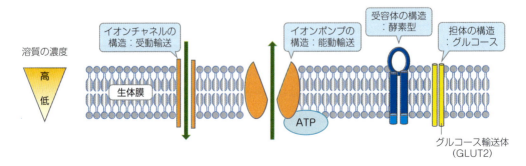

図1-19 細胞膜に発現するイオンチャネル，イオンポンプ，トランスポーター（担体），受容体

- 刺激を受ける前の負に帯電した膜電位を静止電位という．静止電位は興奮していない状態の膜電位である．静止電位が上昇することを脱分極，低下することを過分極という．
- 骨格筋や神経細胞は興奮性細胞と呼ばれる．刺激が与えられた細胞は，細胞外から細胞内へとNa^+が流入し，膜電位は負から正へと変化する．膜電位が正へ変化したとき，静止電位からの変化量を活動電位と呼ぶ．活動電位はNa^+が流れ込むことで発生する．静止電位から活動電位へ移ることを興奮という．
- 電位依存性Naチャネルは，筋肉や神経，神経内分泌細胞（ホルモンやその類似物質を分泌し，全身に分布する）を含む興奮細胞で活動電位の発生や伝播に関わっている．
- 興奮性細胞での膜電位の変化は，多くはCa^{2+}が細胞外から細胞内へ流入することによって発生する．たとえば骨格筋の収縮は，脊髄からのびた運動神経によって調節されるが，運動神経からのインパルス（電気的な信号）が神経終末部に達すると，細胞膜上に存在する電位依存性チャネルを通してCa^{2+}の流入が起こる．神経末端からはアセチルコリン（化学伝達物質）が分泌され，神経筋接合部の筋線維の膜に作用して活動電位（脱分極）を発生させ，興奮が伝達される．
- 興奮性細胞および他の組織でみられる電解質のはたらきを**表1-14**に示す．

表1-14　興奮性細胞・組織での電解質のはたらき

組織・臓器部位	関連する主な電解質	電解質のはたらき
筋肉（骨格筋・平滑筋）／心筋細胞の収縮	Ca^{2+}	・骨格筋線維が興奮して収縮する過程において，電位依存性Ca^{2+}が深く関与する． ・心筋細胞の収縮機構は，トロポニンにCa^{2+}が結合すると，ミオシンとアクチンが結合して筋収縮が起こる． ・平滑筋の収縮は細胞質のCa^{2+}濃度の上昇によって引き起こされる．
骨の造成	Ca^{2+}	・副甲状腺ホルモンやカルシトニンなどのホルモンの作用により，血中Ca^{2+}は常に同じ濃度に維持されている． ・消化管から吸収されたCa^{2+}と，腎臓において活性化されたビタミンDが協調して骨芽細胞を刺激する．
血液凝固過程	Ca^{2+}	血液凝固カスケードにおいて，Ca^{2+}の存在下で血液凝固が成立する．Ca^{2+}は血液凝固過程における第Ⅳ凝固因子である．
神経細胞（軸索）	Na^+，K^+	・神経細胞の細胞膜にはナトリウムポンプが存在し，細胞内外でイオン分布に差があるため，膜内外では電位差が生じている． ・神経細胞が活動するとき，細胞膜上のNa^+チャネルが開き，多くのNa^+が細胞内に流れ込み，細胞内はプラス電位に変化する．瞬間的に膜電位が逆転して脱分極の状態となる．イオンの流れによって生じた電気信号（活動電位）は軸索での興奮の伝導へとつながり，シナプス終末部に向かって進む． ・神経細胞では活動電位という形でシグナルが伝達される．神経終末ではアセチルコリンが生成される．末梢神経系では運動神経の神経筋接合部，交感神経および副交感神経の筋前線維の終末，副交感神経の筋後線維の終末などのシナプスで伝達物資としてはたらく．
胃液の作用	Cl^-	壁細胞から分泌されたHCl（$H^+ + Cl^-$）は，主細胞からのペプシノゲンをペプシンに変換する．Cl^-は細胞外液量の維持にも関与する．
生体の緩衝系	HCO_3^- HPO_4^{2-}	酸と塩基のバランスを保とうとする仕組みを酸・塩基平衡という．体内では酵素による代謝が行われ，細胞外液や血液のpHは酵素活性が最大となる7.40 ± 0.05に維持されている．pHの変動を細小にするため，肺からCO_2の排出，腎臓からH^+の排出およびHCO_3^-（重炭酸イオン）を分泌する．

6 主な電解質異常

1 高ナトリウム（Na）血症

- 高Na血症は血清Na濃度が145mEq/L以上の場合をいう．
- Naは細胞外液の浸透圧を形成する主要な陽イオンである．体内のNa量は，食事からの摂取と腎臓からの排泄によってバランスが保たれている．高Na血症は低Na血症と比較するとその頻度は低い[3]．
- 高Na血症の主な原因は，①体内のNa過剰（Na負荷），②細胞外液量〔自由水（または低張液）〕の喪失である．細胞外液は組織液，組織間液，血漿，リンパ液，脳脊髄液などから構成される．細胞外液量の減少に伴う高Na血症は，Naよりも大量の水分喪失により生じる．自由水とは電解質を含まない水分であり，純水のことである．
- 低張性体液の喪失も高Na血症の原因となる．低張性体液の喪失は，下痢，嘔吐，発汗過多などの腎外性水喪失でみられる．
- 高Na血症では口渇感が生じて水分を摂取する行動がみられる．高齢者，人工呼吸器管理患者，乳幼児では自由に水を飲むことができず，高Na血症に陥ることがある．

2 低ナトリウム（Na）血症

- 低Na血症は血清Na濃度が135mEq/L未満の場合をいう．
- 低Na血症は，日常診療でみられる電解質異常のなかで最も多いものの一つである．
- 低Na血症は，体内の総Na量に対し体内の総水分量が過剰になっており，相対的に水分量が多くなっている病態である．そのため，必ず浸透圧を測定するが，本当に低いのか，正常なのか，または高いのかを事前に調べることが大切である．
- 低Na血症は血漿浸透圧に基づいて，高張性，等張性および低張性に区分される．

高張性低Na血症

- 高張性低Na血症は，糖尿病による高血糖や，血漿浸透圧に影響を及ぼす輸液（マンニトール，グリセロールなど）により細胞内外の浸透圧に差が生じ，細胞内から細胞外へ水が移動する．その結果，細胞外液量が増加して相対的水過剰となり低Na血症となる．

等張性低Na血症（偽性低Na血症）

- 血漿浸透圧が正常でもNaが低いことがある．血漿中に脂質や蛋白質濃度が増加すると，その影響を受けて血漿成分が増加する．水分以外の血液容積が増えるため，見かけ上血清Na濃度は低下する．そのため，実際の血清Na濃度を測定すると正常なので，偽性低Na血症[4]と呼ばれる．
- 脂質異常症（高度），多発性骨髄腫，マクログロブリン血症など，血漿異常蛋白の増加で等張性低Na血症がみられる．

低張性低Na血症

- 低張性低Na血症は，血漿浸透圧の低下がみられ280mOsm/L以下となる．血漿張度の低下により水分が細胞内に移動して細胞外液量が減少している状態である．
- 生体は張度を一定に保つため，水分の出納を調節しており，体内の総Na量が細胞外液量を決定する．低張性低Na血症は，血漿張度の低下により水が細胞内に移動し，細胞外液量はさらに減少していく．

- 低張性低Na血症は細胞外液量により減少，正常，増加の3つの型に細分される．血清Na濃度が低下しても症状に乏しく，鑑別するには尿中Na濃度とFENA（%）の検査（→p.113）が必要となる．

③ 高カリウム（K）血症

- 高K血症は血清K濃度が5.0mEq/L以上の場合をいう．

- 高K血症の主な原因は，①Kを多量に含む食品（バナナ，メロンなどの果実，豆類，イモ類，野菜など）の摂取，②Kの細胞外への移行（細胞外シフト），③腎臓からの排泄障害（腎性のK貯留），④偽性高K血症，である．

- 高K血症は，慢性腎臓病（CKD）などによる腎臓からのK排泄障害が多い[5]．腎尿細管の最後の部分は集合管である．集合管ではナトリウムポンプ（Na^+/K^+ ATPase）にアルドステロン（副腎皮質ホルモン）が作用すると，Naの再吸収が促進され電位差によりKが排泄される．

- 腎臓でのK排泄調節は，アルドステロンの作用により主に遠位尿細管と集合管で行われているが，腎不全では，集合管でのK分泌が抑制されるため高K血症をきたす．

- 細胞外シフトは，細胞内からKが流出して高K血症の原因となる．たとえば溶血した赤血球，横紋筋融解症での筋細胞の破壊，インスリン枯渇による高血糖などでみられる．

- インスリンは血中のグルコースとKを同時に細胞内に取り込む作用がある．グルコース・インスリン療法（GI療法）は，インスリンとグルコースを同時に投与して血中K濃度を下げ，高K血症の治療に用いられる[6,7]．

- 高K血症は適切な治療が行われないと，致死的な不整脈をきたす可能性がある．血清K濃度が6.5mEq/L以上になると，心電図波形の異常（テント状T波，P波の減高または消失，QRS間隔の延長など）がみられるようになり不整脈が起きやすくなる．筋脱力症状があるときは緊急性が高い．

- 偽性高K血症は，採血手技などの不手際による人為的な場合と，血液成分の異常でみられる場合に大別される．強い陰圧をかけて採血を行うと，採血中に溶血を起こし，細胞内からKが逸脱して，血清K値が上昇する．また，駆血帯を強く巻き，末梢の細い静脈から時間をかけて採血した場合も同様の現象が起こる．血液成分の変化により偽性高K血症を生じる場合もある．白血球数増多〔50.0（$10^3/\mu L$）以上〕，血小板数増多〔1,000（$10^3/\mu L$）以上〕などでみられる．原因は血球から漏れたKが血清中に移動して高K血症となる．

- 薬物による高K血症は頻度が高い（→p.117，異常値を示す代表的な疾患参照）．

④ 低カリウム（K）血症

- 低K血症は血清K濃度が3.5mEq/L未満の場合をいう．

- 低K血症の主な原因は，①K摂取量の不足，②腎外性の喪失（嘔吐，慢性の下痢による消化管からの喪失），③腎性の喪失（利尿薬投与，代謝性アルカローシス，尿細管性アシドーシス，糖尿病性ケトアシドーシス），④細胞内へのKの移動，である．

- CKDでは腎機能の低下に伴い，代謝性アシドーシスが出現する．代謝性アシドーシスは酸の産生過剰または腎からの排泄低下，およびHCO3⁻（重炭酸イオン，アルカリ成分）の分泌低下により酸血症になっている状態である．代謝性アシドーシスは，腎臓の尿細管障害が原因となって起こるので尿細管性アシドーシスといい，糖尿病性ケトアシドーシスとともに低K血症になりやすい．

- 生体はアシドーシスに陥ることがないように，大量の酸を処理する緩衝系が備わっている．CO_2 そのものは酸ではないが，水に溶けると$CO_2 + H_2O \Leftrightarrow HCO_3^- + H^+$となり，水素イオン［$H^+$］の放

Chapter 1　検査値から患者の状態を把握する

出は酸の存在を意味する．CO_2は酸であるが呼吸により排出される．細胞内で産生されるリン酸や硫酸は酸性物質であり，有害な代謝産物として腎臓から排出される．

- シェーグレン症候群は，腎合併症例では尿細管間質病変を起こすことが知られており[8]，尿細管性アシドーシスを伴う膠原病である．主に腎臓の髄質が障害され，遠位尿細管でのH^+の排泄障害が基本病態である．シェーグレン症候群には，周期性四肢麻痺を初発症状とする低K血症が知られている[9]．

- クッシング症候群は代謝性アルカローシスを示す疾患である．アルドステロンの過剰な分泌により，低K血症を呈する．アルドステロンは副腎から分泌され，Na（塩分）を体内に保持し代わりにKを体外に排出して血圧調節にはたらく．代謝性アルカローシスは，アルドステロンの上昇，Kの欠乏，高CO_2血症，Cl^-の欠乏などにより，HCO_3^-濃度が上昇している状態である．

- 低K血症では心電図で特徴的なU波がみられるが，緊急性の程度は高K血症より低い[10]．

- 薬剤による低K血症もある．インスリン，気管支拡張薬・喘息治療薬のサルブタモール，テルブタリンは血液（細胞外）から細胞内にKの移行を促進し，低K血症の原因となる．これらの薬剤はNa^+/K^+ ATPaseを活性化し，低K血症を増悪させるおそれがある．

- ファンコーニ症候群は，電解質異常，アミノ酸尿，腎性尿糖，リン酸尿，尿細管性アシドーシス，低分子蛋白尿など，近位尿細管で再吸収される物質が尿中に過度に喪失される疾患群である．ファンコーニ症候群は薬剤の服用によって発症することもある．原因薬剤には，抗腫瘍薬のイホスファミド，シスプラチンなどがあり，代謝性アシドーシス，低K血症，腎性尿糖，急性腎障害を呈することがある[11]．

- 白血病など白血球増加症では，採血後の検体を放置することにより，Kが血清から白血球に取り込まれ，偽性低K血症を呈することがある．

- Kは多くの食品に含まれ，普段の生活のなかで低K血症になることはまれである．

5 高カルシウム（Ca）血症

- 高Ca血症は血清濃度が$10.5\,\mathrm{mg/dL}$以上の場合をいう．

- 血清Ca濃度は，副甲状腺ホルモン（PTH）と活性化ビタミンDの作用により上昇し，カルシトニンにより低下する．

- 高Ca血症の主な原因は，①PTHの過剰分泌（原発性副甲状腺機能亢進症，骨吸収の亢進），②活性化ビタミンDの作用過剰（腸管でのCa吸収の亢進），③遠位尿細管での再吸収亢進（サイアザイド系利尿薬の投与）などである．

- 副甲状腺は副甲状腺ホルモン（parathyroid hormone；PTH）を分泌する米粒大の臓器であり，上皮小体とも呼ばれる．PTHは体内のCaバランスを保つホルモンである．

- 原発性副甲状腺機能亢進症は，副甲状腺自体の異常によってPTHが過剰に分泌される疾患である．血中Ca濃度の上昇が特徴である．

- PTHは血中Ca濃度が低下すると，骨に作用してCaを放出させ（骨吸収促進），腎臓では排出されるCaを取り戻すはたらきをもつ（骨吸収促進，**図1-20**）．骨吸収の促進により骨破壊が進み，骨密度の低下により骨粗鬆症となって骨折しやすくなる．

- PTHは腎臓でCa^{2+}を再吸収することが知られている．PTHは遠位尿細管でのNa^+/Ca^{2+}交換輸送体に作用し，Ca^{2+}の再吸収を亢進して血中Ca濃度を高める働きがある．

108

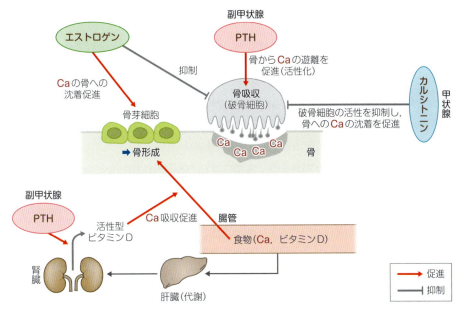

図 1-20　血清カルシウム濃度の調節

- 活性型ビタミン D は腸管からの Ca 吸収を高め，骨石灰化を促進して骨密度を増加させる．
- 頻度は少ないが，Ca の過剰摂取で高 Ca 血症をきたすことがある．また，Ca 製剤と併用することによる医原性の高 Ca 血症が知られている．高 Ca 血症では倦怠感，食欲不振，多尿がみられるが特異性は低い．

6 低カルシウム（Ca）血症

- 低 Ca 血症は血清濃度が 8.5 mg/dL 未満の場合をいう．
- 低 Ca 血症の主な原因は，①腎不全による活性化ビタミン D 作用の低下，②PTH 分泌不全による副甲状腺機能低下症によるものが多い．
- 長期臥床・低栄養（低 ALB 血症）に基づく日光被爆の減少（ビタミン D 作用低下）および Ca 摂取不足でも低 Ca 血症がみられる．よくみられる低 Ca 血症の原因の多くは慢性腎臓病（CKD）である．
- CKD では Ca 調節機構が異常となり，尿中に排泄される Ca 量が増加するため，低 Ca 血症となる．異常となる主因は，下記に示す①〜③の各機能の低下による．
  ①PTH による遠位尿細管からの Ca 再吸収，②近位尿細管での活性型ビタミン D 合成，③腸管からの Ca 吸収，なかでもビタミン D の活性化障害が多い[12]．
- 低 Ca 血症が顕著になるのは CKD ステージの G4 以降（GFR＜30 mL/分/1.73 m^2）とされる[13]．
- PTH 分泌の低下による低 Ca 血症は副甲状腺機能低下症である．遺伝子異常，免疫異常，頸部の手術後にみられ，難病に指定されている．低 Ca 血症によるテタニー，手足のしびれ，喉頭けいれん，全身けいれんなどの症状が現れる．
- 薬剤による低 Ca 血症が知られている．ループ利尿薬，骨吸収阻害薬，プロトンポンプ阻害薬，Ca キレート剤（クエン酸，ホスカルネットなど）などが代表的である．
- 近年，免疫チェックポイント阻害薬による副甲状腺機能低下症が報告されている．免疫機序を介

Chapter 1 検査値から患者の状態を把握する

した副甲状腺の炎症が原因と推測されている[14, 15].

7 高リン（P）血症

- 高P血症は血清濃度が4.7 mg/dL以上の場合をいう.

- 生体内に分布するPの大半は，Caとともにヒドロキシアパタイト（リン酸Caと水酸化Caの複合体，骨の構成成分）として骨に蓄えられている．残りはPを含むリン酸エステルの形でリン脂質を構成し，コレステロールとともに細胞膜の必須成分である．さらに，細胞内ではアデノシン三リン酸（ATP），DNAなどの核酸塩基の構造成分である.

- Pは血清中の主要な陰イオンであるが，実際には$H_2PO_4^-$やHPO_4^{2-}などのリン酸塩を形成し，これらの無機Pが臨床検査の測定対象となる.

- 高P血症の主な原因は，①腸管からのリン酸吸収の増加，②骨・細胞内から細胞外への移動，③腎機能障害による排泄低下，である．頻度は多くが③である.

- ②による高P血症の原因として，腫瘍崩壊症候群が知られている[16]．Pは細胞外液中に比べ細胞内に多く含まれるミネラルである．悪性腫瘍（急性白血病，悪性リンパ腫など）の治療の際，腫瘍細胞が急速に死滅（崩壊）することにより，腫瘍細胞内から大量のPやKなどの電解質，核酸が放出されるため，高P血症となる．同様に，横紋筋融解症では骨格筋組織の破壊により，細胞内の電解質や細胞内成分が血漿中に放出されて高P血症を呈する.

- CKDに伴いGFRが低下すると，腎機能の低下により血漿中のPが排泄されずに高P血症となる．高P血症ではビタミンD代謝の異常，低Ca血症を呈し，PTHが過剰に分泌されて骨折しやすくなる．このような病態をCKDに伴う骨・ミネラル代謝異常（CKD-MBD）という（→p.120，Advanced Lecture）.

- 高P血症はCKD患者の予後悪化の要因であり，血清Pの検査値上昇は，腎不全の進行リスクと関連する[17, 18]．血清P濃度の管理目標値は，正常範囲内を目標として高P血症の治療が行われる[13]．高P血症ではCaと結合してリン酸カルシウム結晶となり，皮膚などの軟部組織や血管石灰化が起こることがある.

- 食品添加物のpH調整剤，酸味料，乳化剤などは，リン酸塩由来の無機Pが含まれている．コンビニやスーパーマーケットなどで販売されている加工食品（ハム，ソーセージ，かまぼこなど），ファストフード，冷凍食品，カップ麺，おにぎりなどにPが多く含まれている可能性がある．腎臓のはたらきが低下すると，Pの排泄も低下するので，Pの過剰摂取に気遣うことが大切である.

8 低リン（P）血症

- 低P血症は血清濃度が2.7 mg/dL未満の場合をいう.

- 低P血症の主な原因は，①腸管からのリン酸吸収の低下（栄養不良），②細胞外から骨・細胞内への移動，③腎臓からの排泄増加（再吸収低下，腎性によるP喪失）である．普段の生活において，ビタミンDの作用不足がなければPの摂取不足に陥ることはまれである.

- 低P血症の原因の一つに急性呼吸性アルカローシスが知られている．動悸や過呼吸により，低CO_2状態（CO_2は酸の基）に陥り，血漿pHがアルカリ側に傾き解糖系の酵素活性の上昇により，血中Pが細胞内に移行して低P血症となる.

- 糖尿病性ケトアシドーシスの患者にインスリン治療を行うと，グルコースとともにKやPが細胞内に取り込まれ低P血症となる.

110

- 腎臓からのP喪失は，さまざまな疾患が知られている．尿細管でのPの再吸収に重要な作用をもつのは副甲状腺ホルモン（PTH）である．原発性副甲状腺機能亢進症では，尿細管でのPの再吸収減少により，尿中へのP排泄が増加するため，低P血症となる．
- Refeeding症候群[19]は，慢性の低栄養状態の患者に対し，栄養を投与（再栄養）すると低P血症を呈し，危険な状態となる．低栄養状態では，インスリン分泌の減少，肝臓グリコーゲンの枯渇，副腎皮質ホルモンの分泌亢進，解糖系と脂肪新生が停止する．このような患者に対し，急速に栄養を投与すると，増加したインスリンによって水，糖，K，P，Mgなどの電解質が細胞内流入し，低P血症となる．P不足はATP産生を減少させ，エネルギー失調となる．急激な血清P値の低下が意識障害，心不全，呼吸不全の原因となり死に至ることがある．
- 低P血症を伴う遺伝性低P血症性くる病/骨軟化症が知られている．くる病は成長期に発症したときの呼称であり，成長後は骨軟化症という．遺伝性低P血症性くる病/骨軟化症は，繊維芽細胞増殖因子（fibroblast growth factor 23：FGF23）の過剰産生が原因である[20]．FGF23は251個のアミノ酸からなる糖蛋白である．主に骨細胞や骨芽細胞から分泌され，血中P濃度を低下させるホルモンである．FGF23は新たに保険収載された検査である．主に，FGF23関連低リン血症性くる病/骨軟化症の診断または治療効果判定に用いられる．

押さえておきたい基本的な検査

❶ よくみられる電解質異常

1 血清ナトリウム（Na）

検査の目的は？

- 水電解質代謝の恒常性は，狭い範囲のなかで調整されており，恒常性の破綻により水電解質異常が現れる．血清Naの濃度異常は，浮腫などの体液過剰症状，尿量異常，利尿薬投与時などで検査が行われる．
- 血漿浸透圧はNa濃度に大きく依存する．血清Na濃度から体内の水分調節や細胞浸透圧の異常，酸塩基平衡の異常が疑われるときに検査を行う．

どんな検査？

- 低Na血症は心不全による入院の独立したリスク因子である．心不全患者における基本的検査[21]に含まれる．
- 腎臓は体内の体液量やイオンバランスの調節，体に必要なミネラルの体内への取り込みを担っている．尿の電解質濃度と排出量を調べることにより，低Na血症における腎性喪失と腎外性喪失の鑑別は重要である．両者の鑑別に尿Na濃度とFENaの検査を追加して判定する．
- 低Na血症は血漿浸透圧に基づいて，高張性，等張性，低張性に分類される．低Na血症は細胞外液量により，低下型，正常型，増加型に細分される．細胞外液量の低下または増加のない病態を抗利尿ホルモン不適合分泌症候群（SIADH）といい，細胞外液量が増加する疾患との間に鑑別が必要になる．

高Na血症の判定に必要な検査

- 高Na血症は血漿張度の上昇により，血漿浸透圧は常に高値を示す．主要な病態は，水分喪失による細胞外液量の低下である．水分喪失の経路は腎性，腎外性に分けられ，その鑑別に尿Na値を測定する．

［判定基準］

- 腎性による細胞外液量喪失：尿Na値＞20mEq/L

  原因となる疾患等：急性尿細管壊死など腎性による場合は，Na再吸収の低下により尿Na値は上昇する．

- 腎外性による細胞外液量喪失：尿Na値＜10mEq/L

  原因となる疾患等：脱水や出血など腎前性による場合，尿細管でのNa再吸収は影響を受けず，高Na血症となる．原発性アルドステロン症，クッシング症候群における副腎皮質ホルモンの過剰分泌では体内Na量が増加して高Na血症を呈する．

低Na血症の判定に必要な検査

- 低Na血症は血漿浸透圧に基づいて，高張性，等張性，低張性に区分される．
- 高張性低Na血症の血漿浸透圧は295mOsm/L以上を示す．低張性低Na血症では，血漿浸透圧の低下がみられ280mOsm/L以下となる．両者の間を等張性低Na血症という[22]．
- 低張性低Na血症は細胞外液量の状態によって，低下型，正常型，増加型に細分される（図1-21）．細胞外液量そのものを正確に判定することは難しいため[23]，腎性または腎外性によるNa喪失を考慮して検査を進める．さらに，体液量，血漿浸透圧，尿浸透圧など，他の検査も含めて総合的な判断が必要となる．

細胞外液量低下型（欠乏型の低Na血症）

- 細胞外液量低下型は，さらに腎性，腎外性に分けられる．これらの鑑別には尿Na濃度，ナトリウム排泄率（FENa）の検査が追加される．

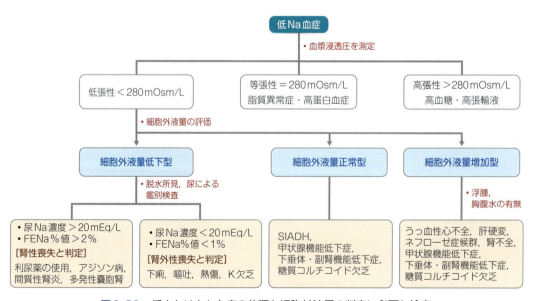

図1-21　低ナトリウム血症の分類と細胞外液量の判定に必要な検査

[判定基準]

- 腎性Na喪失の場合：尿Na濃度＞20mEq/L，FENa％値＞2％

　　原因となる疾患等：利尿薬の使用，副腎不全（アジソン病），間質性腎炎，多発性嚢胞腎，急

　　　　　　　　　　　性尿細管壊死に伴う急性腎不全，Bartter症候群（先天性尿細管機能障害）

- 腎性喪失は近位尿細管障害により，Naと水が尿中に喪失し，細胞外液量が減少する．Naの喪
失が水の喪失を上回るため低Na血症をきたす．急性腎不全などの塩類喪失性腎症は，Na再吸
収障害により尿Na排泄が増加する[24]ため，低Na血症が生じる．

- 腎外性Na喪失の場合：尿Na濃度＜20mEq/L，FENa％値＜1％

　　原因となる疾患等：下痢，嘔吐，胃液吸引，火傷，K欠乏，過去の利尿薬使用など

ナトリウム排泄率（FENa）

- 電解質の調節をする臓器は腎臓である．尿中に含まれる電解質濃度を測定すると，病態把握に有
効である．

- 排泄率（fractional excretion；FE）は，腎からの不適切な電解質の排出が続いているかを調べる検
査である．FEは糸球体で濾過された物質が，その後尿細管で再吸収または分泌を受け，最終的に
尿中に排泄される割合を示す．クリアランスされる物質がNaの場合はFENaと表記し，その排泄
率はFENa（％）である．クリアランス物質がKの場合，排泄率はFEK（％）となる．

- FENaの基準値はGFRの影響を受けるため，クレアチニンクリアランスで代用すると，下記の式
からNaの1日排泄量を推定することができる．なお，随時尿を用いるので，1日クレアチニン
（Cr）排泄量が1gであることを前提条件とする．

$$FENa = [（尿Na濃度／血清Na濃度）／（尿Cr濃度／血清Cr濃度）] \times 100$$

[判定基準]

- FENa基準値：1〜2％
- FENa低下の場合：腎臓からの排泄障害を疑う
- FENa上昇の場合：Kの過剰摂取の可能性を疑う[25]

- FENaは急性腎不全（AKI）が疑われる場合，腎性，腎外性に分類し，より早期に腎障害をとらえ
るための有用な検査であるが，腎機能低下によりGFR値が減少すると，FEは計算上高くなるの
で注意を要する．

細胞外液量正常型

- 低Na血症のなかで，細胞外液量の減少または増加のない病態が知られている．このタイプの代表
例は不適切ADH分泌症候群（SIADH）である．

- SIADHは，下垂体から不適切に抗利尿ホルモン（バソプレシン）が分泌され，腎集合管で水の再
吸収が持続している状態である．細胞外液量がほぼ正常な甲状腺機能低下症，副腎不全などと類
似した病態を示すため，SIADHを診断するには他の検査を行って鑑別が必要となる．

[判定基準]

- SIADHの診断基準を**表1-15**[26]に示す．
- 原因となる疾患等：SIADH，甲状腺機能低下症，粘液水腫，下垂体・副腎機能低下症，多飲など

Chapter 1　検査値から患者の状態を把握する

表1-15　SIADHの診断基準

Ⅰ．主症候
脱水の所見を認めない．

Ⅱ．検査所見
1.　血清Na濃度は135mEq/Lを下回る． 2.　血漿浸透圧は280mOsm/kgを下回る． 3.　低Na血症，低浸透圧血症にもかかわらず，血漿バソプレシン濃度が抑制されていない． 4.　尿浸透圧は100mOsm/kgを上回る． 5.　尿中ナトリウム濃度は20mEq/L以上である． 6.　腎機能正常． 7.　副腎皮質機能正常．

Ⅲ．参考所見
1.　倦怠感，食欲低下，意識障害などの低Na血症の症状を呈することがある． 2.　原疾患（「SIADHの原因」参照）の診断が確定していることが診断上の参考となる． 3.　血漿レニン活性は5ng/mL/h以下であることが多い． 4.　血清尿酸値は5mg/dL以下であることが多い． 5.　水分摂取を制限すると脱水が進行することなく低Na血症が改善する．

Ⅳ．鑑別診断
低Na血症を来す次のものを除外する． 1.　細胞外液量の過剰な低Na血症：心不全，肝硬変の腹水貯留時，ネフローゼ症候群 2.　Na漏出が著明な細胞外液量の減少する低Na血症： 　　原発性副腎皮質機能低下症，塩類喪失性腎炎，中枢性塩類喪失症候群，下痢，嘔吐，利尿薬の使用 3.　細胞外液量のほぼ正常な低Na血症：続発性副腎皮質機能低下症（下垂体前葉機能低下症）

診断基準
確実例：ⅠおよびⅡのすべてを満たすもの．

SIADHの原因

中枢神経系疾患
髄膜炎，脳炎，頭部外傷，くも膜下出血，脳梗塞・脳出血，ギラン・バレー症候群
肺疾患
肺腫瘍，肺炎，肺結核，肺アスペルギルス症，気管支喘息，陽圧呼吸
異所性バソプレシン産生腫瘍
肺小細胞癌，膵癌
薬剤
ビンクリスチン，クロフィブレート，カルバマゼピン，アミトリプチン，イミプラミン，SSRI（選択的セロトニン再取り込み阻害薬）

（文献26より転載）

> **細胞外液量増加型（浮腫性の低Na血症）**

- 細胞外液量増加型でも尿Na濃度を測定し，腎性または腎外性によるNa喪失を考慮して検査を進める．腎不全と他の浮腫性疾患との鑑別を目的とする．

- 細胞外液量増加型の身体所見は，浮腫，胸腹水の貯留，溢水がみられる．浮腫性疾患には，心不全，腎不全，ネフローゼ症候群，肝硬変などが知られ，血管外の間質液と体内の総Na量が増加した状態である．

- 心不全，非代償性肝硬変は細胞外液量の増加がみられる．腎血流量が低下（血管を流れる有効循環血液量の低下）すると，ADH分泌亢進が起こり尿細管での再吸収が亢進される結果，尿Na排泄量は低下する．

114

Test 7 電解質検査

- 腎不全ではGFR低下，尿量の減少により尿Na濃度が上昇しやすい．水，Na排泄障害による尿希釈障害が相対的に水過剰を生み出している．

［判定基準］

- 腎性喪失の場合　：尿Na濃度＞20mEq/L

    原因となる疾患等：腎不全

- 腎外性喪失の場合：尿Na濃度＜20mEq/L

    原因となる疾患等：うっ血性心不全，ネフローゼ症候群，肝硬変，消化管からの出血 など

共用基準範囲

- 血清Naの共用基準範囲は138～145mEq/Lである．

異常値を示す代表的な疾患

異常値	代表的な疾患
高値	口渇中枢の障害（腫瘍や手術後），原発性アルドステロン症，クッシング症候群，フレイルによる飲水困難，尿崩症，発汗の増加，加齢による口渇感の低下 【薬物による影響】 脳圧降下を目的としたグリセオール・マンニトールの投与，アムホテリシンB，V2受容体拮抗薬，デメクロサイクリン
低値	【細胞外液量が減少している場合】 ●腎外性：嘔吐，下痢，脱水症，熱傷など ●腎性：間質性腎炎，副腎不全など 【細胞外液量がほぼ正常の場合】 ●甲状腺機能低下症，副腎不全，SIADH，多飲など 【細胞外液量が増加している場合（浮腫型低Na血症）】 ●浮腫性疾患（ネフローゼ症候群・うっ血性心不全・肝硬変など），急性腎不全，慢性腎不全など 【薬物による影響】 利尿薬（チアジド系，ループ系），カルバマゼピン，クロルプロパミド，スルホニル尿素薬，クロフィブラート，ビンクリスチン，シスプラチン，アンジオテンシン変換酵素阻害薬（ACEi），プロトンポンプ阻害薬（PPI）*

＊：プロトンポンプ阻害薬（PPI）は重大な副作用として低Na血症が知られている．異常が認められた場合は投与を中止し，適切な処置を行うこととされている[27]．

2 血清カリウム（K）

検査の目的は？

- 血清K濃度が高値（6.0mEq/L以上）を示す場合，緊急処置の必要性を検討する．

- 低K血症では24時間蓄尿中のK排出量（mEq/日）を同時に測定し，腎外性および腎性によるK喪失の鑑別に用いる．

- 血漿K濃度，血清K濃度の両者を測定し，乖離がみられるときは偽性高K血症の疑いをもって検査を進める．

どんな検査？

高K血症の判定に必要な検査

- 高K血症の主要な原因は，腎機能低下による排泄障害である．病態の鑑別には通常の腎機能検査のほか，24時間蓄尿による1日当たりの尿K総排泄量やFEK（K排泄率）および尿細管カリウム濃度勾配（TTKG）などの検査が行われる．本項では1日当たりの尿K総排泄量，FEKによる鑑別法を述べる．

- 1日当たりの尿K総排泄量（mEq/日）

115

Chapter 1　検査値から患者の状態を把握する

［判定基準］

- 健常者：40〜80 mEq/日
- 体外への排泄減少の場合：1日当たりの尿K総排泄量＜20 mEq

  原因となる疾患等：腎不全，尿細管性アシドーシス（糖尿病，間質性腎炎，SLEなど）
- 細胞内から細胞外へのシフトの場合：1日当たりの尿K総排泄量＞20 mEq

  原因となる疾患等：横紋筋融解症，周期性四肢麻痺（高K性），赤血球の崩壊
- FEKはFENaと同様の意義をもつ．クリアランス物質がNaからKに変わったものと考えてよい．

$$FEK（\%）=（尿K濃度／血清K濃度）÷（尿Cr濃度／血清Cr濃度）×100$$

［判定基準］

- FEK基準値：10〜20%
- FEK低下：腎臓からの排泄障害を疑う
- FEK上昇：Kの過剰摂取の可能性を疑う[25]

- 検体の取り扱いの不備による高K血症を偽性高K血症という．採血に時間がかかりすぎて起こる溶血，または血清未分離のまま長時間放置することによって起こる．医療者または検査受託会社において，検体が正しく取り扱われなかったことが主な原因である．
- 偽性高K血症は測定結果の大きな誤差要因となり，アーチファクト（人工的産物）と呼ばれる．
- 白血球数増多＞50.0（$10^3/\mu L$），血小板数増多＞1,000（$10^3/\mu L$）などでも偽性高K血症がみられる．採血後，検体中の細胞から放出されたKによるもので，心電図の波形には変化を認めない．

低K血症の判定に必要な検査

- 低K血症の原因の一つに，体外への排泄増加が知られている．腎性または腎外性によるK喪失を考慮して検査を進める．
- 24時間蓄尿を用いて1日当たりの尿K総排泄量（mEq/日）を検査する．体外への排泄量増加から「腎性K喪失」と「腎外性K喪失」を鑑別することができる．なお，腎性のK喪失が疑われる場合，高血圧の有無，レニン・アルドステロン濃度の変化，血漿重炭酸（HCO_3^-）濃度の変化，尿中Cl排泄量の変化などを参考にして原疾患の鑑別を行う．

［判定基準］

- 1日当たりの尿K総排泄量

  健常者：40〜80 mEq/日
- 腎性K喪失の場合：尿K総排泄量＞20 mEq/日

  原因となる疾患等：代謝性アルカローシス，尿細管性アシドーシス，糖尿病性ケトアシドーシス，遺伝子変異による先天性尿細管機能障害（Barter症候群，Gitelman症候群），腎性高血圧，薬剤の使用（シスプラチン，アミノグリコシド，利尿薬）など
- 腎外性K喪失の場合：尿K総排泄量＜20 mEq/日

  原因となる疾患等：大量の嘔吐，慢性の下痢・腸瘻，ドレナージ，サードスペースへの移動，発汗など

116

Test 7 電解質検査

共用基準範囲
- 血清Kの共用基準範囲は男女ともに3.6〜4.8mEq/Lである.

異常値を示す代表的な疾患

異常値	代表的な疾患
高値	急性・慢性腎不全*(腎からの排泄量低下),副腎不全(鉱質コルチコイド欠乏),組織崩壊(K負荷),横紋筋融解症,代謝性アシドーシス,K過剰摂取 【薬物による影響】 アルドステロン拮抗薬(スピロノラクトン),K保持性利尿薬(トリアムテレン),ACE阻害薬,ARB,NSAIDs,抗腫瘍薬による細胞の崩壊,保存血の大量輸血
低値	嘔吐・下痢による喪失,熱傷,代謝性アルカローシス,腎からの喪失(尿細管性アシドーシス),クッシング症候群,原発性アルドステロン症,Bartter症候群,周期性四肢麻痺,K摂取不足(極端な偏食,食事摂取量の減少等) 【薬物による影響】 利尿薬(チアジド系,ループ系),アムホテリシンB,フェナセチン,シスプラチン,ゲンタマイシン,下剤の乱用,インスリン投与,重炭酸ナトリウム,甘草を含む漢方薬,グリチルリチン製剤

*:CKD(ステージG3b以降)では,血清K値を4.0mEq/L以上5.5mEq/L未満にすることが推奨されている[28].

3 血清カルシウム(Ca)

検査の目的は?
- 骨や血中のCa濃度は,副甲状腺ホルモン(PTH),活性型ビタミンD,カルシトニンによって調節されている.ホルモン作用や標的臓器(骨,腎,腸管など)の異常が疑われるときに検査を行う.
- 高Ca血症の原因は,多くは原発性副甲状腺機能亢進症または悪性腫瘍の骨転移であり,関連の検査を進める動機付けとなる.
- 血清Caが低下するとPTH分泌が亢進される,持続的にPTHが分泌されると骨量が低下する.そのため,血清Caの測定は骨量低下の判定に用いられる.

どんな検査?
- 血清Caの約50%はイオン化Ca(Ca^{2+})であり,40%は主にALBと結合している.残りの約10%はリン酸などと複合体を成し,化学結合型として存在する[29].
- 肝硬変,CKD,ネフローゼ症候群,悪性腫瘍,高齢者などでは低ALB血症がよくみられる.低ALB血症ではCaとの結合量が減少するため,検査値は見かけ上,低Ca血症となる.低ALB血症が疑われる場合,同時に血清ALB濃度の測定を行い,血清Ca濃度補正が必要である.ALBの測定法はBCP改良法を基本とする(→ p.13, 136).
- 血清ALB濃度<4.0g/dL以下の場合,下記の式(Payneの式[30])を用いて補正血清Ca濃度として換算する.

$$補正血清Ca濃度(mg/dL) = 実測Ca濃度 + [4.0 - 血清ALB濃度]$$

透析患者において,異常値が出た場合の診断的意義は大きい.日本透析医学会は透析患者の血清補正Caの管理目標値を8.4〜10.0mg/dLの狭い範囲に設定している[31].

- 腎不全患者では低ALB血症に陥っていることが多い.Payneの式を用いて補正Ca濃度を算定すると,Caの過剰評価につながり,腎機能の低下があるにもかかわらず低Ca血症を見逃すおそれがある[32].
- Payneの式から求めた補正Ca値が実際の臨床像と乖離していることがある.補正Ca値を用いても真の低Ca血症と確定できないことがあり,臨床症状とCa^{2+}などを含めた総合的な評価が必要と

117

Chapter 1　検査値から患者の状態を把握する

なる.

- CKDが進行すると，腎での活性型ビタミンDの産生低下により血清Ca濃度が低下する[33]．血清中Caレベルの評価は，総Ca，ALB補正Ca，Ca^{2+}のどれを用いるか基準がない．低Ca血症を確定するには，生理活性をもつCa^{2+}による評価がALB補正Caよりも優れているとする報告もある[34]が，確立されたものはなく，血清Caの測定値は世界的に総Ca量（mg/dL）として表記される.
- 発案者のPayneは，近著[35]のなかで腎不全症例では補正血清Ca濃度を用いるのは不適切であると自ら述べている．論文の内容は，検査に用いた患者の母集団は肝疾患であること，年齢，性別，人種などは不明であること，Ca^{2+}との関連性に言及したものではなく，十分に検証されたものではないと報告されている.

［共用基準範囲］

- 血清Caの共用基準範囲は男女ともに8.8～10.1 mg/dLである.

［異常値を示す代表的な疾患］

異常値	代表的な疾患
高値	ビタミンD中毒（Caの腸管からの吸収増加），原発性副甲状腺機能亢進症，異所性PTH産生腫瘍，悪性腫瘍の骨転移，骨腫瘍，サルコイドーシス 【薬物による影響】 チアジド系利尿薬（尿中へのCa排泄低下），ビタミンD，ビタミンA，炭酸カルシウム，タモキシフェン，ダナゾール，テオフィリン，リチウム，テリパラチド，高カロリー輸液用製剤
低値	ビタミンD欠乏，吸収不良症候群，続発性副甲状腺機能亢進症，CKD，肝硬変，前立腺がんによる骨転移 【薬物による影響】 ビスホスホネート製剤，抗RANKL抗体（デノスマブ），ループ利尿薬，ランマーク（骨病変治療薬），シナカルセト（副甲状腺Ca受容体作用薬），抗てんかん薬，リン酸塩を含む下剤

4 血清リン（P）

［検査の目的は？］

- 血清および尿中PとCaの検査は，PTH，活性型ビタミンD，FGF23などの調節因子によってバランスが保たれている．FGF23は腎尿細管P再吸収と腸管P吸収の抑制により，血中P濃度を低下させるホルモンである．血清Pの測定はCaとともに内分泌異常，骨代謝異常を調べる目的で検査が行われる.
- 血清P濃度は骨細胞での貯蔵と放出，細胞外と骨・細胞内への移動，腎臓からの排泄などによって調節されるため，腎機能や副甲状腺機能のスクリーニング検査に用いる.
- 二次性副甲状腺機能亢進症は人工透析の合併症である．慢性腎不全におけるPTHの過剰分泌による高P血症，低Ca血症の経過観察に用いる.

［どんな検査？］

腎尿細管におけるPの再吸収評価

- 高P血症は主に腎臓からの排泄障害が原因となり，多くは腎不全である．腎での排泄能を決定付ける因子として，尿細管Pの再吸収閾値〔the tubular maximum phosphate reabsorption capacity（TmP/GFR，尿細管最大リン酸再吸収能ともいう）〕を計算式またはノモグラムを用いて算出する.
- TmP/GFRは，近位尿細管におけるリン再吸収の指標として用いられ，Pの腎排泄能を調べる検査である．本法は血清と24時間蓄尿を用い，血清Pと尿P排泄量/日およびGFRより下記の式から算出する.

TmP/GFR＝血清P濃度（mg/dL）−1日尿P総排泄量（mg/dL）/GFR（mL/分）

TmP/GFR正常範囲：2.3〜4.3mg/dL

［高P血症（血清P 4.7mg/dL以上）の病態からみた診断的意義］

1. TmP/GFRが上昇する場合（4.5mg/dL以上）
- 腎性によるP排泄低下（再吸収亢進）と判定する．

  原因となる疾患等：腎機能障害（腎不全）
  ：慢性腎不全では常に高P血症を呈し，異所性石灰化をきたす．

2. TmP/GFRが上昇しない場合（正常範囲以下）

  原因となる疾患等：腸管からのP吸収増加，ビタミンDの過剰摂取による高P血症および高Ca血症
  ：細胞内からPが細胞外に移動（横紋筋融解症，溶血性貧血，腫瘍崩壊症候群など）

［低P血症（血清P 2.7mg/dL未満）の病態からみた診断的意義］

1. TmP/GFRが低下する場合（2.5mg/dL未満）
- 腎性によるP喪失と判定する．

  原因となる疾患等：腎臓からのP排泄亢進（原発性副甲状腺機能亢進症，FGF23関連低リン血症性くる病・骨軟化症，腫瘍性骨軟化症，Fanconi症候群）

2. TmP/GFRが低下しない場合（正常範囲内）

  原因となる疾患等：腸管からのP吸収低下（ビタミンD欠乏，P摂取不足など），Pが細胞内または骨に移行する場合（糖尿病性ケトアシドーシスの治療時，急性呼吸性アルカローシスなど）

共用基準範囲

- 血清Pの共用基準範囲は男女ともに2.7〜4.6mg/dLである．

異常値を示す代表的な疾患

異常値	代表的な疾患
高値	CKD，原発性副甲状腺機能低下症，腫瘍崩壊症候群，横紋筋融解症，呼吸性アシドーシス，代謝性アシドーシス 【薬物による影響】 ビスホスホネート製剤，ビタミンD，Pを含む便秘薬
低値	原発性副甲状腺機能亢進症，低リン血症性くる病/骨軟化症，腫瘍性骨軟化症，Fanconi症候群，急性呼吸性アルカローシス，糖尿病性ケトアシドーシス，敗血症，ビタミンD欠乏および作用不全，Refeeding症候群，アルコール多飲，リン摂取不足（栄養不良状態） 【薬物による影響】 制酸剤（マーロックス，アルサルミン），インスリン投与，シスプラチン，B型肝炎治療薬（テノホビル，アデホビル），利尿薬

❷ 検査値を解釈するうえでの注意点

血清Na

- 血清Na濃度の日内変動・生理的変動は極めて小さいが，尿中Na排泄量は摂取量にほぼ並行して変動する．

- 著明な脂質異常症の場合，食後に採血すると低Na血症をきたすので空腹時に採血する．
- 血糖値100 mg/dLの上昇ごとに血清Na濃度は1.6 mEq/L低下する．
- 高齢者の一部では，認知機能低下により不感蒸散や発汗に気づかず，高Na血症になることがある．

血清K

- 生理的変動幅は3.6〜4.8 mEq/L程度であり，性差を認めない．
- 血液製剤の輸血により高K血症になることがある．血液保存中に生じる赤血球の溶血，細胞外へのKシフトが原因である．
- 糖尿病患者では，インスリン欠乏により，細胞内のKが細胞外に移動するため，高K血症を呈することがある．
- 血清K値を測定する場合，血漿より血清を用いて測定すると0.2〜0.4 mEq/Lほど高く，全血で3時間冷蔵保存すると冷蔵保存しない場合より0.4〜0.6 mEq/Lほど高くなる．さらに，白血球数，血小板数が大幅に増加する疾患では血清K値は偽性高値（→p.116）を示すことがある．これらの現象は血清K値にみられる検査のピットホールである．

血清Ca

- 男女とも，加齢により緩やかに減少する傾向がある．
- 長期の臥床により不動を招き，高Ca血症になることがある．
- ビタミンD製剤の乱用により，薬物による高Ca血症を招くことがある．
- MRIの造影剤であるガドリニウム投与直後に採血を行うと，血中のガドリニウムがCa測定試薬と反応して，Caが見かけ上，異常低値を示すことがある．

血清P

- 血清P濃度は日内変動と食事による影響を受ける．早朝に低値となり夕方から夜間は高値となる．食後，インスリンが分泌されると血清Pは細胞内に取り込まれ，一過性に血清P値が低下する．採血時間は早朝空腹時に統一することが望ましい．
- 採血後，全血保存すると時間経過とともに有意に低下する．速やかな血清分離が必要である．

Advanced Lecture

慢性腎臓病と骨・ミネラル代謝異常

❶ 腎臓病と骨・ミネラル代謝異常

- 腎臓は副甲状腺，骨，腸管などと密接な関係にある．副甲状腺からは副甲状腺ホルモン（PTH）が分泌され，骨細胞からのFGF23の作用によってCaやPが尿中に排泄される．腎臓は活性型ビタミンDを産生する臓器であり，腸管からPやCaを吸収することにより，生体のミネラルバランスが維持されている．
- 慢性腎臓病（CKD）では腎機能の低下により，ミネラルバランスに異常をきたし，血管の石灰化を介して生命予後に大きく影響するようになる．CKDに伴うミネラルバランスが破綻し，全身疾患としてとらえた概念をCKD-MBDという．CKD-MBDはChronic kidney disease-mineral and bone disorderの略文字であり，腎機能低下に伴う骨・ミネラル代謝異常をいう．

❷ 骨・ミネラル代謝異常に関連した検査

- CKD患者では骨ミネラル代謝過程に異常をきたし，活性型ビタミンDの低下，高Ca血症，高P血症などのミネラル代謝異常がみられる．腎代替療法（透析療法，腎移植など）に進展する途中，腎臓の機能が低下しても透析療法を受けなくて済む状態を腎不全保存期という．目安としてGFR値が健常人の半分以下の腎機能に相当する．
- 保存期では，血清Ca，血清P，PTHを測定し，腎不全の進行リスクと照らし合わせて経過を追っていくことが重要である[36]．腎不全の進行により，P排泄が低下し，高P血症となる．Pの過剰状態を代償するために骨細胞からのP利尿因子のFGF23が腎不全早期から分泌亢進する．
- 血清P値の上昇がみられるのは，CKDステージ4または5以降とされ，高P血症が顕在化する前にPTHとFGF23が上昇する．PTHとFGF23はP利尿ホルモンとして作用する[37]．

❸ 副甲状腺機能の評価と管理

- CKDが進行すると，副甲状腺機能が亢進する．PTHの分泌過剰と，4つの副甲状腺のすべてが過剰にホルモンをつくる副甲状腺過形成がみられる．過剰なPTHにより，骨から大量のP，Caが溶出し，血中のP，Caは著しく上昇し，二次性副甲状腺機能亢進症の原因となる．PTHの過剰分泌は，骨がもろくなる線維性骨炎となり，骨痛や骨変形，病的骨折が起こりやすくなる．
- FGF23は透析患者では異常な高値を示し，生命予後を予測する因子として重要である．今後は，二次性副甲状腺機能亢進症の発症を予測する検査として普及していく可能性が高い．血清P値が基準範囲内であってもFGF23が高値を示す症例では死亡率が高いとする報告がある[38]．
- 副甲状腺機能を評価する際には，PTHの管理指針として，PTH-インタクト（iPTH）の検査を実施し，管理することが望ましいとされている[31]．PTHは副甲状腺の主細胞から分泌され，ただちに蛋白分解酵素の作用を受けて，血清中には複数のフラグメントが存在する．フラグメントは中間部，C末端，N末端などに分解され，一部は分解されずに残るiPTHが混在する．
- PTHのホルモン活性はN末端側にあり，この部分を含んだiPTHが検出できる測定法が臨床上有用とされ，CKD-MBD関連のルーチン検査に用いられている．

❹ CKDステージ別の血清リン，カルシウム濃度管理目標値

- CKD-MBD症例の対策を講じるには，血清P，血清Ca，PTHの検査値に基づいて，適切に管理することにより腎代替療法への進展を遅らせることが大切である．CKD-MBD治療は，高い血清P濃度を下げ，かつ血清Ca濃度を維持することが重要とされる．
- CKDステージごとに血清P，血清Ca値の国内外のガイドラインが示す目標値を示す（**表1-16**）．

▶ Point

- 血清Na濃度（高Na血症，低Na血症）が変動する意義を確立するには，細胞外液量と尿中Na濃度の検査とあわせると，腎性，腎外性を鑑別することができる．
- 日常生活において高Na血症に陥るのはまれである．

Chapter 1 　検査値から患者の状態を把握する

表1-16 　慢性腎臓病ステージごとの血清リン，カルシウム目値

CKDステージ	ガイドライン	血清P (mg/dL)	血清Ca (mg/dL)
ステージ3	JSDT 2012 KDIGO 2017	＊ ・正常範囲を目標に低下させる	＊ ・高Ca血症は避けること
ステージ4	JSDT 2012 KDIGO 2017	＊ ・正常範囲を目標に低下させる	＊ ・高Ca血症は避けること
ステージ5	JSDT 2012 KDIGO 2017	＊ ・正常範囲を目標に低下させる	＊ ・高Ca血症は避けること
ステージ5D (透析期)	JSDT 2012 KDIGO 2017	・3.5〜6.0 ・正常範囲を目標に低下させる	・8.4〜10.0 ・高Ca血症は避けること
参考資料	◉ JSDT2012：日本透析医学会診療ガイドライン：透析会誌46 (3)：311-57,2012 上記ガイドラインでは，ステージ5Dを除くCKD患者の血清Ca濃度，血清P濃度の至適管理目標値は明らかでないとしているため，本表では空欄となっている．近著のエビデンスに基づくCKD診療ガイドライン2023 (日本腎臓学会編) は，保存期CKD患者の血清P値の目標値は，今回も評価に値するエビデンスが見つからなかったとしており，高P血症の定義は，保存期CKD患者での至適な血清P値が定まっていないため，各医療施設での基準値上限を超える場合を高P血症にするとしている． ＊の部分は，リン濃度が高い場合は，正常範囲を目標に低下させることが望ましい，カルシウム濃度は高Ca血症を避けることが望ましい，と置き換えてもよい．		

（文献29, 31を参考に筆者作成）

- 高K血症 (6.0 mEq/L以上) は，致死的な不整脈や心停止に至る緊急事態としてとらえる．

- 低K血症では，24時間蓄尿に含まれる尿K総排出量から腎性および腎外性を判定する．

- Caの代謝はPTH，活性型ビタミンDなどにより厳密にコントロールされている．Ca代謝異常の原因はさまざまであるが，高Ca血症の多くは原発性副甲状腺機能亢進症である．

- 血清中のCaの約40％はALBと結合している．低ALB血症では補正式 (Payneの式) を用い，その意義は補正血清Ca濃度で表示する．腎不全の場合，補正Ca濃度値と臨床症状が一致しないことがある．

- 高P血症では，最初に尿素窒素，血清クレアチニンなどの検査を行う．異常値を示さない場合はTmP/GFRによる評価を追加する．

- 低P血症では，最初に尿中排泄量の検査を行う．高値を示す場合は腎からの排泄増加と考える．

（斉藤嘉禎）

⚜引用文献

1) 森島正彦：季候馴化に対するAldosteroneの意義．日本生理學雑誌, 26：403-421, 1964.

2) 服部吉成：体液量過剰を疑う場合：おさらい腎疾患．medicina, 54：211-213, 2017.

3) Combs S, et al：Dysnatremia in patients with kidney disease. Am J Kidney Dis, 63：294-303, 2014.

4) Turchin A, et al：Clinical problem-solving. Mind the gap. N Engl J Med, 349：1465-1469, 2003.

5) 内田俊也：水電解質異常のアプローチ, 日腎会誌, 50：70-75, 2008.

6) Yang I, et al：Assessment of dextrose 50 bolus versus dextrose 10 infusion in the management of hyperkalemia in the emergency department. Am J Emerg Med, 38：598-602, 2020.

7) Kayvan M, et al：Manegement of hyperkalemia with insulin and glucose：Pearls for the emergency clinician. J Emerg Med, 57：36-42, 2019.

8) Moutsopoulos HM：Sjoegren's syndrome：Autoimmune epithelitis. Clin Immunol Immunopathol, 72：162-165, 1994.

9) 向井正法ほか：尿細管性アシドーシスにより低カリウム性ミオパチーを呈したシェーグレン症候群の1例．日腎会, 43：69-75, 2001.

Test 7 電解質検査

10）今井直彦：電解質異常，ナトリウムとカリウム．ドクターサロン，60：845-849, 2016.

11）松原　雄ほか：抗がん薬と急性腎障害．日内会誌，107：865-871, 2018.

12）山内美香：低カルシウム血症と内分泌疾患．日内会誌，109：733-739, 2020.

13）日本透析医学会：慢性腎臓病に伴う骨・ミネラル代謝異常の診療ガイドライン．日透析医学会誌，45：301-356, 2012.

14）日本内分泌学会編：免疫阻害薬による内分泌障害の診療ガイドライン．2018年.

15）有馬　寛ほか：免疫チェックポイント阻害薬による内分泌障害．日内会誌，108：1788-1792, 2019.

16）厚生労働省：重篤副作用疾患別マニュアル　腫瘍崩壊症候群とは？ 2011.

17）Schwarz S, et al：Association of disorders in mineral metabolism with progression of chronic kidney disease. Clin J Am Soc Nephrol, 1：825-831, 2006.

18）Sim JJ, et al：Phosphorus and risk of renal failure in subjects with normal renal function. Am J Med, 126：311-318, 2013.

19）鈴木（堀田）眞理：摂食障害の緊急治療と再栄養時のrefeeding症候群．日内会誌，105：676-682, 2016.

20）福本誠二：リン調節ホルモン，繊維芽細胞増殖因子23（FGF23）の作用と作用異常．日内会誌，100：3649-3654, 2011.

21）Gheorghiade M, et al：Characterization and prognostic value of persistent hyponatremia in patients with severe heart failure in the ESCAPE Trial. Arch Intern Med, 167：1998-2005, 2007.

22）角　浩史ほか：低ナトリウム血症〜その病態に基づいた鑑別診断．日内会誌，111：902-911, 2022.

23）服部吉成：体液量過剰を疑う場合：おさらい腎疾患．Medicina, 54：211-213, 2017.

24）水村直人ほか：周術期に生じた塩類喪失性腎症による低ナトリウム血症の1例．滋賀医大誌，33：32-36, 2020.

25）Elisaf M, et al：Fractional excretion of potassium in normal subjects and in patients with hypokalaemia. Postgrad Med J, 71：211-222, 1995.

26）日本内分泌学会厚生労働科学研究費補助金難治性疾患等政策研究事業「間脳下垂体機能障害に関する調査研究」班：間脳下垂体機能障害の診断と治療の手引き（平成30年度改訂）．日内分泌学会雑誌，95：1-60, 2019.

27）Liamis G, et al：A review of drug-induced hyponatremia. Am J Kidney Dis, 52：144-153, 2008.

28）日本腎臓学会編：エビデンスに基づくCKD診療ガイドライン2018. 2018.

29）National Kidney Foundation：K/DOQI clinical practice guideline for bone metabolism and disease in chronic kidney Disease. Am J Kidney Dis, 42：S1〜201, 2003.

30）Payne RB, et al：Interpretation of Serum Calcium in patients with Abnormal Serum Proteins. Br Med J, 4：643-646, 1973.

31）日本透析医学会：慢性腎臓病に伴う骨・ミネラル代謝異常の診療ガイドライン．透析会誌，45：301-356, 2012.

32）桑原　隆ほか：イオン化カルシウム濃度，血清総カルシウム濃度，アルブミン補正カルシウムのいずれが透析患者のカルシウム濃度異常の評価に適しているか．透析会誌，54：457-463, 2021.

33）吉田　理ほか：慢性腎臓病とビタミンD. 日腎会誌，56：1218-1224, 2014.

34）Yamaguti S, et al：Hidden hypocalemia as a risk factor for cardiovascular events and all-cause mortality among patients undergoing incident hemodialysis. Sci Rep, 10：4418, 2020.

35）Payne RB：Albumin-Adjusted Calcium and Ionized Calcium. Clin Chem, 65：705-706, 2019.

36）小岩文彦ほか：リン・カルシウムの管理　特集CKD-MBD. 日腎会誌，60：113-119, 2018.

37）濱野高行：CKD-MBDを意識した保存期腎不全患者のリン管理．日内会誌，106：959-965, 2017.

38）Isakova T, et al：Fibroblast growth factor 23 and risks of mortality and end-stage Renal disease in patients with chronic kidney disease. JAMA, 305：2432-2439, 2011.

Column
薬局で知ってほしい歯科のこと②：薬剤関連顎骨壊死

❶ 顎骨壊死とは

- あごの骨（顎骨）の組織や細胞が局所的に壊死し，骨が腐った状態を顎骨壊死（osteonecrosis of the jaw；ONJ）といいます．顎骨壊死の症例を図1-22に示します．
- 薬剤との関連では，骨粗鬆症治療薬のビスホスホネート系薬剤（bisphosphonate；BP）による副作用として難治性の顎骨壊死との関連が注目されています．顎骨壊死はBPの単独投与でもまれに発症しますが，がんの化学療法・ホルモン療法，抜歯や歯槽膿漏などの歯科処置および口腔内の不衛生な状態で発症頻度は増加します．
- 骨粗鬆症患者の多くは高齢者であり，歯科治療の必要な人が多いことから，副作用の問題は早期に解決しなくてはなりません．
- BPが処方されはじめたときは，ビスホスホネート関連顎骨壊死（bisphosphonate-related ONJ；BRONJ）の病態に対する理解が十分ではなく，適切な対応や治療法も不明であったため臨床現場ではさまざまな混乱が生じました．
- BPはP-C-P構造を基本骨格とし（図1-23），側鎖に窒素を含まないもの（第一世代），側鎖に窒素を含むもの（第二世代），側鎖が窒素を含む環状構造であるもの（第三世代）に分けられます．窒素を含む第二世代以降のBPは骨吸収抑制能が飛躍的に向上しましたが，BRONJの発生も一層増加するようになりました[1]．

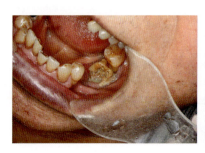
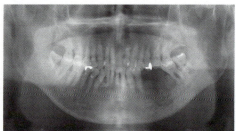
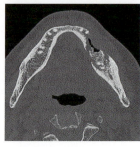
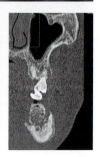

図1-22 顎骨壊死の症例

73歳男性，下顎骨BRONJ．
主訴は左下顎の疼痛．既往歴，前立腺がん術後の多発骨転移．化学療法（ドセタキセル）とゾレドロン酸水和物を2ヵ月間投与中．近歯科で左下臼歯を抜去後2ヵ月，治癒不全のため来院．口腔内では臼歯部の骨露出（左）し周囲の粘膜腫脹と排膿，腐骨分離が観察される．X線画像所見（右）
（資料提供：東京歯科大学口腔顎顔面外科学講座）

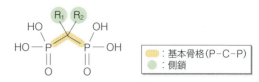

図 1-23 ビスホスホネートの基本構造

- 新たな骨吸収阻害薬として抗RANKL抗体デノスマブが開発されると，デノスマブ関連顎骨壊死（denosumab-related ONJ；DRONJ）の発生が明らかになりました．BP以外の薬剤である抗RANKL抗体や，悪性腫瘍の治療に用いられる血管新生阻害薬による薬剤関連顎骨壊死（medication-related ONJ；MRONJ）対策と治療管理の見直しが差し迫った課題となっています．
- デノスマブの薬理作用は，BP製剤とはメカニズムは異なりますが，臨床的には酷似した顎骨壊死発生の原因となります．

❷ 顎骨壊死の治療

- BPの効果が高まり服用患者が増えた半面，副作用として顎骨壊死の発症も多く，2015年の日本口腔外科学会の調査では，3年間で4,797例のBRONJ患者が確認されています[1]．
- 顎骨壊死の根本的な治療法はなく，虫歯や歯周病の治療などの予防が重要です．従来，医科と歯科の連携は不十分であり，積極的な歯科処置をためらったためにBRONJ患者は増加しました．しかし，昨今では，BPなどのMRONJの原因となる薬剤で治療中であっても適切な侵襲的歯科処置（術前術後にわたる抗菌薬カバー，骨鋭縁*や感染巣の除去，創の完全閉鎖）を施行すれば，休薬なしでも顎骨壊死発生はないとする報告が多くあります．

❸ 今後のあり方

- 顎骨壊死の治療に向けて，今後は「医科歯科連携の強化」と「適切な歯科治療」を定着させるために骨粗鬆症治療医（医師）とMRONJ治療医（歯科医師）の立場と行うべき治療内容を明確にする必要があります．
- 医師・薬剤師側へは，処方に際してまず歯科受診を促すこと，すでに処方中であっても歯科を受診してもらい，口腔管理のみならず歯科治療も施行することが強く推奨されます．一方，歯科医師に対しては，たとえBP製剤などが処方中であっても適切な歯科処置を行い，「休薬しなければ処置できない」という誤解の払拭が必要となります．

（柴原孝彦）

引用文献
1) 顎骨壊死検討委員会：薬剤関連顎骨壊死の病態と管理：顎骨壊死検討委員会ポジションペーパー2023. 2023.

＊：顎骨に存在する骨隆起で先端が尖った形態をしているもの．臨床では抜歯した後の創縁が匹敵する．

> **Column**
> # 薬局で知ってほしい歯科のこと ③：薬剤関連顎骨壊死への注意

❶ 開業歯科医師が感じる薬剤関連顎骨壊死

- 近年，骨粗鬆症，がんの骨転移，関節リウマチなどに用いる骨代謝修飾薬（bone modifying agents；BMA）の副作用として，顎骨壊死が問題視されており，薬剤関連顎骨壊死（medication-related osteonecrosis of the jaw；MRONJ）と称し，特に歯科の臨床現場で注目されています．
- 日本におけるMRONJの発症頻度は，2017年から2019年までの3年間で約18,000例の報告があり，年々増加傾向にあります[1]．
- MRONJは，口腔内細菌が顎骨へ感染することにより発生すると考えられています．抜歯をはじめ顎の骨に触れる外科処置をしたとき，またはむし歯や歯周病の放置などにより，顎骨は口腔内細菌と直接接触・感染することになり，その結果顎の骨に壊死が生じ，歯肉の疼痛・腫脹，骨の露出といった副作用が起こる可能性があります．そのため予防法は，BMAを投与する前に歯科治療を終え，細菌が顎骨へ感染しない状態にすることです．
- この予防的歯科治療を受けた場合，MRONJの発生率は著しく低下することがわかっています．逆に投薬後に，抜歯や顎骨を露出する外科処置を行った場合，MRONJのリスクは7倍に上昇し，不適合な入れ歯によるリスクは3倍になり，また歯周病や感染病巣の放置もMRONJのリスクを高めるとの報告があります[2]．
- 近年の傾向として，BMAの投薬中でも感染をコントロールできれば，侵襲的な歯科治療を行っても問題はないとされています[1]．しかし，MRONJのリスクが高いと予測された場合，手を出しにくいというのが開業歯科医師の本音であり，専門医の介入が必要となることもあります．
- 2017年に行われた全国保険医協会による共同調査「骨粗鬆症治療薬と顎骨壊死2017 実態・意識調査」の結果では，骨吸収抑制薬を処方する際の患者指導の有無について，「MRONJの可能性の説明と歯科受診を勧めている」医師は31.7％に対し，「説明はするが歯科受診は勧めていない」医師は51.9％，「指導・説明していない」医師は14.1％となり，骨粗鬆症治療薬を処方するが「歯科受診を勧めていない」医師は66％に上ることがわかりました[3]．
- 顎骨壊死が副作用として医薬品添付文書に掲載されている主要な薬剤名を（表1-17）に示します．これらの薬剤を投与する前に，歯科治療はいったん終了していることが望ましいです．
- これら薬剤の投与前には歯科治療についての問診は必須であり，緊急時を除き，患者の不利益が生じないよう最善策を考え，医科・薬局・歯科の連携を図る必要があります．

❷ 薬剤師に伝えたいこと

- MRONJは，口腔内の細菌が顎骨へ感染することによって発症します．
- 口腔内に歯科疾患（細菌感染巣）が残存している場合，MRONJのリスクとなります．
- BMAを開始する前にMRONJのリスクの説明と歯科治療を終わらせることをお勧めください．
- 現在投薬中でも歯科治療は可能ですが，歯科医師によく相談するようお伝えください．
- 口腔内の衛生状態が良いほどMRONJのリスクが下がります．投薬中は「歯をよく磨きましょう！」

Test 7 電解質検査

表1-17　顎骨壊死を副作用に掲載している主な医薬品

薬効分類	一般名（製品名）	主な効能・効果
ヒト型抗RANKL モノクローナル抗体製剤	デノスマブ（ランマーク®皮下注）	多発性骨髄腫による骨病変および固形がん骨転移による骨病変
	デノスマブ（プラリア®皮下注）	骨粗鬆症
骨吸収抑制薬 （注射剤）	パミドロン酸二ナトリウム水和物 （アレディア）	悪性腫瘍による高カルシウム血症，乳がんの溶骨性骨転移
	アレンドロン酸ナトリウム水和物 （テイロック）	悪性腫瘍による高カルシウム血症
	ゾレドロン酸水和物（ゾメタ®）	悪性腫瘍による高カルシウム血症，多発性骨髄腫による骨病変および固形がん骨転移による骨病変
骨粗鬆症治療薬 （注射剤）	イバンドロン酸ナトリウム水和物 （ボンビバ®静注）	骨粗鬆症
	ヒト化スクレロスチンモノクローナル抗体製剤ロモソズマブ（遺伝子組換え）（イベニティ®皮下注）	
骨粗鬆症治療薬 （経口投与）	アレンドロン酸ナトリウム （フォサマック®）	骨粗鬆症
	ミノドロン酸水和物（リカルボン®）	骨粗鬆症
抗VEGFヒト化 モノクローナル抗体	ベバシズマブ（アバスチン®点滴静注）	治癒切除不能な進行・再発の結腸・直腸がん，卵巣がん，進行または再発の子宮頸がん，悪性神経膠腫
抗悪性腫瘍薬／ キナーゼ阻害薬	ソラフェニブトシル酸塩 （ネクサバール®）	根治切除不能または転移性の腎細胞がん，切除不能な肝細胞がん，根治切除不能な甲状腺がん
	スニチニブリンゴ酸塩（スーテント®）	イマチニブ抵抗性の消化管間質腫瘍，根治切除不能または転移性の腎細胞がん，膵神経内分泌腫瘍

と付け加えてください.

（吉田憲明）

⚜ 引用文献

1) 顎骨壊死検討委員会：薬剤関連顎骨壊死の病態と管理：顎骨壊死検討委員会ポジションペーパー2023. 2023.

2) Ruggiero SL, et al：American Association of Oral and Maxillofacial Surgeons' Position Paper on Medication-Related Osteonecrosis of the Jaws-2022 Update. J Oral Maxillofac Surg, 80：920-943, 2022.

3) 全国保険医協会：骨粗鬆症治療薬と顎骨壊死2017　実態・意識調査.

Chapter 1 検査値から患者の状態を把握する

Test 8 高齢者・フレイルの検査

▶ 高齢者・フレイルの検査を理解するための基礎知識

❶ 高齢者・フレイルとは

1 高齢者の増加とフレイル

- わが国の総人口は1億2,435万人である[1]．このうち3,625万人が65歳以上の高齢者である．65歳以上の高齢者人口が総人口に占める割合を高齢化率と呼び，1950年から一貫して増加している．
- 高齢者人口を男女別にみると，男性は1,490万人（男性人口の26.0％），女性は2,370万人（女性人口の32.0％）であり，過去最多である．本書では，主に高齢者のフレイルに関連した栄養状態に関する検査について記載する．
- 加齢に伴い心身の機能が徐々に低下し，虚弱（frailty）へと進む．Frailtyはわが国では「虚弱・衰弱」を意味し，社会組織のなかでフレイルと呼ばれている．
- フレイルは加齢や病気などで予備力が低下し，介護が必要になる手前の心身が衰えた状態をいう．予備力とは，ある個人がもつ体力・生理機能の最大能力に対し，普段から使っている生命活動を営むのに必要な能力との差である．
- フレイルの中核的な病態にサルコペニアが知られている．サルコペニアは加齢に伴う骨格筋量の減少，筋力や身体機能（歩行速度など）が低下している状態をいう．サルコペニアは骨粗鬆症と密接に関連しており，脆弱性骨折の危険因子である．
- 高齢者・フレイル患者に対し，栄養不足など，栄養障害につながる原因を探り，健康寿命の延伸のためにフレイル・サルコペニアを予防していくことが最重要課題である．高齢者の低栄養状態は，認知機能低下リスクが高く，生存率の低いことが明らかになっている[2]．

❷ 栄養アセスメントと検査

1 栄養アセスメントとは

- 栄養アセスメントは管理栄養士，医師，看護師，薬剤師，臨床検査技師など，専門家チームから構成される栄養サポートチーム（Nutrition Support Team；NST）によって実行される．NSTは栄養障害の改善を目的に，フレイル患者の栄養状態を包括的に把握し，摂食支援，栄養支援，入院時の食事療養など，患者の栄養状態を評価し判定することによりQOLの向上に向けて適切な処置・助言を行う．
- 栄養アセスメントには，フレイル患者の体重の変化，筋肉の消失などに主眼を置く主観的包括的

評価（subjective global assessment；SGA）と，身体計測値や血液生化学検査値（尿，血液，免疫機能など）を指標とする客観的評価（ojective data assessment；ODA）がある．SGAとODAは，フレイルに関連する低栄養を評価する指標として有用である[3]．

2 主観的包括的評価（SGA）

- SGAは栄養スクリーニングのツールである．NSTが主観的に患者の栄養状態を判定するもので，的確に評価（アセスメント）できる方法である．体重の変化，食事摂取状況，身体機能，消化器症状などの患者情報や，皮下脂肪の減少，骨格筋量の減少，浮腫の存在，腹水の有無などの身体症状と合わせて低栄養のフレイル患者を見いだし，フレイル予防のためにNSTの主観に基づいて栄養状態が評価される．
- SGAは特殊な医療機器などを使用することがなく，経費が少なくて済む評価法である．

3 客観的評価（ODA）

- ODAによる評価は，生化学検査を中心とした検査値による評価が含まれる．血液や尿中成分の変化を早期にとらえ，フレイル患者の生体の代謝・栄養状態を正確に知っておくことが重要である．一方で，高齢者では慢性疾患に罹患していることが多く，臨床検査値を有効に活用するには，過去の検査データとの比較を原則とする．
- ODAの栄養指標は，静的栄養指標と動的栄養指標に細分される（**表1-18**）．静的栄養指標は，現時点での普遍的な栄養状態を示し，総蛋白，アルブミン，総コレステロールのほか，BMI（身長・体重）などの理学的計測値が用いられる．これらの因子は，変動の影響が小さく患者の全般的な栄養状態の評価に有用であるが，短期間での栄養状態の変化は捉えにくい．一方，動的栄養指標は，短期間の経時的な栄養状態の変化を知るために行われる検査のことである．血中半減期が短く代謝の速い急速半減期蛋白（rapid turnover protein；RTP）が用いられる．RTPは短期間の栄養状態を鋭敏に反映する．

表1-18　客観的評価による栄養指標（静的栄養指標と動的栄養指標）

	客観的評価（ODA）	
身体機能評価	呼吸機能，嚥下機能，貯蔵脂肪，ADL（日常生活動作），握力	
食事摂取量調査	食事摂取量，栄養補給ルート（経口摂取が不可能の場合，経腸栄養，静脈栄養の選択），食習慣，食行動，食事回数	
客観的評価の実際	静的栄養指標 （現時点での普遍的な栄養状態を示し，短期間での栄養状態の変化を捉えにくい）	動的栄養指標 （比較的短期間での代謝・栄養状態の評価に用いる）
身体計測指標	1. 身長・体重（体重減少率，BMI） 2. 皮厚（脂肪量の指標：上腕三頭筋部皮下脂肪厚） 3. 筋囲（筋蛋白量の指標：上腕筋囲・上腕筋面積） 4. 体脂肪率	1. 安静時エネルギー消費量（機器による間接熱量測定） 2. 呼吸商 3. 糖利用率
生化学的検査	総蛋白（TP），アルブミン（ALB），コリンエステラーゼ（ChE），総コレステロール（TC），ヘモグロビン（Hb），尿中クレアチニン（Cr），総リンパ球数（TLC）など	[Rapid turnover protein] レチノール結合蛋白（RBP），トランスサイレチン（TTR）トランスフェリン（Tf）， [蛋白代謝動態] 窒素平衡 [アミノ酸代謝動態] アミノグラム，フィッシャー値（分岐鎖アミノ酸/芳香族アミノ酸）

（文献3, 14を参考に筆者作成）

- SGAで身体的フレイル（内臓器疾患，運動障害など），オーラルフレイル（摂食嚥下障害），心理的フレイル（不眠，うつ，認知障害），栄養不良リスクなどの疑いがある場合，ODAによる臨床検査値などを用いて栄養状態を詳細に検討し，フレイル患者の身体活動の増加を目指していくことが求められる．

❸ サルコペニア・フレイルと臨床検査

1 静的栄養指標に役立つ検査

- 低栄養は身体に必要な栄養素やエネルギーを十分に摂取できていない状態であり，貧困，飢餓に加え，悪性腫瘍，消化器疾患，末期腎不全，肝硬変，HIV感染症など，慢性疾患による二次的な栄養不足が原因であることが多い[4]．
- 高齢者は基礎疾患を抱えていることが多く，食事摂取量の低下をきたし，低栄養リスクの高い一群である．近年，要介護に至る原因として，認知症が大きく関与するようになり，低栄養や食事内容が認知症発症リスクに関連していると考えられている[5]．さらに，認知症ではサルコペニアの有症率が増加すると報告されている[6]．
- 静的栄養指標に用いられる検査の代表格は血清ALBである．ALBの血中半減期は比較的長いため，血清ALB値は長期間にゆっくりと生じた栄養状態を反映する．他に血清総蛋白（total protein；TP），アルブミン／グロブリン比（A/G比），血清コリンエステラーゼ（ChE），血清総コレステロール（total cholesterol；TC），総リンパ球数（total lymphocyte count；TLC），ヘモグロビン（hemoglobin；Hb）なども静的栄養指標に用いられる[7]．

2 動的栄養指標に役立つ検査

- 栄養状態の効果や病態の推移をリアルタイムに知るには，血中半減期が短く血管外プールの少ないRTPの検査が行われる[8]．
- RTPにはレチノール結合蛋白（retinal binding protein；RBP，半減期0.5日），トランスサイレチン（transthyretin；TTR，半減期1.9日），トランスフェリン（transthyretin；Tf，半減期7日）の3項目があり，栄養アセスメント蛋白と呼ばれる．
- 栄養アセスメント蛋白は炎症時に低値を示すことがある．検査値を評価する際，低値を示す要因が低栄養か炎症かを鑑別するために，C-反応性蛋白（C-reactive protein；CRP）検査を同時に行うことが望ましい．CRPは肝臓で産生される急性期蛋白の一つである．感染症，関節リウマチ，生活習慣病（糖尿病，高血圧など）など，これらの疾患の成り立ちや増悪に炎症反応が強く関与するため，血清CRP値が上昇する．

▶ 押さえておきたい基本的な検査

❶ 静的栄養指標による低栄養状態の検査

1 総蛋白（TP），アルブミン（ALB）

検査の目的は？

- 約3週間前からの栄養状態の指標として用いる．

- 慢性疾患（悪性腫瘍による悪液質，関節リウマチ，結核など）に伴う炎症の重症度を反映する指標として用いる．

どんな検査？

総蛋白（TP）

- 血清TP値は，血中に含まれる多種多様な蛋白質の総量を濃度で示したものである．高齢者の生活状態や活動能力に左右される．血清TP低値は低蛋白症（通常，6 g/dL以下）であり，飢餓関連低栄養と呼ばれ静的栄養指標として用いられる．
- 成人健常者の血漿中TP濃度は平均7 g/dLである．電気泳動法で分画するとALB（A）が約60％を占め，グロブリン（G）が約40％を占める．ALBとグロブリンの比をA/G比という．A/G比＜1は高齢者でよくみられ，ALBの肝臓での合成低下または尿中への喪失亢進のことが多い．

アルブミン（ALB）

- ALBは主に肝臓で合成される蛋白質である．ALBの主なはたらきは，水分を保持し，血液量や体内の水分量を調整する．さらに，血漿浸透圧を維持し，薬物やビリルビン，脂肪酸，ホルモンなど，物質の運搬に関与している．
- ALBはChEやTCと相関関係にある．これら3つの検査項目が1つでも基準範囲内にあると，栄養状態は良好と判定され肝臓での合成能は十分に機能していると考える．
- ALBの半減期は平均20日である．血清中濃度の変動が緩やかであり，直近の栄養状態を鋭敏に反映しないため静的栄養指標として用いられる．
- 高齢者では慢性炎症による低ALB血症が多い．低ALB血症は栄養評価の指標の一つであるが，慢性炎症に起因する低ALB血症が報告されるようになった．背景には米国静脈経腸栄養学会（ASPEN）と米国栄養士会（AND）の共同成果報告書による影響が大きい．
- ASPEN[9]など，ALB低値の原因は低栄養と慢性炎症があり，血清ALBを栄養指標として用いる場合，炎症マーカーのCRPを同時に測定し，CRPが基準範囲内に収まっていると栄養状態の悪化が予測できるとしている．
- 慢性腎臓病（CKD）において，CRP高値および低ALB血症が全死因および心血管死亡率の予測因子になるとの報告もある[10]．CKDは慢性炎症の代表的な疾患であるが，低ALB血症がみられる場合，CRPを同時測定するといった視点で経過を観察していくことが必要になる．
- 日本臨床栄養代謝学会は，血清ALB値が炎症や侵襲の影響を受けることを過大評価し，栄養評価の指標として測定する必要はないとする考え方に対し，血清ALB値はこれからも栄養管理の指標となる基本的な検査であるとしている[8]．
- 血清ALB値が低値の場合，単純に低栄養状態と判定するのではなく，CRP値，炎症の有無，感染巣の有無，肝機能異常の有無，水分過剰の有無，体重の増加・浮腫の存在などを確認し，血清ALBを含めた総合的な判断をすることにより，適切な栄養評価が可能になるとしている．
- 低ALB血症の場合，総コレステロール（TC，半減期2.5日），コリンエステラーゼ（ChE，半減期11日）がALBに先駆けて低値を示すことがある．栄養評価の際には，これら3項目の検査値の推移を参考にする．

共用基準範囲

- 血清TPの共用基準範囲は6.6〜8.1 g/dL，血清ALBの共用基準範囲は4.1〜5.1 g/dLである．

Chapter 1　検査値から患者の状態を把握する

異常値を示す代表的な疾患

異常値	代表的な疾患
高値	**【TP高値】** 脱水，多発性骨髄腫，原発性マクログロブリン血症 **【ALB高値】** 脱水により，血液が濃縮され見かけ上高値となる．この場合，UN，Na，Clも高値になることが多い．
低値	**【TPまたはALB低値】** 手術後，感染による侵襲状態，腎不全，ネフローゼ症候群，広範囲熱傷，重症肝障害，腹水貯留，加齢，低栄養，慢性炎症，蛋白漏出性胃腸症，悪性腫瘍 **【血清ALBによる低栄養の指標】** 3.5 mg/dL 未満を低栄養の指標とする[11]． ●基準値（BCP改良法）：3.8〜5.2 g/dL ●低栄養指標の分類例 　3.1〜3.5 g/dL：軽度低栄養 　2.5〜3.0 g/dL：中等度低栄養 　2.5 g/dL未満　：高度低栄養

2　総リンパ球数（TLC）

検査の目的は？

- 栄養アセスメントに用いる．TLCの減少が最も多くみられるのは，エイズなどの免疫不全症と低栄養である．

- 低栄養状態や異化亢進状態では，著しい消耗や栄養不足により，免疫細胞の分化・増殖が阻害され，免疫能が低下する．TLCより，低栄養状態を高度，中等度，軽度と判定することができる．

どんな検査？

- 血液中を浮遊しているリンパ球は，骨髄の造血幹細胞が分化してリンパ系幹細胞となり，Bリンパ球（B細胞），Tリンパ球（T細胞），ナチュラルキラー細胞（NK細胞）がつくられる（→p.89）．

- リンパ球は血液中およびリンパ管のなかを浮遊し，胸腺，リンパ節，脾臓，パイエル板などをかけ巡り，病原体の侵入から身を守る．

- 二次リンパ組織のリンパ節は，リンパ液が流れるリンパ管網の要所に配置されており，リンパ節にはリンパ球，マクロファージなどの免疫細胞が多く集まっている．リンパ節には病原体を排除する仕組みが備わっている．

- 進行がんにおいて，病勢の進行とともに悪液質が出現する．悪液質のステージ診断には，CRP，トランスサイレチン（TTR），CONUTスコアなどがくり返し検査のできる指標として用いられる．CONUTスコアでは低栄養評価に，免疫能の指標となるTLCが利用される．TLCは全身の栄養状態と相関して増減する．低栄養を判定するTLCの基準値は報告者により異なるが，リンパ球数減少の意義づけには，WBCと分画比からリンパ球数の絶対値で表記する必要がある．

- 白血球数（WBC）の共用基準範囲が3.3〜8.6（$10^3/\mu L$）（→p.94）であり，成人でのリンパ球分画の範囲が16.5〜49.5%[12]である．WBCと分画比に基づいてTLCを算出すると，成人のリンパ球数（絶対値）は0.97〜2.90（$10^3/\mu L$）となり，この数値がTLCとなる．低栄養ではこのTLCより低値を示す（→p.137，CONUTスコア）ことがある．

- 低栄養では免疫異常が見られる[13]．貪食作用をもつNK細胞，マクロファージの機能低下，液性免疫をつかさどるB細胞の機能低下により抗体の産生能が低下する．重度のリンパ球減少がみられると感染を制御することが難しく，生命が危ぶまれる．

Test 8 高齢者・フレイルの検査

基準値

- TLC の基準値は成人にて 0.97 ～ 2.90（$10^3/\mu L$）である（WBC の共用基準範囲，血球形態標準比 WG が提唱するリンパ球画比より算出）．

異常値を示す代表的な疾患

異常値	代表的な疾患
高 値	単核球症などのウイルス感染症，リンパ性白血病（急性，慢性），百日咳，結核，梅毒など
低 値	エイズなどの免疫不全症，先天性免疫不全症，白血病，リンパ腫，全身性エリテマトーデス，薬物，放射線，低栄養など 【TLC による低栄養の指標】[14] ● 軽度の低栄養 ：1.2 ～ 2.0（$10^3/\mu L$） ● 中等度の低栄養 ：0.8 ～ 1.2（$10^3/\mu L$） ● 高度の低栄養 ：0.8（$10^3/\mu L$）未満

3 コリンエステラーゼ（ChE）

検査の目的は？

- 低栄養患者の栄養アセスメントに用いる．
- 肝臓で合成され肝障害の診断補助に用いる．

どんな検査？

- ChE はコリンエステルをコリンと有機酸に分解する酵素である．ChE は肝臓でのみ合成され，鋭敏な肝臓での蛋白合成能の指標である．
- ChE には，神経・筋肉・赤血球に存在するアセチルコリンを特異的に分解する真性 ChE のほか，種々のコリンエステルおよび非コリンエステルを加水分解する偽性 ChE が存在する．臨床検査で測定するのは偽性 ChE である．
- ChE の低値は肝機能低下と低栄養状態のときにみられ，肝機能が正常の場合は慢性的な低栄養状態が考えられる．ChE が低下するのは，消耗性疾患などが除外されると熱量摂取の低下とされ，この低下は ALB 濃度とも相関する[15, 16]．
- 農薬やサリンなどの有機リン剤は，偽性 ChE のはたらきを阻害し，神経終末にアセチルコリンが蓄積され，さまざまな神経症状が現れる．この際，偽性 ChE 活性は 20 U/L 程度にまで低下[17]し，極低値を示す．この極低値はいわゆるパニック値である．
- ChE の半減期は ALB よりも短いため，医療機関の一部では ALB と ChE を組み合わせて，栄養評価の指標として用いている．

共用基準範囲

- 血清 ChE の共用基準範囲は男性が 240 ～ 486 U/L，女性が 201 ～ 421 U/L である．

異常値を示す代表的な疾患

異常値	代表的な疾患
高 値	ネフローゼ症候群，過栄養性脂肪肝，糖尿病，甲状腺機能亢進症，気管支喘息，肥満，アルコール中毒
低 値	肝硬変，低栄養，慢性消耗性疾患，胃潰瘍（消化器疾患）
極低値	有機リン剤中毒，遺伝性低 ChE 血症

4 総コレステロール（TC）

検査の目的は？

- 低栄養患者の栄養アセスメントに用いる．
- TC値，ヘモグロビン（Hb）濃度，ALBの3つの検査項目は，認知機能低下のリスク評価に用いる[18]．

どんな検査？

- TCは細胞を構成する細胞膜の材料であり，体内では脳，肝臓，神経組織に多く含まれる．肝臓から胆汁（胆汁酸，コレステロール，胆汁色素，水分を含む）として分泌され，消化吸収の手助けをした後，大部分は肝臓に戻される．体内のコレステロールは，肝臓で合成される量，食事からの摂取量，ホルモン生合成の原料など，体内で合成されるコレステロールと体内で消費される量が一定に保たれるように調節されている．
- 高齢者では加齢による食欲の減退，うつ，認知症などの心理的要因，咀嚼機能・嚥下機能の低下，口腔乾燥，咬合力の低下など，口腔機能が複合的に障害を招く可能性が高い[19]．普段の食事から，動物性蛋白質（卵，肉，魚類など）に含まれるコレステロールの摂取を制限すると，蛋白質の摂取不足となり低栄養に陥りやすい．
- 低栄養リスクの血液検査値の目安は，血清ALB値3.8 g/dL以下，血清TC値150 mg/dL未満のほか，血中ヘモグロビン値[20]が加わる．血清ALB値3.5 g/dL以下を低栄養リスクとする報告も多い．測定原理の相違によるもので注意を要する（→p.136，③検査値を解釈するうえでの注意点）．

共用基準範囲

- 血清TCの共用基準範囲は142～248 mg/dLである．

異常値を示す代表的な疾患

異常値	代表的な疾患
高値	脂質異常症，糖尿病，ネフローゼ症候群，甲状腺機能低下症，閉塞性黄疸
低値	低栄養，肝硬変，劇症肝炎，甲状腺機能亢進症，下垂体機能低下症 【血清TCによる低栄養の診断】 ●TC値が150 mg/dL未満を低栄養リスクの目安とすることが多い（健康長寿ネット，低栄養の診断，血液検査値より）．

② 動的栄養指標による低栄養状態の検査

1 レチノール結合蛋白（RBP）

検査の目的は？

- 半減期が約0.5日と短く，直近の栄養状態の指標として用いる．
- 外科的手術後の栄養状態を把握し，術後の感染症の発症予防に用いる．

どんな検査？

- 適切な栄養補給や病状の変化により短期間に変動する，代表的なRTP（急速半減期蛋白）である．
- RBPは肝臓で合成される．半減期16時間の糖蛋白であり，ビタミンA（レチノール）と結合する輸送蛋白である．栄養状態の変動を迅速にとらえるので，入院期間中，術前術後など短期の栄養状態を知るときに検査が行われる．
- GFRの低下によりRBPの血清濃度が上昇する．一方，肝機能障害では低値となる．誤診防止の観点から，RBPを栄養指標として用いる場合は肝臓や腎臓疾患の有無を確認しておく．

Test 8 高齢者・フレイルの検査

基準値

- 血清RBP（ラテックス凝集比濁法）の基準値は男性が2.7〜6.0 mg/dL，女性が1.9〜4.6 mg/dLである．

異常値を示す代表的な疾患

異常値	代表的な疾患
高 値	腎不全，過栄養性脂肪肝
低 値	ビタミンA欠乏症，低栄養状態，甲状腺機能亢進症，肝機能障害，炎症

2 トランスサイレチン（TTR，プレアルブミン）

検査の目的は？

- 蛋白質の摂取状況を鋭敏に反映するため，低栄養の指標に用いる．
- 術前，術後などの栄養状態の把握に用いる．
- 肝臓での蛋白質合成能の把握に用いる．

どんな検査？

- TTRは肝臓で合成され，血中では分子の中央部にサイロキシン（T4，甲状腺ホルモン）が結合する輸送蛋白である．
- TTRの半減期は1.9日と非常に短く，短期の栄養状態を反映する．蛋白質の摂取状況を反映し，栄養アセスメントの指標に用いられる．なお，乳幼児の栄養管理の指標にも用いられる．
- TTRは手術前後の中心静脈栄養の適応の決定，その効果判定に用いる．低栄養ではTTRは低値となる．

基準値

- 血清TTRの基準値（免疫比濁法）は，男女ともに22.0〜40.0 mg/dLである．

異常値を示す代表的な疾患

異常値	代表的な疾患
高 値	ネフローゼ症候群，甲状腺機能亢進症
低 値	低栄養障害，肝機能障害（急性肝炎初期，慢性活動性肝炎，肝硬変），術後栄養不良，炎症，感染症，家族性アミロイドポリニューロパチー

3 トランスフェリン（Tf）

検査の目的は？

- 貧血の原因疾患の鑑別を目的に検査が行われる．
- 肝臓，骨髄など，鉄貯蔵組織における貯蔵鉄の把握に用いる．
- 栄養状態・急性期反応の指標として用いる．

どんな検査？

- Tfは肝臓で合成される，分子量8kDの糖蛋白である．半減期は7日と短く，ALBの20日と比較すると短期間での蛋白質合成能を反映する．
- Tfは鉄イオンの輸送担体であり，鉄輸送蛋白質である．
- 重篤な栄養障害で有用性が高いが，鉄欠乏状態で増加するなど，鉄代鉄の影響を受けやすい．低栄養状態では低値を示すが，肝機能障害や炎症によるTf値の低下も知られているので，患者の状況を十分に観察して総合的に判定する．

135

> 基準値

- 血清Tfの基準値（免疫比濁法）は，男性が190〜300 mg/dL，女性が200〜340 mg/dLである．

> 異常値を示す代表的な疾患

異常値	代表的な疾患
高 値	鉄欠乏性貧血，真性多血症（妊娠）
低 値	低栄養，重症肝障害，蛋白の喪失（ネフローゼ症候群，蛋白漏出性胃腸疾患），組織壊死（心筋梗塞など），悪性腫瘍，腎疾患

❸ 検査値を解釈するうえでの注意点

1 血清総蛋白（TP），血清アルブミン（ALB）

- 血清ALB値は日内変動がある．早朝から午後遅くになると高値傾向を示すため，採血時間は一定にすること．
- 健常者でのA/G比は＞1である．加齢によりTP，ALB，A/G比は低値傾向となり，高齢になるほどALBが減少するためA/G比＜1となる．
- 血清ALBは共用基準範囲が設定されているが，医療施設の都合により異なった測定法が用いられる．血清ALBの測定法は，ブロムクレゾールグリーンを用いた色素結合法（BCG法）と，ブロムクレゾールパープルを用いた色素結合法（BCP法）が主流である．
- BCG法はALBのほか，グロブリン分画，CRPなどの急性相反応蛋白と交差反応性が認められ，実際のALB値より各種の病態で偽高値となる．
- ALBはホルモン，薬物などの運搬役としての役割をもつが，分子構造上の特徴の一つに，N末端より34番目にフリーの-SH基（L-システイン残基；Cys-34）が存在する．この-SH基にどんな物質とも結合していないALBを還元型ALBといい，この-SH基に一分子のシステイン（Cys）がジスルフィド結合したものを酸化型ALBという．
- 2013年12月，日本臨床検査医学会・診断薬製造会社などから構成されるワーキンググループが立ち上がった．BCG法は偽高値を示すため正確性の確保は困難とし，グロブリンなどの影響を受けず，ALBに特異性の高い新しい色素（BCP）を用いた蛋白−色素結合法の測定に関する議論が開始された．
- 新しい測定法として，BCP法による検査の前に，検体（主に血清，髄液）の前処理を行い，血清ALBをすべて酸化型に変化させると，酸化型ALBと還元型ALBの反応差を解消することが可能になり，BCP法による測定系が確立され，BCP改良法が誕生した．わが国ではBCP改良法を使用する医療機関は増加の一途をたどっている（→p.13）．
- BCG法による偽高値は，病態による検査値の誤表示とされ，診療報酬から除外する方針が決定したが，一部の医療機関ではBCG法のみ搭載できる自動測定検査システムが稼働しており，施行は先送りとなっている[21]．
- 日本臨床検査医学会は，低ALB血症を測定する場合，BCP改良法はALBに対する反応特異性が向上しており，低く測定される傾向がある．血清ALBが3.5 gdL以下と想定されるときは，BCG法（g/dL）＝BCP改良法＋0.3（g/dL）とすることを提言している．

2 総リンパ球数（TLC）

- TLCはフレイル患者の免疫能を把握するうえで有用な指標である．ただし，被検者が感染症や白

血球数が増加する疾患を有する場合，栄養状態の絶対的な指標とはならないので注意を要する．

3 レチノール結合蛋白（RBP）

- 栄養過多で高値傾向となる．
- ビタミンA欠乏症ではRBPが分泌されないため，血中濃度が低下する．
- 腎不全症例では著明に高値を示す．そのため，事前に腎機能検査を行って確認しておく．

4 トランスサイレチン（TTR）

- 炎症の強い病態ではTTRが低下する．この状況で検査を実施しても栄養の指標に用いてはならない．
- 血清ALBより低分子であり，腎からの排泄があるため腎不全では高値となる．栄養状態を評価するとき，炎症や腎機能障害との関連に注意が必要である．

5 トランスフェリン（Tf）

- 栄養障害の評価に用いるとき，鉄欠乏状態で増加するので注意する．

Advanced Lecture
フレイル・サルコペニアにおける栄養状態の評価

❶ フレイルの評価基準

- 国際的に使用されているフレイルの評価基準にCardiovascular Health Study基準（CHS基準）がある[22, 23]．わが国ではCHS基準を参考にして，日本人高齢者のための日本版CHS基準（J-CHS基準）がフレイルの評価に用いられている[24]．
- 体重減少，疲労感，活動性の低下，筋力低下（握力），歩行速度（身体能力）低下の5項目のうち，3項目以上でフレイルと判定され，早期介入が行われる．これら5項目は超高齢化に直面している要介護者の予防策といえる．

❷ 栄養状態の評価

- フレイルは食欲の低下，身体機能の減少，筋量・筋力の低下などが重なり，一部はサルコペニアに移行する．CHS基準の診断項目には体重減少が含まれており，フレイルと栄養状態不良には，強い関連性があることがわかる．
- 摂取量の低下や食欲の低下などが体重減少につながり，低栄養状態がサルコペニアへと進み，疲労感や筋力低下を引き起こし，歩行速度の低下が身体機能や活動度の低下につながる．
- 主観的包括的栄養評価（SGA）は栄養アセスメントの一方法であるが，フレイル患者からの情報や病歴の聴取も欠かせない．一方，超高齢者や，認知機能障害を有するフレイルの場合，正確な情報聴取が困難になることがある．
- フレイルでは化学療法や周術期の感染症，誤嚥性肺炎発症リスクの増加など，食欲低下に陥ることがある．早期発見，早期介入して栄養障害を予防することが求められる．
- 栄養障害の程度を把握する評価法として，2003年に欧州静脈経腸栄養学会（ESPEN）で提唱されたControlling Nutritional Status（CONUT）がある．CONUTは血清ALB，TLC，TCの3項目の検査値をスコア化し，栄養アセスメントの指標として広く利用されている．医療施設によって

表1-19 CONUTスコア

検査項目	検査値			
血清ALB (g/dL)	≧3.5	3.0〜3.49	2.5〜2.99	<2.5
スコア	0	2	4	6
TLC (10^3/μL)	>1.6	1.2〜1.599	0.8〜1.19	<0.8
スコア	0	1	2	3
TC (mg/dL)	>180	140〜180	100〜139	<100
スコア	0	1	2	3
スコア合計点	0〜1	2〜4	5〜8	>8
栄養レベル	良好	軽度	中等度	重度

（文献25を参考に筆者作成）

は，Hb濃度を加えて4項目で評価している場合もある．
- CONUTスコアによる栄養レベルの評価は，良好，軽度，中等度，高度の4段階に分類される（**表1-19**）．点数が高いほど，より重症の低栄養である．

❸ 次世代の低栄養評価法

- 世界初の低栄養診断国際基準であるGLIM (Global Leadership Initiative on Malnutrition) が2018年に発表された[26]．
- GLIM基準によるアセスメント・診断（重症度判定）は，①意図しない体重減少，②低BMI，③筋肉量の減少の3項目からなる「現症」と，①食事量減少または吸収能低下，②疾患による負荷/炎症の程度の2項目からなる「病因」を用いて行う．
- 低栄養の重症度判定は，炎症に関連する4つの病因別に分類され診断が下りる．
  1) 慢性疾患で炎症を伴う低栄養
  2) 急性疾患あるいは外傷による高度の炎症を伴う低栄養
  3) 炎症はわずか，あるいは認めない慢性疾患による低栄養
  4) 炎症はなく飢餓による低栄養（社会経済的，環境的要因による食糧不足）
- GLIM基準の特徴は，低栄養の診断に「炎症」という概念を取り入れ，筋肉量減少を低栄養の重度判定に用いている．血清ALB，TTR，Tfなど，ODAに用いられた栄養指標は使われていない．
- 低栄養はフレイルやサルコペニアを誘発する重要な因子であり，このGLIM基準を用いてフレイル患者の早期発見につながる可能性がある．
- わが国でGLIM基準を使用して低栄養評価をする医療施設はまだ少なく，十分に定着しているとはいえない．今後の展開に大きく期待が寄せられている．

▶ Point

- 低栄養とフレイルは密接に関連し，フレイル対策に栄養の果たす役割は大きい．低栄養スクリーニングには，BMI，体重，食事摂取量低下，皮下脂肪の減少，体液貯留所見（浮腫）などから栄養状態を定期的に評価し，表出してくる症候を早期にとらえることが重要である．

Test 8 高齢者・フレイルの検査

- 客観的評価には血清アルブミン，ヘモグロビン濃度，総リンパ球数，動的栄養指標（RTP）の検査などが行われる．血清アルブミンは低栄養の指標として広く用いられるが，最近では炎症の重症度を表す指標として考えられるようになった．

- 高齢者が低栄養状態に陥ることは珍しくない．低栄養状態は感染症，免疫異常を引き起こす原因となる．生化学的所見に異常値があれば低栄養と考え，早急に対策を講じることが重要である．

（斉藤嘉禎）

⚜ 引用文献

1) 総務省統計局編：人口推計令和5年10月1日確定値（2023年）. 2023.

2) 神崎恒一：認知的フレイルのアプローチを標準化する. 臨床栄養, 134：583-589, 2019.

3) 溝上祐子ほか：栄養スクリーニング・アセスメント・栄養管理の概要. J Jpn WOCM, 17：1-10, 2013.

4) 大森慶太郎：低栄養患者における感染症. 日内会誌, 108：2291-2296, 2019.

5) Kojima G, et al：A Systematic Review and Meta-Analysis. J Am Dir Assoc, 17：881-888, 2016.

6) Sugimoto T, et al：Prevalence and associated factors of sarcopenia in elderly subjects with amnestic mild cognitive impairment or Alzheimer disease. Curr Alzheimer Res, 13：718-726, 2016.

7) Duerksen DR, et al：Evaluation of Nutrition Status Using the Subjective Global Assessment：Malnutrition, Cachexia, and Sarcopenia. Nutr Clin Pract, 36：942-956, 2021.

8) 日本静脈経腸栄養学会編：静脈経腸栄養ガイドライン. 第3版, 照林社, 2013.

9) Evans DC, et al：The Use of Visceral Proteins as Nutrition Markers：An ASPEN Position Paper. Nutr Clin Pract, 36：22-28, 2021.

10) Menon V, et al：C-reactive protein and albumin as predictors of all-cause and cardiovascular mortality in chronic kidney disease. Kidney Int, 68：766-772, 2005.

11) 渡辺健太郎：高齢者の食事管理. 日大医学雑誌, 78：215-221, 2019.

12) 渡邉眞一郎ほか：好中球系細胞標準化の経緯と血球形態標準化合同ワーキンググループについて. 医学検査, 64：639-642, 2015.

13) Chandra RK：Numerical and functional deficiency in T helper cells in protein energy malnutrition. Clin Exp Immunol, 51：126-132, 1983.

14) 公益財団法人在宅医療助成勇美記念財団：在宅医療テキスト. 第3版, 2013.

15) 堀米和子ほか：血清コリンエステラーゼ日本臨床化学会勧告法および各種測定法の特異性に関する検証（第一報）. 臨床化学, 28：78-83, 1999.

16) 今木雅英ほか：血清コリンエステラーゼ活性値と摂取熱量および食物摂取パターンとの関連性について. 民族衛生, 52：190-195, 1986.

17) 日本臨床検査医学会編：臨床検査のガイドライン JSLM2021「パニック値」の運用に関する提言書. 2021

18) Taniguchi Y, et al：Nutritional Biomarkers and Subsequent Cognitive Decline Among Community-Dwelling Older Japanese：A Prospective Study. The Journals of Gerontology Medical Science, 2014.

19) 全国歯科衛生士教育協議会編：臨床検査 口腔領域の臨床検査. 医歯薬出版株式会社, 2023.

20) 長寿科学振興財団ウェブサイト：高齢者の低栄養. 2023.

21) 日本臨床検査振興協議会2022年10月版.

22) Fried LP, et al：Cardiovascular Health Study Collaborative Research Group. Frailty in older adults：evidence for a phenotype. J Gerontol A Biol Sci Med Sci, 56：M146-156, 2021.

23) Satake S, et al.：Prevalence of frailty among communitydwellers and outpatients in Japan as defined by the Japanese version of the Cardiovascular Health Study criteria. Geriatr Gerontol Int, 17：2629-2634, 2017.

24) 佐竹昭介：老年医学の展望. 日老医学雑誌, 55：319-328, 2018.

25) Ignacio de Ulibarri J, et al：CONUT：A tool for controlling nutritional status. First validation in a hospital population. Nutr Hosp, 20：38-45, 2005.

26) 東口高志：低栄養診断の国際基準"GLIM criteria". 臨床栄養, 134：428-430, 2019.

Column
薬局で知ってほしい歯科のこと④：歯ブラシの選び方

- 薬局を訪れる患者さんから「歯ブラシはどれが良いか？」と聞かれて困った経験はないでしょうか？ 多種多様な歯ブラシが発売されており，歯科スタッフでも迷うことがあります．本コラムでは，一般的な歯ブラシの特徴と薬局での勧め方をまとめました．

❶ 歯ブラシの分類

- まず，毛先の形状からラウンド毛とテーパード毛に分類されます（表1-20）．特徴としては，むし歯対策と歯周病対策に大きく分けられます．
- ラウンド毛は一般的な歯ブラシで，むし歯対策として勧めます．歯周病対策にもなるため，オールラウンド型として広くお勧めできます．
- テーパード毛は，特に歯周病が気になる方へお勧めします．毛先が細くなっているので，歯と歯肉のすき間に入り，歯周ポケットのなかを磨けます．歯周ポケットの磨き方を図1-24に示します．丁寧にやさしく当てるよう伝えて下さい．歯みがきのときに歯肉から出血しやすい方へお勧めです．
- また，ヘッドの形からスタンダードヘッド，幅広ヘッド，薄型ヘッドの3種類に分類することもできます（表1-21）．スタンダードヘッドは，むし歯・歯周病予防両方に適し，一般的に広くお勧めできるタイプです．
- 幅広ヘッドは，歯みがきに時間をかけられず短時間で効率的に磨きたい人向けに開発されました．幅広ヘッドにもラウンド毛・テーパード毛タイプがあり，それぞれむし歯・歯周病対策としてお勧めできます．
- 薄型ヘッドは，歯の一本一本を丁寧に磨きたい方にお勧めです．ヘッドが小さいため，届きにくい面も磨ける理想的な歯ブラシといえます．時間をかけてしっかり磨きたい方に向いています．

表1-20 毛先の形状による分類

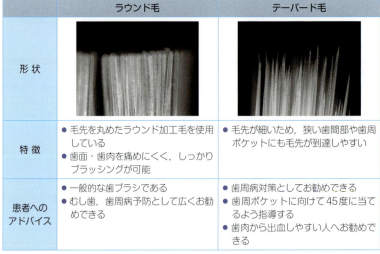

（資料提供：ライオン歯科材株式会社）

Test 8 高齢者・フレイル状態の検査

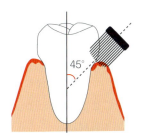

歯と歯肉の境目に歯ブラシを45度に当て，やさしく小刻みに左右にブラッシングする．

図1-24　歯周ポケットの磨き方
歯周病の原因となるプラーク（歯垢）は，歯と歯肉の境目から付きはじめる．この部位を毎日磨くことで，歯周病菌の増殖を予防できる．

- 毛の硬さは，かため・ふつう・やわらかめの3種類が一般的です．かためは着色や汚れがよく落ち，磨いた実感がわくとのことで好む方も多いようですが，歯の摩耗を起こしやすく，危険な側面もあります．歯は摩耗すると元には戻らないことに加え，知覚過敏症を起こしやすいのです．一般的には，ふつう・やわらかめを選び，歯肉の弱い方，知覚過敏のある方にはやわらかめをお勧めしてください．
- 「電動歯ブラシと手用歯ブラシは，どちらが良いか？」を聞かれることもあります．電動歯ブラシは手用歯ブラシよりも歯垢と歯肉炎を減らすという論文があります[1]．何より効率的に短時間でよく磨け，歯の滑沢感が得られやすいため，便利です．また，歯ブラシを細かく動かすことが苦手な人や介護のときの歯みがき，子どもの仕上げ磨きにはとても役に立ちます．
- 電動歯ブラシのデメリットは，使い方によっては歯や歯肉を傷つけやすいこと，表面のみ磨くだけで磨き残しが目立つ場合があることです．また，本体や替えブラシは手用ブラシに比べ高価です．
- 結論として，よく磨けていれば電動歯ブラシでも手用歯ブラシでもどちらでもよく，その人に合ったブラシをお勧めください．どちらも，磨く時間は3分以上を目安にしてください．立体的な歯の形をイメージし，磨き残しがないようデンタルフロスや歯間ブラシを併用するようお勧めしてください．

表1-21　ヘッドの形状による分類

	スタンダードヘッド	幅広ヘッド	薄型ヘッド
形状			
特徴	● 一般的な大きさ ● 虫歯・歯周病予防にオールラウンドに使える	● ヘッドが大きく接触面積が広いため，広範囲を効率的にブラッシングが可能 ● 歯面から歯頸部・歯肉まで効率よくブラッシングできる	● ヘッド部を極力小さくした設計のため，隅々までブラッシングが可能
勧める対象	● 男女問わず，一般的に広くお勧めできる	● 歯みがき時間が十分にとれない人 ● 歯ブラシを細かく動かすことが苦手な人 ● 高齢の人	● 丁寧にしっかり一本ずつ磨きたい人 ● 子どもの仕上げ磨き

（資料提供：ライオン歯科材株式会社）

❷ 歯みがきのポイント

- 適度なブラッシング圧は，歯ブラシを歯に当てたときに，毛が開かない程度の力です．歯ブラシの柄の後ろの方をペングリップまたは3〜4本指で持ち，できるだけ優しく磨くようお伝えください．
- 「8020運動（80歳で自分の歯を20本以上保とう）」をご存知でしょうか．近年，歯への意識も高くなり，8020達成者は50%超えとなりました．今後増加傾向にあるといいます[2]．
- しかし，歯の残存本数が多くなると，その分むし歯も歯周病も増えていきます[2]．特に高齢者では，歯の根元のむし歯が多く（根面う蝕），また歯と被せもののすき間にむし歯（二次う蝕）ができやすく，歯周病罹患率も高まります．
- 食後の歯みがきを習慣づけ，特に就寝前の歯みがきは丁寧にするようご助言ください．睡眠中は一日のなかで最も唾液量が減り，細菌数が激増します．就寝前は，歯ブラシの他にデンタルフロスや糸ようじ，歯間ブラシなども併用すべきで，お口のなかの細菌数をできるだけ取り除く必要があります．「夜の歯みがきは丁寧に，歯と歯の間も磨きましょう！」と，お勧めいただければと思います．
- 一日の口腔内細菌数の変化を図1-24に示します．口腔内細菌数は毎食後に増加するため，食後に歯をよく磨くことで，むし歯や歯周病を予防することができます．
- ぜひ薬局に歯ブラシを置いていただき，歯ブラシ選びを通して「歯みがきは健康のもと」であることを患者さんにお伝えいただければ幸いです．

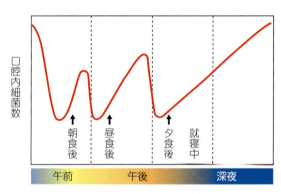

図1-25　一日の口腔内細菌数の変化

口腔内細菌は，食後の栄養下では短時間で急速に増加し，次の食事で歯に付いた細菌は食べ物とともに洗い流され減少する．細菌数は就寝時に最も増加しやすいため，就寝前の丁寧な歯みがきが重要となる．毎食後の歯みがきが細菌数を下げる良い手段となり，さまざまな病気の予防となり得る．

（文献3を参考に筆者作成）

❸ 薬剤師に伝えたいこと

- 歯ブラシ選びのポイントは，毛先の形状，ヘッドの大きさ，かたさから選びます．
- 歯周病が気になる方へは毛先の細いテーパード毛をお勧めいただき，歯と歯肉の境を磨くようお伝えください．それ以外は，その人のお口に合った歯ブラシで，形状がどのような形でもしっかり磨ければよいとお考えください．

- 電動歯ブラシは，手用歯ブラシに比べ効率よくしっかり磨くことができ，便利です．その反面，雑になると磨き残しが目立ち，歯や歯肉を傷つけてしまうこともあります．
- 電動歯ブラシは，子どもの仕上げ磨きや介護のときの歯みがきにお勧めです．
- 毎食後に歯を磨くこと，夜の歯みがきは一番丁寧に行うこと，歯と歯の間も磨くことをお伝えください．
- 8020達成者が50％を超えた結果，歯の本数が増え，むし歯や歯周病が増加しました．
- 「歯みがきは健康のもと」，よく歯みがきをすることで，さまざまな病気の予防になります．

(吉田憲明)

⚜引用文献
1) Yaacob M, et al：Powered versus manual toothbrushing for oral health. Cochrane Database Syst Rev, CD002281, 2014.
2) 厚生労働省：平成28年 歯科疾患実態調査. 〈https://www.mhlw.go.jp/toukei/list/62-28.html〉
3) 藤田　浩ほか：新図説口腔微生物学. 学建書院, 1996.

> **Column**
>
> ## 薬局で知ってほしい歯科のこと⑤：オーラルフレイル

❶ オーラルフレイルとは

- 日本では，2025年には75歳以上の高齢者が2,000万人を超え，いよいよ世界一の超高齢化社会となります．そのなかで，何としても健康な高齢者を増やし，要介護期間を短くすることが重要といわれています．

- 75歳以上の要介護原因の多くはフレイルです[1]．フレイルとは「加齢に伴う心身が衰えた状態」を意味しますが，努力次第では症状を改善できる可能性がある状態像を示します．フレイルの回復や予防に重要な要素として，①栄養，②運動，③社会性が挙げられます．すなわち，よく噛みしっかりと栄養を摂り，適度な運動を心掛け，社会に出て会話しコミュニケーションをとることがフレイルの改善になるということです．

- そのなかで原動力となるのが，やはり栄養摂取です．歯の本数の減少や加齢による摂食・嚥下機能の低下により，栄養摂取が困難になると，運動や社会行動にも支障が出て，一気にフレイルが進行していきます．まずはしっかり噛めるよう，歯や口腔内に気になるところがあれば歯科医師に相談し，必要があれば治療することが，高齢者の健康の第一歩になるといえます．

- また，高齢者は歯の本数が減少することにより，転倒のリスクや認知症の可能性が高まるともいわれています．歯が抜けたままで咬み合わせが少ない方ほど，平衡感覚に障害が出やすく転倒のリスクが高まり，また視覚・聴覚にも有意に影響が出ていたとの報告があります[2]．

- 高齢者における歯の本数と転倒との関係を**図1-26**に示します[3]．歯の本数が19本以下で義歯を使用していない人は，20本以上ある人に比べて転倒のリスクが2.5倍あることが示されました．また，歯の本数が19本以下でも，義歯を使用している人は使用していない人に比べて転倒のリスクが優位に減少していました．

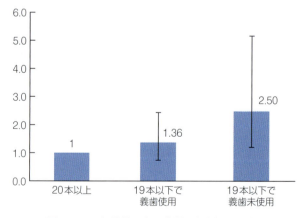

図1-26　高齢者の歯の本数と転倒との関係
歯が20本以上ある高齢者の転倒リスクを1とした場合のオッズ比を示す．
（文献3より転載）

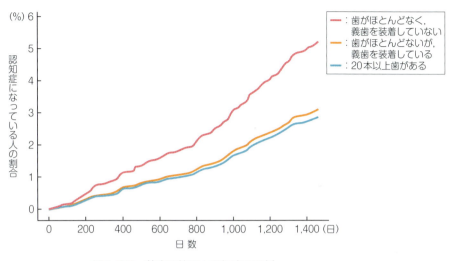

図 1-27 義歯の使用と認知症の関係

(文献4を参考に筆者作成)

- また，歯と認知症についての関連性も明らかになってきました．20本以上歯がある人と比べて，歯がほとんどなく義歯を装着していない人は，認知症発症のリスクが約2倍になります．逆に，歯がほとんどないが義歯を装着している人は認知症発症リスクが4割抑制できると報告されています[4]．歯の本数が多いほど，また歯がなくても義歯によって機能回復している人は，認知症になりにくいといえます．義歯の使用と認知症の関係を図1-27に示します．
- 高齢者に多く発症する誤嚥性肺炎も，歯科と関連しています．高齢者の口腔内の衛生状態が不良になると，多量の細菌が唾液に混ざり，気管内へ誤嚥することにより肺炎を引き起こし重症化することもあります．震災などの災害時に，歯みがきができずに肺炎が増加する現象が報告されています[5]．体力の低下した高齢者へはさらなる口腔ケアが必要となります．患者さんへ，災害時の避難袋に口腔ケア用品の追加をぜひともご提案ください．
- これらの口腔機能のフレイルをオーラルフレイルと称して，これは老衰する前段階として位置付けられ，全身的なフレイルの予防として口腔の健康は大変重要と考えられています．
- オーラルフレイルの予防には，やはりかかりつけ歯科医院が重要となります．口腔機能の変化を管理し，快適に不自由なく何でも噛める状態を維持して，衛生面の管理と，むし歯や歯周病のような慢性炎症を取り除くことで，高齢者の生活の質は格段に向上します．

❷ 薬剤師に伝えたいこと

- 「噛めない・食べられない」はフレイル進行の第一の原因です．
- 要介護になる前の元気なうちに，「ちゃんとお食事できていますか？」「しっかり噛めていますか？」と聞いてみてください．不十分な方へは歯科を受診するようお勧めください．
- 肺炎患者には，「歯みがきでお口のなかのバイ菌を減らしましょう」「入れ歯をよく洗いましょう」「入れ歯洗浄剤を使って除菌してください」と推奨してください．
- 防災袋にも口腔ケア用品を入れることをご提案ください．

(吉田憲明)

Chapter 1 検査値から患者の状態を把握する

✤ 引用文献

1) 厚生労働省：2019年 国民生活基礎調査.〈https://www.mhlw.go.jp/toukei/saikin/hw/k-tyosa/k-tyosa19/index.html〉

2) Yamamoto T, et al：Dental status and incident falls among older Japanese：a prospective cohort study. BMJ Open, 2：e001262, 2012.

3) 山本龍生：歯科から考える転倒予防. 日本転倒予防学会誌, 5：23-25, 2018

4) Yamamoto T, et al：Association between self-reported dental health status and onset of dementia：a 4-year prospective cohort study of older Japanese adults from the Aichi Gerontological Evaluation Study（AGES）Project. Psychosom Med, 74：241-248, 2012.

5) 大東久佳：東日本大震災の教訓から次に備える　震災後の肺炎アウトブレイクを防ぐために. 週刊医学界新聞, 第3131号, 2015.

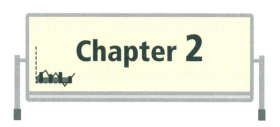

一般用検査薬を活用し，能動的な健康サポートを実践する

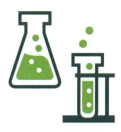

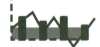

Chapter 2　一般用検査薬を活用し，能動的な健康サポートを実践する

Chapter 2 を読む前に

▶ 一般用検査薬とは

- 一般用検査薬（OTC検査薬）は，体外診断用医薬品のうち，一般用医薬品として薬局または医薬品販売業（店舗販売業，配置販売業）において取り扱うことが認められているものをいう[1]．
- OTCは"over the counter"の略語であり，対面販売で薬を買うことを意味している．一般用検査薬は，薬局やドラッグストアで自ら選んで購入し，体調をセルフチェックした後，必要に応じて医療機関などを受診し，疾患などの早期発見につなげることができるようにした検査薬である．
- 一般用検査薬を適正に使用して健康管理に努めると，生活習慣病などの早期対応，発症の予防，疾病の悪化防止につながり，医療費削減にも寄与できるとされる．
- 一般用検査薬による判定結果は，日常生活における体調のチェック（セルフケア）の把握であり[2]，診断を目的とした体外診断用医薬品とは異なる．

❶ 一般用検査薬の種類と分類（表2-1）

- 1990年から日本臨床検査薬協会などの業界団体と厚生労働省が取り組んできた「セルフケア領域における検査薬に関する検討会」で審議の結果，1991年に尿蛋白検査薬と尿糖（尿グルコース）検査薬が，1992年に妊娠検査薬のOTC化が実現した．その後，2016年に尿中の黄体形成ホルモン（LH）をとらえる排卵日予測検査薬が一般用検査薬に転用され，四半世紀ぶりにスイッチOTC化が実現した．
- さらに，2022年には新型コロナウイルス感染拡大を受け，新型コロナウイルス抗原定性検査キットが体外診断用医薬品（医療用）および一般用検査薬として新たに承認された．
- 体外診断用医薬品からスイッチOTC化された製品に対し，一般用検査薬の位置付けとしてクラス分類が設けられている．尿蛋白，尿糖，妊娠検査薬は第2類医薬品，排卵日予測検査薬と新型コ

表2-1　一般用検査薬の種類と分類

承認年	一般用検査薬	分類	検体
1991年	尿蛋白検査	第2類医薬品	尿
1991年	尿糖検査	第2類医薬品	尿
1992年	妊娠検査薬	第2類医薬品	尿
2016年	排卵日予測検査薬	第1類医薬品	尿
2022年	新型コロナウイルス抗原定性検査キット	第1類医薬品	鼻腔ぬぐい液・唾液

ロナウイルス抗原定性検査キットは第1類医薬品である．第1類医薬品の場合，来局者からの質問がなくても購入者の状況を的確に把握するため，薬剤師は対面で書面での情報提供を行う義務がある．一方の第2類医薬品は，薬剤師または登録販売者が対応し，購入者への情報提供は努力義務とされている．

❷ 一般用検査薬への転用促進

- 国は日本臨床検査薬協会や日本OTC医薬品協会などの業界団体と連携し，体外診断用医薬品から一般用検査薬への転用を早期に実現する旨，各都道府県知事宛に具体的な文書通達を出し，なるべく早期にスイッチOTC化を促進したいとしている[1]．
- 一般用検査薬への転用については，日本OTC医薬品協会などから49検査項目のリストが公表され，国との間にヒアリングが行われている[3]．OTC化が要望されている主な検査項目は，生活習慣病関連（血糖，血中脂質など），服用中の薬剤の影響を知る検査（電解質，CKなど），がん関連（便潜血，PSAなど），尿検査（潜血，pH，ケトン体，ビリルビンなど），感染症（クラジミア抗原，淋菌，A・B型インフルエンザウイルス抗原など），腎機能（クレアチニンなど），肝機能（AST，ALT，総蛋白など）である．
- 医療用検査薬を用いて行われる検査は，多くは血清や血漿および尿を検体として用いるが，OTC化の拡大を目指すなかで，これらの検査が実用化するには尿検体のほか，血液（血清・血漿，穿刺血），糞便，鼻腔吸引液，咽頭ぬぐい液などの採取が必要となる．採血や穿刺血による検体採取は侵襲を伴う医療行為であり，さまざまな検査を一般用として家庭で検体採取するには，多くの課題があり難しい状況にある．課題を一つずつ解決していくための議論が行われている．

❸ 一般用検査薬の診断能

- OTC検査薬に転用された一般用検査薬は，新型コロナウイルス抗原定性検査を除いて，いずれも尿検体を用いる．
- 尿蛋白・尿糖定性検査には，試験紙を用いる．試験紙を用いて尿検査をすると，健常者では「陰性」と判定される．尿蛋白は，通常排泄されない蛋白が尿中に漏出したものであり，糸球体での濾過機能，尿細管での再吸収障害が疑われる．同様に尿糖「陽性」の判定結果は，高血糖または尿細管での糖の再吸収低下を示唆するものである．
- 試験紙法による尿蛋白・尿糖定性検査において，「陽性」の判定結果になった場合，固有の疾患を特定するものではないが，何らかの病態異常が疑われる．早期の段階で医療機関を受診し，重症化を予防しなければならない．

❹ 一般用検査薬が満たす要件

- 正しく健康状態を把握し，必要に応じ速やかに医療機関などを受診できるよう，一般用検査薬がもつ一定の基準が提案されている[3]．今後，一般用検査薬の導入を進めるにあたり，備えておく一般的な原則について，重要な点を掲載する．

1 検体について

- 検体から得られる検査結果の臨床的意義がすでに確立されている．

- 検査に必要な量が容易に採取でき，検査に特別な器具を必要としない．
- 尿，糞便，鼻汁，唾液，涙液など採取に際して侵襲のないものが適当とされる．

2 検査項目
- 学術的な評価が確立され，健康状態を把握して受診につなげていける検査項目が適切とされる（悪性腫瘍，心筋梗塞，遺伝性疾患などは除く）．

3 検査法
- 検査の操作手順が簡便である．
- 短時間で情報が得られるもの．

4 OTC検査薬の性能
- 適正な感度・正確性・精密性をもつ．
- 定性または半定量検査では，判定は2段階または3段階程度とし，説明は各社で統一する．

5 添付文書に記載する基本的項目
- 使用者が理解しやすく自ら判断できる内容とする．平易な表現で簡潔に記載し，図表やイラストを用いるなどして工夫する．
- 添付文書の必読，保存に関する事項，販売名と一般的名称，製品の特徴，使用目的，使用上の注意などを記載する．

尿検体を用いる検査に必要な基礎知識

- 一般用検査薬は，新型コロナウイルス抗原定性検査を除いていずれも尿検体を用いる．本項目では，尿検体を用いる検査に必要な基礎知識について解説する．

1 尿中に含まれる成分

- 尿は90％以上が水分である．尿の成分を分析すると，尿をつくる腎臓と腎臓以外の尿路系の異変に加え，糖尿病や肝臓，前立腺などの疾病を予知することも可能である．
- 尿中の泡は通常はほとんど認めないが，高蛋白尿やビリルビン尿ではみられる．色調は麦わら黄色〜淡黄褐色（ウロクロムに起因）を呈する．新鮮尿のpHは通常6.0〜6.5であるが，摂取食物の内容により4.5〜7.5の間を変動する．
- 病的状態で尿中に含まれる主な成分は，蛋白質，ブドウ糖，ケトン体，ビリルビン，血球（赤血球，白血球）である．いずれも尿試験紙を用いて検査が可能である．

2 尿検体の種類

- 尿検体は，採尿方法や採尿時間によりさまざまな名称で記載される．

1 採尿方法による名称の違い
- 初尿（最初に排出された部分尿），中間尿（採尿途中に採取した尿），カテーテル尿，膀胱穿刺尿（膀胱穿刺により採取した尿）などと表現される．

2 採尿時間による名称の違い

早朝第一尿
- 前夜就寝前に排尿し，起床後に最初に採尿した尿をいう．
- 体動，運動の影響が除外され濃縮された尿が得られ，定性，半定量検査，尿沈査などに最適な尿検体である．
- 濃縮されているため，感度よく蛋白尿を検出し得る．
- 学校検尿では必須である．

随時尿
- 任意の時間に採取された尿をいう．
- 外来患者，職場の定期健診（または検診）に用いられる．広くスクリーニング検査に用いられる．
- スポット尿ともいう．
- 採尿は中間尿を用いることが原則である．

時間尿
- 一定時間ごとに採尿した尿をいう．ブドウ糖負荷試験に用いられる．

24時間蓄尿（24時間尿）
- 起床直後の尿は捨て，その後の翌日の同時刻までに排尿したすべての尿をいう．
- 尿蛋白など特定成分の1日総排泄量定量検査に用いられる．

❸ 尿検体を扱う際の注意点

- 尿には個人が有する特殊性がある．尿排泄量，pH，比重（浸透圧）などは，同一個人でも著しく変動しやすい．
- 服用薬剤，清涼飲料水などに含まれる成分により検査値に影響することがある．
- 検体の保存方法や混入物質の影響を受けやすい．細菌増殖により新鮮尿が変質することにより，正しい検査結果が得られないことがある．採尿後は速やかに検査を終えるのが原則である．

❹ 尿試験紙による検査法

- Chapter 2ではスイッチOTC化された尿蛋白，尿糖定性検査について述べる．通常，尿試験紙を用い，医療機関，健診，人間ドックなど，幅広い分野で検査が行われる．
- 尿試験紙は反応試薬を含む濾紙をプラスチック台紙に張り付けた構造をしている．指示薬を含む試験部分には反応がワンステップで簡潔に進むよう，複数の試薬が混合されている．尿に浸して色調の変化を読むので「dip & read方式」と呼ぶ．濾紙上の化学変化による色調の変化は，標準色調表と比較して目視判定する．
- 尿試験紙を用いた尿定性・半定量検査は非侵襲的検査の代表格であり，日常診療や健診などで広く使われている．尿試験紙は被検尿に一瞬浸すだけで，腎障害，糖尿病，感染症などに関する重要な生体情報を提供してくれる．
- 尿試験紙による検査結果は病気を診断するものではなく，検査結果や症状により早急に医療機関への受診の機会を促すものである．判定結果と臨床症状や他の検査結果を含めて医師が総合的に判断する．

Chapter 2　一般用検査薬を活用し，能動的な健康サポートを実践する

- ●試験紙に尿を約1秒間かける
コップに採尿してから検査することもできます．

- ●色調表の色と比較する
試験紙の色を尿でぬらしてから尿潜血は20秒後・尿たん白は10秒後・尿糖は30秒後に判定します．

- ●使用後のスティックはトイレに流せます

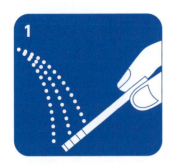
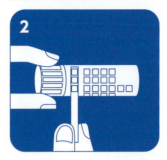
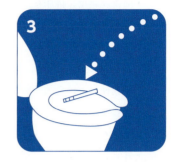

図2-1　尿試験紙による検査法の例

（文献4より転載）

表2-2　尿試験紙の取り扱い上の注意点

- ●強度の着色尿や薬剤尿では，試験紙が異常に呈色して判定に影響することがある．
- ●使用期限を確認し，期限内に使用する．
- ●開封後はできるだけ早く使い切る．
- ●水分に接触すると劣化するので，濡れた手で取り出さない．
- ●尿に浸す時間（浸漬時間）および反応時間を正確に守る．
- ●湿気，直射日光，高温を避けて指定の貯蔵方法で保存する．
- ●尿試験紙の色調変化の目視判定は個人差が生じるため，他の薬剤師などと目合わせを行って確認する．
- ●変色した尿試験紙は使用期限内であっても使用しない．

- 尿試験紙による検査法例を**図2-1**に，尿試験紙の取り扱い上の注意点を**表2-2**に示す．

（斉藤嘉禎）

引用文献

1) 日本臨床検査薬協会ほか：体外診断用医薬品から一般用検査薬への転用（スイッチOTC化）の促進．内閣府規制改革推進会議医療・介護ワーキング・グループヒアリング 資料2．〈https://www8.cao.go.jp/kisei-kaikaku/kisei/meeting/wg/iryou/20200213/agenda.html〉
2) 西沢元仁：製薬業界からの要指導医薬品・一般用医薬品についての薬学教育への期待と課題．薬学雑誌，136：955-963, 2016.
3) 厚生労働省：体外診断用医薬品の一般用検査薬への転用について．薬食発1225第1号，平成26年12月．
4) ウリエース（Kc）添付文書．2022年3月改訂（第3版）．

Chapter 2　一般用検査薬を活用し，能動的な健康サポートを実践する

Test 1　蛋白・糖に関連する検査

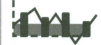

押さえておきたい基本的な検査

❶ 尿蛋白・尿糖の検出に用いられる検査

1 尿蛋白定性検査

検査の目的は？

- 一般用検査薬を活用し自らの判断や薬剤師などへの相談を行い，健康の自己管理手段として用いる．
- 陽性判定の場合，生活習慣病などの健康状態を早期に把握することが可能となり，速やかに医療機関への受診の機会を得る．
- 潜在的に治療を必要としている生活者が，一般用検査薬の結果に基づいて生活習慣の改善努力の動機付けとなる．

どんな検査？

- 試験紙法による尿蛋白定性検査は，一般用検査薬を代表する検査項目である．また，医療機関での基本的検査のほか，人間ドックや健診など幅広い分野でも用いられる．
- 一般用検査薬を用いて，尿中蛋白質の存在を調べる検査を「尿蛋白」と呼び，検査結果が陽性を示す検体を「蛋白尿」という．
- 健常者の尿中への蛋白質の排出は極めて少なく，40〜100 mg/日ほどである．この程度の量は生理的にみられ，試験紙法では陰性である．一方，試験紙による蛋白尿「陽性」の割合は，年齢によって異なるが平均すると3〜4％ほどである[1]．
- 尿蛋白が1日に150 mg以上持続的に認められる場合，病的蛋白尿[2]を疑う．蛋白尿が持続する症例では，心血管死亡率や腎障害の進行に関わるとされる．経過を追い，試験紙による反復検査が必要となる[3]．試験紙法で（±）あるいは（＋）が続くときは二次検診を受け，陰性でなければ一日尿（24時間蓄尿）を溜めて，どれほどの蛋白が排泄されているか，定量検査へと進める．
- 糸球体の炎症による慢性糸球体腎炎は，蛋白尿が出現する主要な腎臓疾患である．尿中の蛋白は主にアルブミン（ALB）である．試験紙法はALBに対し特異性が高く，鋭敏に反応する．
- 腎硬化症は高血圧が原因で腎臓の血管に動脈硬化を起こし，腎臓の障害をもたらす疾患である．高齢者を中心に多くみられるが，本態性高血圧症の経過観察中，尿検査で軽度の蛋白尿が指摘されて発見されることがある．
- ネフローゼ症候群は大量の糸球体由来のALBを主体にした蛋白尿を認め，低ALB血症や浮腫が出現する．3.5 g/日以上の蛋白尿が持続するため，血清ALB値は3.0 g/dL以下に低下することが

Chapter 2　一般用検査薬を活用し，能動的な健康サポートを実践する

表2-3　試験紙に反応しない尿蛋白

尿蛋白	異常を示す疾患例
ベンス・ジョーンズ蛋白 （M蛋白の一種） （高濃度でなければ反応しない）	多発性骨髄腫，原発性マクログロブリン血症
ヘモグロビン	溶血性貧血
ミオグロビン	横紋筋融解症
α_1-ミクログロブリン β_2-ミクログロブリン	近位尿細管での再吸収障害

表2-4　尿蛋白定性検査（試験紙法）の判定基準例

尿中蛋白濃度	0～（検出限界以下）	15 mg/dL	30 mg/dL	100 mg/dL	250 mg/dL
色調表の記号	−	±	+	++	+++
判定	今回の検査では ほとんど尿蛋白は 検出されませんでした．		今回の検査では 少し尿蛋白が 検出されました．	今回の検査では 多めの尿蛋白が 検出されました．	

（文献5より引用，一部改変）

ある．プライマリケアにおいて，早朝尿を用いた試験紙法で（3＋）が3日以上続く蛋白尿がみられる．

- 過度の運動，発熱などの後は腎血流量が増加し，ネフロンに流れる蛋白量が増加して機能性蛋白尿を認める．腎血流量が元に戻ると消失する．

- 安静時には蛋白尿を認めないが，立ち上がったりして体位を変化させると一過性の蛋白尿を認めることがある（起立性蛋白尿）．起立性蛋白尿は18歳以下の男性で10％前後に認められ[4]，再検して陰性であれば以後の検索は不要とされる．

- 試験紙に反応しない尿蛋白が知られている（**表2-3**）ので，注意が必要である．

- 試験紙の規格統一の方向性が示され，蛋白（±）はほぼ15 mg/dLに，（1＋）は30 mg/dLに，（2＋）は100 mg/dLに相当する．（1＋）以上を陽性と判定する[6]．

- （±）判定（15 mg/dL以上）は陽性または陰性とすべきか定まっていない．判定は**表2-4**[5]に示すように解釈する．

- 試験紙法では尿蛋白（＋）は30 mg/dL以上であるが，濃縮尿では正常でも（±）～（＋）と偽陽性となり，また希釈尿では偽陰性になる可能性があるので注意する[7]．

- ベンス・ジョーンズ蛋白（Bence Jones protein；BJP）は，形質細胞のがん化により単一性の抗体が大量に産生され，血中に異常に増加する．この単クローン性免疫グロブリンをM蛋白と呼び，一部は尿中に漏れ出ることがある．IgG，IgA，IgD，IgEを産生する細胞が異常に増殖する場合を多発性骨髄腫，IgMを産生する細胞が異常に増殖する場合をマクログロブリン血症と呼ぶ．

- 試験紙法による尿蛋白を検出する際，BJPが試験紙に反応するという報告[8]や，試験紙にはほとんど反応しないとする報告は正しくないとする異見[9]，高濃度でなければ反応しないなどの報告[10]がある．

- 本書では，日本臨床検査標準協議会会誌の記述内容に準拠し，試験紙法による尿蛋白を検出する際，「BJPは高濃度でなければ反応しない」と記載する．

154

Test 1　蛋白・糖に関連する検査

基準値

- 定性（試験紙法）：陰性

尿蛋白検査で陽性判定となる主な疾患

生理的蛋白尿	【機能性】 発熱，過激な運動直後，精神的ストレスなど
	【体位性】 起立性，前彎性
病的蛋白尿	【腎性】 糸球体性：糸球体腎炎，糖尿病性腎症，腎硬化症，ループス腎炎，ネフローゼ症候群 尿細管性：間質性腎炎，中毒性腎障害

2　尿糖定性検査

検査の目的は？

- 一般用検査薬を活用し自らの判断や薬剤師などへの相談を行い，健康の自己管理手段として用いる．
- 尿糖「陽性」判定の場合，糖尿病の診断に必要な検査を進める．検査をくり返し，（＋）から（±）へ，（±）から（＋）へと推移するときは，腎性糖尿や妊娠の場合もあるので鑑別が必要である．また，（＋）判定になった場合，ただちに糖尿病と診断できないが，糖尿病の早期発見の一助となることは確かであり，軽視することはできない[7]．
- 陽性の判定結果は，食後高血糖を推測する意義をもつ．

どんな検査？

- 尿中に出現する糖（主にブドウ糖）を尿糖という．健常者における尿中への1日排泄量は40〜85 mg/日と微量であり，試験紙法では陰性となる．試験紙法の感度は，血糖が腎閾値（→ p.54）を超えた場合に尿糖を確認できるように設定されている．
- 血漿中のブドウ糖は近位尿細管で再吸収され，血中に戻される．尿細管での最大再吸収能をブドウ糖尿細管再吸収極量（maximum tubular transport glucose；TmG）という．通常，血糖値が150〜180 mg/dL以上になるとTmGを超えて尿糖が陽性となる．このときの血糖値の境界が腎排泄閾値（腎閾値）である．TmGは各個人により異なるため，血糖値と尿糖陽性との関係は一定でない．
- 糖代謝異常や，血糖値の上昇がなくても腎閾値の低下により，尿糖が検出されることがある．これを腎性糖尿と呼ぶ．尿糖が陽性になるのは，血糖値が腎閾値を超える場合と，尿細管機能の低下により腎閾値が低下する場合に大別される．
- 尿中には乳糖，果糖，ガラクトースなどがまれに出現するが，試験紙による尿糖定性検査ではブドウ糖に特異的な酵素試薬が用いられているため，ブドウ糖に特異性の高い半定量的な測定が可能となる．
- 試験紙による尿糖定性検査は，アスコルビン酸を含む清涼飲料水などの影響を受け，偽陰性になることがある．検査前日から摂取しないように注意が必要である．
- SGLT2阻害薬は，尿細管からの糖の再吸収を阻害して尿中に排泄させる．血糖値が正常であっても検査で陽性になることがあるため注意する[11]．

試験紙法による尿糖検出

- 試験紙の規格統一の方向性が示され，（1＋）は各メーカー間で100 mg/dLに統一されている[6]．

155

表2-5 尿糖定性検査（試験紙法）の判定基準例

尿中糖濃度	0〜(検出限界以下)	50 mg/dL	100 mg/dL	500 mg/dL	2000 mg/dL
色調表の記号	−	±	＋	＋＋	＋＋＋
判定	今回の検査ではほとんど尿糖は検出されませんでした．		今回の検査では少し尿糖が検出されました．		今回の検査では多めの尿糖が検出されました．

（文献12より引用，一部改変）

- 判定は**表2-5**[12]に示すように解釈する．

基準値

- 定性（試験紙法）：陰性

尿糖検査で陽性判定となる主な疾患

代謝異常（高血糖状態）	糖尿病，副甲状腺機能亢進症，副腎機能亢進症，下垂体機能亢進症
食餌性糖尿	一時に200 g以上のブドウ糖摂取，胃切除術後
腎性糖尿	【尿細管の糖再吸収能の障害】 Fanconi症候群，ウィルソン病，ガラクトース血症 【多発性近位尿細管障害】 慢性カドミウム中毒，イタイイタイ病
薬物による影響	ステロイドホルモン，アドレナリン，甲状腺ホルモンなど

▶ 尿試験紙の測定原理と正しい使い方

❶ 測定原理

1 尿蛋白定性検査

- 尿試験紙には指示薬のテトラブロムフェノールブルーとクエン酸緩衝剤が塗布され，尿試験紙は酸性側に傾いている．尿中に蛋白が存在すると，蛋白分子上の遊離アミノ基が指示薬とイオン結合して，尿試験紙は酸性から中性，アルカリ性側に傾き，中性からアルカリ性の程度により色調変化が起こる．
- 尿試験紙法の指示薬はALBに対して最も特異性が高い．

2 尿糖定性検査

- 試験紙中のグルコースオキシダーゼ（glucose oxidase；GOD）は尿中のブドウ糖を特異的に酸化し，グルコン酸と過酸化水素（H_2O_2）を生じる．H_2O_2は試験紙に含まれる還元型色原体をペルオキシダーゼ（peroxidase；POD）の触媒下で活性酸素を放出し，色原体を酸化する．色原体は還元型から酸化型へ移行するときに色調の変化を起こす．

$$\text{ブドウ糖} + O_2 \xrightarrow{\text{GOD}} \text{グルコン酸} + H_2O_2$$

$$H_2O_2 + \text{還元型色原体（無色）} \xrightarrow[\text{酸化}]{\text{POD}} \text{キノン型酸化色素（青色）}$$

❷ 偽陽性と偽陰性

- 尿試験紙法による検査結果は，尿中の内因性物質や薬剤・アスコルビン酸などの混入により，誤った判定〔偽陽性または偽陰性（→p.3）〕となる可能性がある．正しい結果を得るためには，表2-6 に掲げた主な要因から回避しなければならない．

表2-6　偽陽性・偽陰性の主な要因

	偽陽性	偽陰性
尿蛋白	高比重尿，pH8以上の強アルカリ尿，高度の緩衝作用を有する尿，着色尿，大量のヘモグロビン尿，精液を含む尿，血漿増量剤（低分子デキストランなど） 【薬物による影響】 ラニチジン塩酸塩（消化性潰瘍治療薬），アセタゾラミド（利尿薬），ジベンゾリンコハク酸塩（抗不整脈薬），クエン酸マグネシウム（下剤）	pH 3以下の強酸性尿
尿糖	酸化剤の混入（過酸化水素，次亜塩素酸ナトリウム，サラシ粉，ヨード化合物など），大量のガラクトースの混入，直射日光（紫外線） 【薬物による影響】 チミペロン（第一世代抗精神病薬）	高比重尿，ケトン体の混入，長時間の放置（細菌による糖の消費） 【薬物による影響】 アスコルビン酸（ビタミンC），スルピリン水和物（ピリン系解熱鎮痛薬），レボドパ（パーキンソン病治療薬）

Advanced Lecture

尿潜血検査

　尿潜血検査薬は，一般用検査薬として現在承認されていない．しかし，日本OTC医薬品協会などが公表したスイッチOTC化を要望する検査項目に尿潜血が入っていることや，試験紙による尿潜血検査は健診や人間ドックなど日常初期診療における基本的検査として位置付けられていること，血尿は腎・泌尿器疾患の診断，治療のための重要な症候であることから，本項に記載することとした．

❶ 血尿と尿潜血検査

- 血尿とは，尿中に赤血球が出現した場合をいう．定義は顕微鏡の倍率を高倍率（400×）に設定し，尿沈渣を鏡検*し，1視野あたり5個以上の赤血球を認める場合をいう[13]．血尿は，腎・泌尿器疾患を診断・治療するための重要な症候である．

- 血尿は，肉眼的血尿と顕微鏡的血尿に分けられる．肉眼的血尿は，尿の色調変化を自分自身で気付く血尿をいう．50歳以上の血尿で最も多い原因は膀胱がんである．膀胱がんの80%以上が血尿を主訴としている[13,14]．膀胱がんなど尿路上皮がんの病因は，喫煙習慣，フェナセチン常用者，アリルアミン化合物曝露の既往，シクロホスファミドなどの化学療法の既往などが考えられている．また，尿路結石症も肉眼的血尿が比較的多くみられる[13]．

- 顕微鏡的血尿は，肉眼でわかる尿の色調変化はなく，試験紙による尿潜血反応または顕微鏡によって初めて観察される血尿をいう．糸球体疾患，尿路上皮がん，腎がん，前立腺がん，尿路結

＊：尿を遠心分離し，沈殿物を顕微鏡で調べる検査．

Chapter 2　一般用検査薬を活用し，能動的な健康サポートを実践する

石症，膀胱炎などでみられる．

- 顕微鏡的血尿を伴う蛋白尿は，末期腎不全のリスクが高いことが示されている[15, 16]．顕微鏡的血尿の段階で，適切な管理を行うと腎機能予後の改善に寄与するとされる．

- 顕微鏡的血尿は，肉眼で血尿であることがわからず，自覚症状がないことが多い．このような段階でも，試験紙法による尿潜血検査は簡便に尿中の赤血球の存在を調べることができる．

1 尿潜血検査

検査の目的は？

- 試験紙を用いて尿潜血を検出することにより，尿路からの出血（主に泌尿器系）および糸球体病変（主に腎疾患）の発見につなげる．

- 尿潜血が指摘されると，尿路上皮がんのスクリーニング検査〔尿細胞診，尿細菌培養，血清クレアチニン（Scr）値測定，抗核抗体の検出など〕が推奨される．特に尿細胞診の結果を併せて，早期段階でのがん発見につなげることを目的とする．

- 試験紙法による尿潜血検査は，健康診断や人間ドックなどの日常初期診療における基本的検査として位置付けられる．顕微鏡検査および尿沈渣へと進めることにより，潜んでいる病気の早期発見につなげる．

どんな検査？

- 尿潜血の検査には，試験紙法による定性・半定量検査と，顕微鏡観察下による尿沈渣検査がある．

- 健康診断などで，試験紙による尿潜血検査で偶然に血尿が発見されることがある．多くは無症候性顕微鏡的血尿である．無症候性顕微鏡的血尿は自覚症状がないことが多く，チャンス血尿とも呼ばれる．チャンス血尿が消失しない場合，継続的な経過観察が必要とされる．また，チャンス血尿例は非血尿例に比べ，長期的には末期腎不全への進展リスクとされ，CKDへの発症リスクが高いとされる[13, 17]．

- 尿潜血検査の試験紙は，赤血球のヘモグロビン（Hb）濃度が0.06 mg/dL以上になると陽性判定になるように設計されている．したがって，尿中に赤血球が存在しなくても，血中で赤血球が破壊されHbが尿中に排出されている状態〔溶血やHb尿（血色素尿）など〕では偽陽性になることがある．

基準値

- 定性（試験紙法）：陰性
- 尿沈渣鏡検法：赤血球数5個未満/HPF[*2]

尿潜血検査で陽性判定となる主な疾患

糸球体病変	IgA腎症，急性糸球体腎炎，膜性増殖性糸球体腎炎など
炎症（感染症）	膀胱炎，前立腺炎，腎結核
腫瘍	膀胱がん，前立腺がん，腎腫瘍，尿管腫瘍
尿路結石	腎結石，尿管結石，膀胱結石

＊2：High Power Field（400倍1視野）

❷ 測定原理

- 潜血試験紙には過酸化物と還元型色原体が含まれている．Hbが有するペルオキシダーゼ（POD）活性により過酸化物（クメンヒドロペルオキシド）を分解し，活性酸素を遊離する．この活性酸素が還元型色原体〔テトラメチルベンチジン（tetramethylbenzidine；TMB）〕を酸化して，青色の酸化型色原体を生成する．

$$\text{Hb} + \text{クメンヒドロペルオキシド} + \text{TMB} \xrightarrow{\text{POD}} \text{酸化型TMB} + \text{H}_2\text{O}$$

❸ 尿潜血試験紙の正しい使い方

1 偽陽性と偽陰性

- 尿試験紙法による検査結果は，尿中の内因性物質や薬剤・アスコルビン酸などの混入により，誤った判定〔偽陽性または偽陰性（→p.3）〕となる可能性がある．正しい結果を得るためには，表2-7に掲げた主な要因から回避しなければならない．

2 取り扱い上の注意点

- 尿潜血試験紙は，Hb中のPOD様作用を応用したもので，Hbのみに特異性が高いとはいえない．尿中に血液そのものが混ざっていなくても，尿潜血が陽性になることがある．たとえば尿中Hbや構造が似ているミオグロビン（Mb），細菌・白血球に含まれるPOD，精液中に含まれるジアミンオキシダーゼの影響を受けることがある．激しい運動や筋肉の損傷，薬物の服用による横紋筋融解症やクラッシュシンドロームでは，大量のMbが生成され，試験紙と反応して陽性判定される．

表2-7 偽陽性・偽陰性の主な要因

偽陽性	偽陰性
細菌尿（尿路感染症），高度の白血球尿（膿尿），ミオグロビン尿，精液の大量混入，酸化剤の混入（過酸化水素，次亜塩素酸ナトリウム，サラシ粉），月経血の混入，赤血球の溶血 【薬物による影響】 ブシラミン（抗リウマチ薬），プロカイン塩酸塩（局所麻酔薬）	高比重尿，高蛋白尿 【薬物による影響】 アスコルビン酸（ビタミンC），カプトプリル（ACE阻害薬），スルピリン水和物（ピリン系解熱鎮痛薬），還元型グルタチオン，尿酸，亜硝酸塩

（斉藤嘉禎）

Chapter 2　一般用検査薬を活用し，能動的な健康サポートを実践する

⚜ 引用文献

1) Yamagata K, et al：Age distribution and yearly changes in the incidence of ESRD in Japan. Am J Kidney Dis, 43：433-443, 2004.

2) 日本腎臓学会編：CKD診療ガイド2012. 東京医学社, 2012.

3) Levey AS, et al：The definition, classification, and prognosis of chronic kidney disease：a KDIGO Controversies Conference report. Kidney Int, 80：17-28, 2011.

4) Park YH, et al：Hematuria and proteinuria in a mass school urine screening test. Pediatr Nephrol 20：1126-1130, 2005.

5) マイウリエースT添付文書. 2021年2月改訂.

6) 日本臨床検査標準協議会：尿試験紙標準化指針. 2004.

7) 日本腎臓学会「検尿の勧め」啓発委員会：診療ガイドライン――一般臨床医のための検尿の考え方・進め方. 2003.

8) 金井正光監：臨床検査法提要. 改訂35版, 金原出版, 2020.

9) 菊池春人：尿検査を科学する―尿検体から見いだしたもの―. 第70回日本医学検査学会教育講演, 2021.

10) JCCLS尿検査標準化委員会ほか：「尿試験紙検査法」JCCLS提案指針（追補版）尿蛋白, 尿ブドウ糖, 尿潜血試験部分表示の統一化. 日本臨床検査標準協議会会誌, 19：53-65, 2004.

11) 日本糖尿病学会編著：糖尿病治療ガイド2022-2023. 文光堂, 2022.

12) 新ウリエース®Ga添付文書. 2021年2月改訂.

13) 日本腎臓学会ほか：血尿診断ガイドライン2013. ライフサイエンス出版, 2013.

14) Nieder AM, et al：Are patients with hematuria appropriately referred to Urology? A multi-institutional questionnaire based survey. Urol Oncol, 28：500-503, 2010.

15) 日本腎臓学会ほか：血尿診断ガイドライン2023. ライフサイエンス出版, 2023.

16) Iseki K：The Okinawa screening program. J Am Soc Nephrol, 14：S127-30, 2003.

17) Iseki K, et al：Proteinuria and the risk of developing end-Stage renal disease. Kidney Int, 63：1468-1474, 2003.

Chapter 2　一般用検査薬を活用し，能動的な健康サポートを実践する

Test 2　妊娠に関連する検査

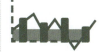

▶ 性周期と妊娠の成立を理解するための基礎知識

❶ 性周期に関わるホルモン

- 視床下部，下垂体，性腺（卵巣，精巣）の3器官はシステムにより階層的に調節されている（図2-2）．視床下部から分泌されるゴナドトロピン放出ホルモン（GnRH）は，10個のアミノ酸で構成されるペプチドホルモンであり，下垂体前葉からのFSH（卵胞刺激ホルモン）とLH（黄体形成ホルモン）の分泌を促す．
- FSHは卵胞の発育を促し，LHは排卵とその後の黄体形成を維持する働きがある．両者を合わせてゴナドトロピン（性腺刺激ホルモン）と呼ぶ．ゴナドトロピンは標的器官の卵巣でエストロゲンの分泌を促す．
- LHは卵巣を刺激して着床と妊娠の維持に関与する黄体ホルモン（プロゲステロン，P4）の分泌を促すため，黄体化ホルモンまたは黄体刺激ホルモンと呼ぶことがある．
- エストロゲンはステロイドの構造を成し，卵巣で合成・分泌されるホルモンである．子宮，乳腺などの女性性器の発育を促すので女性ホルモンと呼ばれ，卵胞の成長に関与するので卵胞ホルモンとも呼ばれる．エストロゲンはエストロン（E1），エストラジオール（E2），エストリオール（E3）

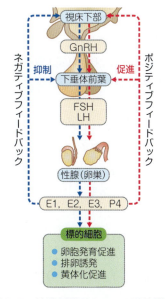

図2-2　性腺刺激ホルモンの調節機構
標的細胞：卵巣，子宮，乳腺，子宮内膜など

の3種類がある．最も活性の強いのはE2であり，卵巣機能の評価には血中E2値が用いられる．

2 エストロゲンのフィードバック機構（図2-2）

1 ネガティブフィードバックによる卵胞刺激ホルモン（FSH）・黄体形成ホルモン（LH）分泌の調節

- 性腺から分泌された下位ホルモンのエストロゲンが一定の濃度になると，その分泌を刺激している上位ホルモンの分泌が抑制され，エストロゲンの血中濃度を一定の値にする仕組みがある．この機構をネガティブフィードバックといい，生体の恒常性を維持している[1,2]．すなわち，卵胞が未発達の場合，血中エストロゲン濃度は一定範囲に収まるが，エストロゲンや黄体ホルモンの濃度が上昇すると，視床下部や下垂体前葉に抑制をかけ，FSHとLHの分泌を抑制し，結果的にエストロゲンの分泌が抑制される．

2 ポジティブフィードバックによる黄体形成ホルモン（LH）サージ

- ネガティブフィードバックに対し，下位のホルモン分泌がより上位のホルモン分泌を促進する仕組みをポジティブフィードバックという[1,2]．血中のエストロゲン濃度が一定の範囲にあればネガティブフィードバックにより調節されるが，卵胞の発育に伴い血中エストロゲン濃度が高くなると，視床下部に作用してGnRHが放出され，下垂体前葉のLH細胞に働いて大量のLHが分泌され排卵が誘発される．すなわちポジティブフィードバックによってLHサージが引き起こされ排卵につながる．この排卵前のLHサージを検出する目的で，排卵日予測検査薬が用いられる．

3 月経周期とホルモン分泌

- 月経周期とは，月経開始の日から次の月経の前日までの日数をいう．月経周期は複数のホルモンの複雑な相互作用によって調節されており，月経期・卵胞期・排卵期・黄体期の4つの時期に分けられる（図2-3）．一般的に，正常な月経周期は25～38日間である．

> 卵胞期

- 月経第1日から排卵の直前までを卵胞期という．
- 卵胞期では視床下部からGnRHの分泌が増加し，下垂体からFSHの分泌が始まる．
- 卵巣では卵胞の発育の過程でGraaf卵胞と呼ばれる1個の卵胞に発育し，成熟しながら卵胞からエストロゲンが分泌され，子宮内膜は増殖し厚くなる．

> 排卵期

- 排卵期では月経第14日頃になるとエストロゲン量がピークに達し，下垂体からLHが一時に大量に放出され（LHサージ），卵胞が破裂して卵子が腹腔へ放出されて排卵が起こる．
- 排卵はLHサージの開始からおよそ40時間以内，LH分泌のピークからおよそ16時間後に起こる．
- 排卵日の前後が最も妊娠しやすい時期である．

> 黄体期

- 排卵から黄体が存続するまでの期間を黄体期という．
- 排卵を終えた卵胞は黄体を形成する．黄体細胞からエストロゲンとプロゲステロンを分泌し，子宮内膜は厚くなって受精卵が着床しやすい状態へと変化し妊娠持続にはたらく．

> 月経期

- 月経期は卵子が受精せず，受精卵がなければプロゲステロンは減少し，不要になった子宮内膜は

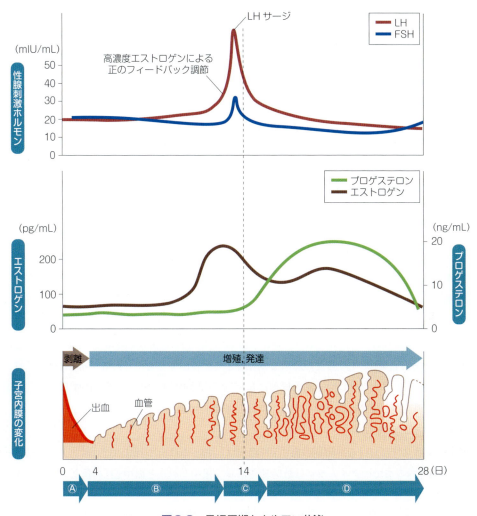

図2-3 月経周期とホルモン分泌
Ⓐ月経期，Ⓑ卵胞期，Ⓒ排卵期，Ⓓ黄体期

はがれ落ち，血液とともに排出される．

4 妊娠の成立

- 射精された精子は子宮から卵管へと進む．およそ1ヵ月に1回，卵巣から卵管へ卵子が放出され排卵となる．28日周期の月経の場合，月経開始の前日から数えて12〜16日前に排卵が起きる．
- 卵巣の外に出た卵子は卵管内を移動し，タイミングよく精子と出会うと受精が成立する．この際，排卵された卵子の寿命は1日，精子は2〜3日間である．妊娠の可能性が最も高い性交のタイミングは排卵日の2日前，次いで排卵日の前日である．
- 受精卵は細胞分裂をくり返しながら，妊娠に備えて厚くなった子宮内膜に着床すると妊娠が成立する．受精から着床まで約1週間かかるため，次回の月経がない時点で妊娠4週目と数える．

5 妊娠成立時にみられるホルモン濃度の変動

- 妊娠が成立すると，子宮内の胎盤を作る絨毛組織からヒト絨毛性ゴナドトロピン（hCG）が分泌される．尿中のhCGは妊娠第4週より急上昇し，9〜14週で最高値を示す．尿中hCGの検査は妊娠

の診断とその経過観察のほか，切迫流産（妊娠初期）の判定，流産や子宮外妊娠の補助診断，絨毛性疾患およびhCG産生腫瘍の術後管理などに応用されている．

▶ 押さえておきたい基本的な検査

❶ 排卵日の予測，妊娠の確認に用いられる検査

1 排卵日予測検査薬

排卵日予測検査薬とは？

- 排卵日予測検査薬は，医療用から一般用に転用（スイッチOTC化）された一般用検査薬（第1類医薬品）である．使用者自らが尿検体を採取し，排卵日予測の補助として用いる．
- わが国では，尿中の黄体形成ホルモン（LH）の検出を使用目的とする一般用黄体形成ホルモンキットが薬局などで販売されている．

排卵日がわかる仕組み

- LHは普段から少量分泌されるホルモンである．卵子が成熟した頃（排卵日前）になると，分泌量が急激に増加する（LHサージ）．LHサージから約40時間以内に排卵が起きるといわれている（図2-4）．
- 排卵日予測検査薬は，LH濃度の急激な変化をとらえ検出するものである．抗LHモノクローナル抗体を使用し，イムノクロマト法の原理に基づいて，尿中のLHサージを検出する．
- 基礎体温の計測と併せて検査を行うと，排卵日予測の補助として有用である．

検査のタイミング

- 健康な成熟女性における排卵期の血中LH濃度は，40～100 mIU/mLである[3]．血中LHサージと尿中LHサージまでのタイムラグは数時間であり，尿中レベルと血中LHの値とよく相関する[4,5]．そのため，尿検査で簡便に排卵予測が可能である[6]．
- 次の月経開始予定日の17日前[3]から検査を開始する（図2-5）．検査は1日1回，毎日連続してほぼ同じ時間帯に実施する．過去に検査をしてLHサージの時期が確認できなかった場合や，陽性か陰性かの結果判定に迷う場合は，1日2回検査を行うとLHサージをとらえやすくなる．

判定のしかた

- 排卵日予測検査薬の一部には，判定ラインの色の濃淡で判定する製品がみられるが，本書ではLH

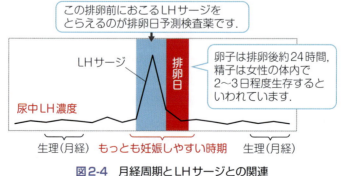

図2-4　月経周期とLHサージとの関連
（排卵日予測検査薬 ハイテスター®H製品解説書を一部改変）

次回生理（月経）開始予定日の
17日前から検査を開始します

日	月	火	水	木	金	土
1	2	3	4	5	6	7
⑧ 17日前	9 16日前	10 15日前	11 14日前	12 13日前	13 12日前	14 11日前
15 10日前	16 9日前	17 8日前	18 7日前	19 6日前	20 5日前	21 4日前
22 3日前	23 2日前	24 1日前	㉕	26	27	28
29	30					

次回生理（月経）開始予定日

図2-5　排卵日予測と検査のタイミング

（排卵日予測検査薬 ハイテスター®H製品解説書を一部改変）

分泌量の増加にあわせ，判定部ラインの本数が増える検査法を採用したハイテスター®Hの判定方法を紹介する．

- 排卵日予測検査薬のテストスティックは，採尿部，判定部とリファレンス部から構成され，採尿部に直接尿をかける．正しく検査が行われると，リファレンス部に赤紫色のラインが現れる．このラインを確認したうえで，判定部のラインの本数を目視する．

- ハイテスター®Hは3段階検出法が採用されている．判定部のラインの本数（0〜3本）をみて，それぞれスコア0，スコア1，スコア2，スコア3と判定する．スコア数が多くなると，尿中LH濃度が高いことを表す．

- 前日の検査結果と比べてスコアが増加した場合を陽性，スコアが増加しなかった場合は陰性と判定する．ただし，前日のラインが0本で，当日のラインが1本の場合は陰性と判定する．初めて陽性になったときをLHサージの検出とし，まもなく排卵が起こることが予測される．詳細はハイテスター®Hの添付文書を確認していただきたい．

検査薬を使用する際の注意点

- 濁りのひどい尿や異物が混ざった尿は使用しない．
- 検査前4時間程度はできるだけ排尿しない．もしくは検査前の最後の排尿から検査の排尿までを毎日ほぼ同じ時間あける．
- 検査前に水分を過剰にとらない．
- 検査前に多量の発汗を伴う運動は避ける．
- 採尿後は速やかに検査を終える．

医師または薬剤師に相談すること

- 次の人は使用前に医師に相談する．
  - ・不妊治療を受けている人
  - ・通常の性交を継続的に行っても1年以上妊娠しない人
  - ・月経周期が極端に不順または経血量の異常など月経異常がある人

Chapter 2 　一般用検査薬を活用し，能動的な健康サポートを実践する

- 次の場合は早期に医師または薬剤師に相談する.
    - ・検査期間中，陰性が続きLHサージが確認できない場合
    - ・説明書の記載内容でわかりにくいところがある場合

してはいけないこと

- 排卵日予測検査薬は，妊娠の成立のために排卵日予測の補助を目的とした検査薬であり，避妊目的に設計されていない.そのため，避妊目的には使用できない.
- 排卵は，LHサージから通常排卵が起こるといわれる約40時間を大幅に超えてから起こる場合もある.また，検査薬がLHサージをとらえる前に排卵が起きる場合もある.さらに，検査結果が陰性であっても，体内では卵子が生存している可能性や，精子は体内で3日以上生存する可能性もある.排卵日予測検査薬を避妊目的に用いることは，厳に慎むべきである.

2 妊娠検査薬

妊娠検査薬とは？

- 妊娠検査薬は，妊娠時に多量に分泌される尿中のヒト絨毛性性腺刺激ホルモン（hCG）を検出する一般用検査薬（第2類医薬品）である.
- 絨毛組織で産生されたhCGは，母体血中に移行して尿中に検出されるようになる.一般に，妊娠検査薬は25～50 mIU/mL以上で検出（定性）されるように設計されており，妊娠4週目（最終月経から4週間目）頃に検査を行って判定する.正常な妊娠経過の場合，5～6週後に尿中hCG値の急激な上昇がみられ，8～10週になると6万～10万mIU/mLとピークを示し，その後降下して20週目頃から分娩まで高値を持続し，分娩後は2週間ほど経過すると検出されなくなる[7].
- 妊娠検査薬の測定原理は，hCGの構造の一部であるβサブユニットに特異的なモノクローナル抗体を用い，クロマトグラフィーの原理に基づいて検査が行われる.
- 妊娠検査薬は妊娠している可能性を補助的に検査するものであり，妊娠の確定診断をするものではない.

妊娠検査を実施するタイミング

- hCGは妊娠（受精卵の着床）後，徐々に尿中に分泌され，次の月経予定日を過ぎた頃に急激に増加する.月経周期が順調な場合，尿中hCGの濃度推移から月経予定日の約1週間後から検査が可能となる.**図2-6**は，月経周期28日型の場合のhCGの推移を示す.なお，月経周期には個人差があるため，すべての人に当てはまるわけではない.

検査結果の判定

- 妊娠検査薬の判定が陽性であれば，妊娠の可能性がある.一方，閉経期，絨毛性上皮腫，排卵誘発剤を服用中の場合など，妊娠以外の疾患で判定が陽性になることがある.
- 妊娠の確定には，問診や超音波検査などの画像診断といったさまざまな検査や診察が必要である.妊娠検査薬の判定が陽性になったら，できるだけ早く医師の診断を受ける.
- 子宮外妊娠を疑う症例では，妊娠5週0日を超え，尿中hCGが1,000 IU/L以上になるか，それより低値でも数日後の再検査で上昇することがある[8, 9].妊娠検査薬が陽性になっても，経腟超音波検査で胎囊を確認できなければ子宮外妊娠の可能性がある.
- 大量にhCGが分泌される胞状奇胎（絨毛組織の異常増殖）では，血中，尿中ともに妊娠中の基準値と比較して異常高値を示す.症例によってはhCGが大過剰に分泌され，検査キットが正常に反

166

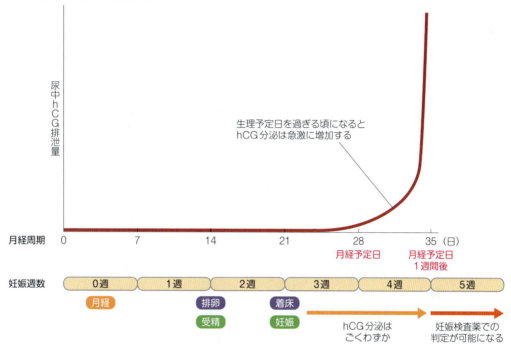

図2-6 妊娠と検査のタイミング

(妊娠検査薬 ハイテスター®Nを参考に筆者作成)

応せず偽陰性を示すことがある．

検査時期に関する注意点

- 月経周期が順調な場合，次の月経予定日の約1週間後から検査が可能である．検査時期が早すぎると，妊娠していても尿中hCGが少なく，陰性になる可能性がある．
- 妊娠初期では尿中hCG濃度が低く，妊娠検査薬の測定感度以下では陰性判定になることがある（検査時期を守ること）．
- 妊娠している場合，次の月経予定日は妊娠4週目前後に相当する．

医師または薬剤師に相談すること

- 次の人は使用前に医師に相談する．
  - 不妊治療を受けている人
  - 判定が陰性であっても，その後月経が始まらない人

してはいけないこと

- 判定が陽性であれば妊娠している可能性があるが，正常な妊娠かどうかまで判別できない．そのため，検査結果から，自分で妊娠の確定診断はできない．できるだけ早く医師の診断を受ける．なお，確定診断とは，医師が問診や超音波検査などの結果から総合的に妊娠の成立を診断することである．

Advanced Lecture
新型コロナウイルス抗原定性検査キット

❶ 新型コロナウイルス感染症とは

- ヒトに感染するかぜの病原体として知られているコロナウイルス〔ヒトコロナウイルス（human coronavirus；HCoV）〕に，ヒトは一生涯に何度も感染するが，重症化することもなくあまり問題とならない．
- 2019年12月，中国湖北省の武漢市において，原因不明の肺炎患者が多数発生し，中国の専門家グループにより集団感染事例として世界保健機構（World Health Organization；WHO）に報告された[10]．後に，この肺炎は新型のコロナウイルスによって引き起こされたことが判明した．
- 2020年1月，WHOは新型コロナウイルス感染症の正式名称を，CO：corona，Vi：virus，D：Diseaseが2019年に発見されたことによってCOVID-19と名付けた．
- 一方，国際ウイルス分類委員会は同年2月，COVID-19を引き起こす病原体の名称を，重症急性呼吸器症候群（severe acute respiratory syndrome；SARS）を引き起こすウイルスの姉妹群であることから，SARS-CoV-2と命名した[11]．
- SARS-CoV-2により引き起こされる疾患の正式名称はCOVID-19だが，日本では「新型コロナウイルス感染症」が定着している．

❷ 新型コロナウイルス感染症の検査

- コロナウイルスは直径100 nmの球形で，表面には突起（スパイク）がみられる．脂質二重膜のエンベロープに囲まれ，プラス鎖の一本鎖RNAゲノムが収納されている．ゲノムは30 kbもありRNAウイルスのなかでは最大である．コロナウイルスは脂質二重層のエンベロープ表面に，Spike（S蛋白），Envelope（E蛋白），Membrane（M蛋白）などがあり，エンベロープのなかにはNucleocapsid（N蛋白）が存在している[12]．これらの構造蛋白質が病原体の構造や機能を決定づけている．
- 抗原検査はヒトの体内では異物となるこれらの構造蛋白が患者の検体中に存在するか否かを，「陽性／陰性」の判定結果を得ることによって定性検査が行われる．具体的には，鼻腔ぬぐい液または唾液を検体としSARS-CoV-2抗原の検出（SARS-CoV-2感染の診断補助）が検査の目的である．
- 測定原理は，SARS-CoV-2の構造蛋白質に対し，ウイルスに特異的な抗体を用いて検出する．検査キットの多くの添付文書には，検体中のSARS-CoV-2と抗SARS-CoV-2マウスモノクローナル抗体と複合体を形成し，イムノクロマト法によりこの免疫複合体がメンブラン上の判定部の判定ラインの有無を確認することにより，陽性または陰性を判定すると記載されている．すなわち，ウイルスの構造蛋白質のどれを抗原として捕捉しているのか，明らかにされていない．
- SARS-CoV-2に感染すると，血清中には抗N抗体，抗S抗体が検出される[13]．特にN蛋白は，感染の初期段階で発現する蛋白質であり，免疫原性が強いとされる[14]．
- 血清中における抗N抗体，抗S抗体の出現は，免疫系がS蛋白やN蛋白を異物として認識しているからであり，標的抗原としてとらえることができる．実際に，SARS-CoV-2のN蛋白を抗原エピトープとする抗原定性検査キットが市販されている．N蛋白を認識する数種類のヌクレオカプシドモノクローナル抗体を用いたイムノクロマト法である．この検査キットによって捕捉される抗原

はSARS-CoV-2N抗原と呼ばれ，同時にSARS-CoV-2抗原との交差反応性も確かめられている[12]．このように一部であるが，抗原定性検査キットには抗SARS-CoV-2ヌクレオカプシドマウスモノクローナル抗体を用いた抗原検査キットが承認されている．

❸ 新型コロナウイルス感染症が社会に与えた影響

- 2019年末，SARS-CoV-2によるヒトへの感染が確認され，WHOは2020年3月11日，世界的な流行を意味するパンデミック状態と認定した．複数の国に病気のアウトブレイク（集団感染）が広がり，国際的に懸念される公衆衛生上の緊急事態に陥った．
- SARS-CoV-2による新型の感染症（COVID-19）は，アルファ，ベータ，ガンマ株およびオミクロン株とその亜種へとめまぐるしく変異をくり返してきた．
- 新型コロナウイルス感染症への対策として，クラスター（集団）発生を回避するため，換気の悪い「密閉空間」，多数が集まる「密集場所」，間近で会話や発声をする「密接場面」など，3つの「密」を避ける対策が講じられた[15]．
- 屋外でも3密を避ける「ゼロ密」が，新しい生活様式のなかで実践されるようになった．人との間隔，会話をするときは真っ正面を避ける，外出時のマスク着用，手洗いとアルコールによる手指消毒など，日常生活を営むうえでの基本的生活様式となった．
- 働き方改革も進められた．テレワークやローテーション勤務，時差出勤，会議はオンライン，イベントへの参加自粛など，働き方の新しいスタイルとなった．
- 新型コロナウイルス感染症に関する検査が行政検査として実施されるようになった．核酸検出検査（PCR法，LAMP法），抗原検査（定性検査，定量検査），抗体検査が行われた．
- 新型コロナウイルス抗原定性検査キットは，医療用医薬品（外箱に体外診断用医薬品と表示）と一般用医薬品（外箱に第1類医薬品と表示）がある．2022年8月，一般用検査薬（OTC検査薬）の第1類医薬品として，薬局において薬剤師により，必要な情報提供などを行ったうえで販売されるようになった．
- 2023年5月，WHOは死者数の世界的な減少，ワクチンの接種や感染による集団免疫の向上などから，人々のSARS-CoV-2に対する抵抗力が上昇したとして，国際的に懸念される公衆衛生上の緊急事態の宣言を終了すると発表した[16]．
- わが国においても新型コロナウイルス感染症は，感染症法において「新型インフルエンザ等感染症」として位置付けられてきたが，2023年5月から5類感染症に移行された．5類移行後は，発生届および陽性者の登録が終了し，定点医療機関による定点把握になっている．現在でも，新規患者数，新規入院患者数などの発生動向の状況把握，世界の変異株の動向などの情報提供が行われている．
- 世界の変異株の流行状況が亢進されている．今後，免疫回避能力の高い変異株の出現も予測される．引き続き，感染予防に十分な注意が必要である．

（斉藤嘉禎）

Chapter 2　一般用検査薬を活用し，能動的な健康サポートを実践する

⚜ 引用文献

1) Adashi EY：The ovarian life cycle. In：Reproductive endocrinology, Yen SS, et al, eds, 3rd edition, pp 181-237, W.B. Saunders, 1991.

2) Yen SS：The human menstrual cycle：neuroendocrine regulation. In：Reproductive endocrinology, Yen SS, et al, eds, 3rd edition, pp 273-308, W.B. Saunders, 1991.

3) 星　和彦：不妊症の検査と診断. In：臨床エビデンス婦人科学, 佐藤和雄ほか編, メジカルレビュー社, pp 186-195, 2003.

4) Ho PC, et al：Rapid urinary LH assay for prediction of ovulation. Aust N Z J Obstet Gynaecol, 25：230-232, 1985.

5) Kerin JF, et al：3-hour urinary radioimmunoassay for luteinising hormone to detect onset of preovulatory LH surge. Lancet, 2：431-432, 1980.

6) 河野哲朗ほか：尿中LHサージからみた排卵予測. 日内分泌会誌, 68：1188-1196, 1992.

7) 森田宏紀：hCG・hPL. 産科と婦人科, 82：980-985, 2015.

8) 綾部琢哉：妊娠の成立およびその異常. 日産婦誌, 50：N-111-N-114, 1998.

9) 古川佳容子ほか：異常妊娠の管理における子宮内容除去術の有効性に関する検討. 日本産婦内視鏡学会, 36：125-129, 2020.

10) World Health Organization：Novel Coronavirus (2019-nCoV)：situation report, 1.〈https://apps.who.int/iris/handle/10665/330760〉

11) Coronaviridae Study Group of the International Committee on Taxonomy of Viruses：The species Severe acute respiratory syndrome-related coronavirus：classifying 2019-nCoV and naming it SARS-CoV-2. Nat Microbiol, 5：536-544, 2020.

12) 青柳克己：新型コロナウイルス(SARS-CoV-2)の抗原検査. ぶんせき, 5：198-207, 2021.

13) 加来奈津子ほか：新型コロナウイルス感染症との共生社会への羅針盤：SARS-CoV-2抗体検査. 血栓止血誌, 33：338-346, 2022.

14) 新井浩司：抗SARS-CoV-2抗体検査の現状. ぶんせき, 9：320-325, 2020.

15) 内閣感染症危機管理統括庁.〈https://www.cas.go.jp/jp/caicm/index.html〉

16) BBC NEWS JAPAN：WHO, 新型コロナの緊急事態宣言を終了 脅威は消えずと警告. 2023.〈https://www.bbc.com/japanese/65506117〉

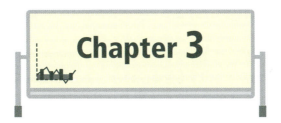

Chapter 3

Case Study
現場で薬立つ！
検査値の読み方・使い方

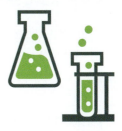

Chapter 3　Case Study　現場で薬立つ！検査値の読み方・使い方

Chapter3を読む前に

　Chapter 3では保険薬局で遭遇する具体的なケースを取り上げ，薬剤師業務での検査値の活用シーンを示していきます．検査値の重要性をよりわかりやすく理解することを第一目的としたため，実臨床でみるプロブレム（問題）が複雑化したケースは取り扱っていません．1つのケースに1つのプロブレムを設定し，その薬学的な解決の手順をQ&A形式で解説しました．また，疑義照会やトレーシングレポート（服薬情報提供書，以下TR）による医師への情報提供，さらに患者への服薬指導・情報提供のポイントも整理しました．また，いくつかのケースでは臨床検査技師の視点で検査値をみた解説もあります．

　一つひとつのケースで紹介する薬学的な視点での検査値の活用術を手掛かりに，薬局で遭遇するさまざまな事例へ対応できるロジックを構築しました．また，医師や看護師など多職種との協力および情報共有が地域包括ケアシステムのなかで，生活障害をきたしやすい高齢者などに対し，服薬指導，適切な薬物治療の提供などが薬剤師に問われています．TRを医師のみならず，多職種との連携にも十分に役立つツールとなるよう，情報整理のスキルアップにCase studyをお役立ていただければ幸いです．

　今後，検査値をはじめとした医療スタッフ間で共有する情報が益々増えてくることが考えられます．以下に情報提供・共有の基本をまとめました．Case studyをご覧いただく前に，ご一読ください．

医師への情報提供に悩む薬剤師へ

　検査値を活用して薬物療法の問題点を抽出しても，医師への問い合わせや情報提供が苦手という薬剤師の声をよく聞きます．TR（服薬情報提供書）をご存じですか．TRとは，薬局で得られた情報を医師へ伝達する文書です．その内容，書式などには特に規定がありません．算定要件を満たせば服薬情報等提供料（20点または30点）を算定できます（2024年4月現在）．薬剤師から医師への疑義照会は情報確認の代表的な手段の1つですが，文書を介した情報提供方法としてTRが活用されるケースが増えてきています．

　病診連携を図る上で紹介状による医師同士の情報共有は日常的に行われているため，医師は慣習的に文書を通じた連携が根付いています．すなわち，TRは医師－薬剤師間の連携を図る情報共有ツールとして，TRは医師にとって受け入れやすいものと考えられます．

情報の緊急度と共有手段の選択

　医師へ緊急度の高い問題点につき情報を提供する際には，電話による疑義照会が適しています．一方，重要ではあるが緊急度が低い問題点，または経過観察しながら対応を検討している間は，TRが適しています．例を下記に示します．

- 身体に重大な影響を与えない軽度な副作用の疑いを伝える
「基準範囲内だが○○を飲み始めてからカリウムが上昇傾向である」

172

> 「○○を飲み始めてから口渇が増えた」など
> ● アドヒアランスに影響を及ぼす可能性がある問題点を伝える
> 「錠剤が飲み込みづらくなってきている」「残薬があり調節してほしい」など
> ● 他職種から収集した薬に関する情報を伝える
> 「ケアマネジャーから"薬の飲み忘れが多い"との相談を受けた」など

また，TRには，①文書による提供のため記録が残り保管しやすい，②患者自身が持参しているお薬手帳とは異なり，確実に医師へ伝達できる，③提供した情報の根拠となる資料を添付できる，などのメリットがあります．さらにTRは，電話により医師の診療を中断させることがなく，離れた場所でも薬剤師による能動的な患者ケアへの取り組みが伝わるため，医師との信頼関係の構築につながる可能性があります．

わかりやすい情報伝達のプロセス

臨床現場では，情報を共有するために簡潔でわかりやすい文書を求められます．TRはその1つです．「SBAR(エスバー)」という手法をご存じでしょうか．SBARとは，Team STEPPS® から生まれた医療現場で患者の安全を確保するためのコミュニケーションツールです．

> **S** Situation：状況（患者に何がおきているか？）
> **B** Background：背景（患者の臨床的な背景・状況は何か？）
> **A** Assessment：評価（私は○○が問題と考える）
> **R** Recommendation, Request：提案（私は○○を提案する）

この手法は疑義照会時にも応用できます．Chapter 3では，この手法を用いた医師への情報提供について具体的に解説しました．
　また，以下の点について意識して読むと理解がさらに深まります．

● 腎機能が低下している時，腎排泄型の薬物は血中濃度の上昇により，薬効の増強・副作用の頻度が上昇します．薬物投与設計の指標となる推算Ccr（mL/分）は，薬物処方の場合に頻用されます．血清クレアチニン値に加え，年齢，性別，体重の3変数より，推算CcrをCockcroft-Gault式（CG式）を用いて算出します．なお，CG式では身長が考慮されていません．血清クレアチニン値，年齢，性別のほか，体表面積を勘案します．体表面積は身長，体重よりDuBois式を用いて算出します．医薬品の添付文書に記載される腎機能評価法は，Ccr（mL/分）表記が最も多く，ほとんどはCG式で計算された推算Ccr〔eCCr（mL/分）〕です．固定用量（体重換算の用法・用量を必要としない薬物）の薬物処方の場合，個別化eGFRが用いられます．このように日本人の平均的な体表面積で補正したeGFR〔標準化eGFR（mL/分/1.73m^2）〕，未補正のeGFR〔個別化eGFR（mL/分）〕など，混在していることがあるので注意が必要です．

● 検査値の変動に基づいて有害事象の発生が疑われる場合，日本臨床腫瘍研究グループ（JCOG）による有害事象共通用語規準v5.0日本語訳（略称：CTCAE v5.0-JCOG）を参考にしました．検査値

の変動の程度から，有害事象（AE）の重症度のスケールをグレードで表記しました．グレードは1～5に分類され，1は軽症，5はAEによる死亡を意味します．なお，検査値の変動とCTCAE v5.0-JCOGを関連付ける場合，腫瘍領域ではCTCAEグレードで表記[1]されますが，非腫瘍領域では疾病の重症度評価には一般的ではありません（→p.12）．本書では高K血症などに限られていますが，検査値の異常の程度がわかりやすくなるため採用しています．

臨床検査技師による検査値の解説

各Caseに記載される検査値について，各症例がどのような経過をたどっていくのか，病態の変化を素早く知るにはどんな検査が必要になるのかなど，臨床検査技師の視点で提案するパートを設けました．以下の点を意識して読み進めてください．

- 薬局薬剤師が患者の状態を把握したうえで，検査値の推移から薬物の副作用による症候に早く気付き，処方監査と疑義照会の質の向上を目指す．
- 臓器障害の程度に応じた適正な薬物投与量の調節および投与の適否を慎重に判断するために検査値をいかす．
- 処方箋に印字される検査値だけでなく，他の検査項目がもつ臨床的意義を活用し，さらに有効な服薬指導を実践する．
- 腎機能評価には臨床現場で普及しているeGFRcrをまず用いて，筋肉量が標準と大きく異なる症例などeGFRcrの正確性に懸念がある場合，eGFRcysを参考にして総合的に判断します[2]．そのため，必要に応じて血清シスタチンC（Cys-C，→p.56）による腎機能評価を行っています．Cys-Cによる腎機能評価のポイントは以下のとおりです．
    - 血清クレアチニン（Scr）は食事や筋肉量，運動，性差などの影響を受けますが，Cys-Cはこれらの影響は少なく，日本腎臓学会のCKD診療ガイドでは，るい痩または筋肉量が少ない患者において，Cys-Cを用いた腎機能評価が適切としています．
    - Cys-C値はGFRが70～80 mL/分前後の軽度の腎機能障害で診断感度が高く，早期の腎障害の進行度を判断できることが特徴です．
    - Cys-C値が3 mg/L以上を示す場合，定量性（血清中濃度を正しく測定する能力）に欠けるため，Scr値が2 mg/dLを超える症例ではCys-Cの測定意義は低くなります．
    - Cys-Cは甲状腺ホルモンの異常，血清ALB低値，肥満症，糖尿病，喫煙や一部の薬物（ステロイド，シクロスポリンなど）の使用により，影響がでる可能性が指摘されているため，腎機能を評価するとき注意が必要です．
    - Cys-Cの基準値は次のとおりです．
    男性：0.63～0.95 mg/L，女性：0.56～0.87 mg/L（金コロイド凝集法）

（大森智史，斉藤嘉禎）

引用文献

1) 日本製薬工業協会：臨床試験の安全性帳票に関する基本的考え方. 2023.〈https://www.jpma.or.jp/information/evaluation/results/allotment/DS_202302_safetyTFL.html〉
2) 日本腎臓学会編：エビデンスに基づくCKD診療ガイドライン2023. 東京医学社, 2023.

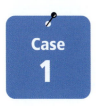

Case 1　糖尿病患者の HbA1c は低い方がよいですか？

Scene 1　糖尿病患者の処方箋を受け付けた

患者は77歳女性，Aさん〔身長147cm　体重43kg　体表面積1.32m²　BMI 19.9kg/m²〕．

Aさんは，10年前より糖尿病のため薬物療法を開始され，3ヵ月前より下記薬剤が処方されている．薬局カウンターでの受け答えはしっかりしている．自宅での食事の準備や服薬の管理はご自身でされ，薬の飲み忘れはほとんどない．また，午前中にご主人との散歩を日課としているため，適度な運動をしているが，食べることが大好きで，特に甘いものには目がない．

今回処方（継続処方）

- グリメピリド錠1mg　　1回1錠　1日1回　朝食後　30日分
- トラゼンタ®錠5mg　　1回1錠　1日1回　朝食後　30日分

受付時，薬物療法の管理として注視するポイントは？ その理由は？

☑ **低血糖の有無**

低血糖は，糖尿病の薬物療法において，生命の危険をもたらし得る副作用の1つである．低血糖が起きると，冷や汗をかいたり，動悸がしたり，手足が震えたりする．一方で，高齢者では加齢による自律神経障害により，通常症状が現れにくく，そのために対処が遅れて重症の低血糖になってしまうことがある．

高齢者低血糖の自覚症状としては，眠い，フラフラする，ぼーっとする，など，低血糖に気付かないありふれた症状が多い．このような症状が現れているときに，立ち上がろうとして転んでしまい頭を打ったり骨折したりするという危険性も潜んでいる．

グリメピリド錠は長時間効果が持続するSU薬である．過量に投与されると"遷延性の低血糖"を呈することがある．また，SU薬の単剤使用よりもDPP4阻害薬との併用で低血糖発作の頻度が高くなるとの報告があり，併用開始時は特に注意が必要である[1,2]．

☑ **糖尿病の重症度および治療強度**

Aさんは糖尿病治療薬を2剤服用中である．77歳で後期高齢者に該当するが，認知機能に問題なく，日常生活動作（ADL）は自立していることが推測される．

65歳以上の高齢者糖尿病の治療に関して，日本糖尿病学会と日本老年医学会の合同による「高齢者糖尿病の血糖コントロール目標（HbA1c値）」（→p.45）が定められている．患者がどの重症度レベルに該当するかにより治療強度が変わるため，HbA1cの確認が必要である[3]．

Chapter 3　Case Study　現場で薬立つ！ 検査値の読み方・使い方

Scene 2 ⟨ 検査値情報を収集した

㊙ 薬剤師 ㊙ 患者

㊙ Aさん，最近血液検査をしましたか？ 結果はお持ちですか？

㊙ 今日は検査結果を先生からもらいました．

㊙ お薬を飲んでいて気になることはありますか？ だるさやお腹がすくとか，フラフラ，クラクラしたりしないですか？

㊙ あまり気にしてなかったけど，たまにそういう症状がある．特にお昼前になるとだるさを感じますが，食べた後は元に戻った感じです．

検査値

- 肝機能検査　AST 10 U/L　ALT 20 U/L　T-Bil 0.4 mg/dL　ALB 3.5 g/dL
- 腎機能検査　Scr 0.9 mg/dL
- 全血球算定　Hb 11.5 g/dL
- 糖代謝検査　血糖値 120 mg/dL　HbA1c 6.4%

各々の検査値から得られる情報は？

☑ **Scr 0.9 mg/dL** 　共用基準範囲 （女性）：0.46〜0.79 mg/dL

　女性の共用基準範囲よりやや高値である．本患者のCG式による推算Ccr（eCcr）は35.5 mL/分，標準化eGFRは46.2 mL/分/1.73 m^{2}である．

☑ **Hb 11.5 g/dL** 　共用基準範囲 （女性）：11.6〜14.8 g/dL

　女性の共用基準範囲よりやや低値である．

☑ **血糖値 120 mg/dL，HbA1c 6.4%** 　共用基準範囲 血糖値：73〜109 mg/dL, HbA1c：4.9〜6.0%

　共用基準範囲よりやや高値である．糖代謝異常の判定基準および耐糖能正常者の基準範囲を超えている．

㊙ Aさん，検査の前に何か食べたりしていませんか？

㊙ 食べていませんよ．先生からも念を押されているので．

検査値情報を加味した薬学的なアセスメントは？

☑ **ヘモグロビン**

　貧血の合併はHbA1c値へ影響を及ぼすことがあり，その数値の解釈には注意が必要である．

☑ **血糖値**

　血糖値は食事により影響を受けやすいため，"採血時の情報"が重要になる．

たとえば食前の血糖値が120mg/dLであれば空腹時血糖値の正常域（110mg/dL未満）より高値である．一方，食後2時間後の血糖値が140mg/dLを超える場合には食後高血糖と判断されるが，健康な人では血糖値は一定の幅で変化し，上限が140mg/dLを目安としてコントロールされており，食後2時間くらい経過すると，食前の値である70〜110mg/dLに戻る．Aさんの血糖値は依然として120mg/dLを示し，血糖値が下がらない状態が続いている．採血時点での患者状況を確認せず，数値だけで血糖値を判断すると，誤った治療評価・判定をすることになるため注意が必要である．

☑ **HbA1c**

HbA1c値が6.4%であるため，一見血糖値が良好にコントロールされているようにみえる．しかし，HbA1c値は過去1〜2ヵ月の平均血糖値を反映する．すなわち，HbA1cが仮に正常範囲内でも，患者は正常耐糖能，耐糖能異常，糖尿病のいずれの場合もあり得るため，慎重な対応が必要である[4]．

たとえば，同じHbA1c値を示す患者でも，血糖値の変動が少なく良好なコントロールができている場合と，不適切な薬剤選択やアドヒアランス不良により高血糖と低血糖をくり返している場合がある．後者は心血管イベントのリスクが高くなる．血糖コントロールを適切に判断するには，空腹時血糖値のみならず，随時血糖値の確認が必要である．

Aさんはコミュニケーション，ADLともに問題ないため，高齢者糖尿病患者の特徴・健康状態の判定は"カテゴリーI"（→p.45）に該当する．SU薬を服用中のためHbA1c値の管理目標は8.0%未満である．糖尿病網膜症，糖尿病腎症，糖尿病神経障害，糖尿病足病変，歯周病など，数年から数十年の経過でゆっくりと合併症が進行することがあるので，担当医と相談しながら定期的に合併症に関連した検査を受けることも必要である．

AさんのHb値は共用基準範囲の下限値に近似しているため，HbA1cの測定値に影響しないものと考えられる．また，「食前に倦怠感はあるが，食後には元に戻る」という"低血糖"を示唆する情報を収集している．さらに，SU薬を服用中であり，低血糖発作の可能性に十分に配慮した指導および医療スタッフとの情報共有が重要となる．

本Caseの薬物治療を薬学的視点から総合的に判断すると，治療強度を下げた糖尿病の管理（例：グリメピリド錠の減量など）が適切な治療の一つとして考えられる．

Scene 3 〈 情報を整理しアウトプットする

医師と共有したい情報をSBARで整理すると？

☑ **医師と共有したい情報**
- Aさんは空腹感や倦怠感などの低血糖の症状を訴えている
- 糖尿病治療についての主治医の方針

Ⓢ 昼食前くらいになるとだるい感じはあるが，食後は元に戻る．

B 直近のHbA1cは6.4％．

処方箋中の薬剤は以下のとおり．
- グリメピリド錠1mg　1回1錠　1日1回　朝食後　30日分
- トラゼンタ®錠5mg　1回1錠　1日1回　朝食後　30日分

A 高齢者がSU薬を使用する際は，低血糖リスク軽減のためHbA1cのコントロールを緩和することが推奨されている．目標とするHbA1cは達成できているが，Aさんの話から低血糖の可能性が考えられる．

R グリメピリド錠の減量など，現治療強度の調整を提案したい．

本Caseはすでに低血糖症状が現れているため疑義照会が適切と考える．

☑ 低血糖の対策へ向けた指導ポイント

低血糖対策は患者本人の治療薬への理解が重要である．低血糖の症状は個人差があるうえに低血糖に陥る原因はさまざまである．一般に血糖値がおよそ70mg/dL以下になると交感神経症状が現れる．さらに血糖値が下がり50mg/dL程度になると中枢神経症状が現れる．

主な交感神経症状
　汗をかく，不安な気持ちになる，脈拍が速くなる，手指が震える，顔色が悪い

主な中枢神経症状
　頭痛，目のかすみ，集中力の低下，生あくび，痙攣・昏睡（まれ）

低血糖に対応するには普段から，飴やチョコレートなどの糖分（α-グルコシダーゼ阻害薬を服用している場合はブドウ糖が望ましい）を携帯するようあわせて指導する．

アルコール多飲，食生活の乱れが低血糖の原因になることもある．また，体調不良時のシックデイにも注意が必要である．さらに本Caseでは該当しないが，胃切除後のダンピング症候群にも注意が必要である．

低血糖症状の発現時，被疑薬の投与中止や投与量の減量により症状が消失または軽減すれば，過剰な投与量が原因と考えて間違いない．

本Caseを振り返る

本Caseのテーマである「HbA1cは低い方がよい？」の答えは，"低血糖発作を起こさない"という条件があれば「YES」である．低血糖発作は生命の危険をもたらし得る副作用の一つであり，発作を起こさないよう十分な注意が必要となる．

高血糖と血管合併症の報告は数多くあり，網膜症，感染症においてもHbA1cが高い患者においては経過が悪い[5]．一方，厳格な血糖コントロールでは重症低血糖による転倒・骨折が増えることや，HbA1c低値で心血管イベント発生や死亡との関連があるとの報告もある．動脈硬化性疾患のリスクがある日本人高齢者を対象にしたJ-EDIT研究ではHbA1c 7.2％未満と8.8％

以上で脳卒中発症が増加したとの報告もある.

　本Caseで取り上げたDPP4阻害薬のほか，SGLT2阻害薬やGLP-1受容体作動薬では心血管イベント・腎イベントの抑制が認められ，高齢者糖尿病においても有効であることが示されている．やや高価な薬剤にはなるが，副作用を理解して適切に服用できるのであれば選択肢となる．

　高齢糖尿病患者の治療では，血糖などの管理を行うこと以上に，「生活機能を維持することが大切である」といわれている．Aさんのようにお元気な方は血糖コントロールも重要だが，ADLも保たれているため運動・食事に気を配り，フレイルの発症予防につなげていくことが大切である．薬物療法だけにとどまらず生活全般のサポートまで視野に入れた関わりが望まれる．

（大森智史）

●● 臨床検査技師はミタ！

臨床検査技師の視点で本Caseの検査値を見ると…？

☑ **肝機能検査**

- Aさんの肝機能検査はAST，ALT，T-Bilのすべてが基準範囲内に収まっています．
- グリメピリド錠は重篤な肝臓または腎機能障害がある場合，低血糖を起こす可能性があり禁忌です.
- 検査値のみからは問題点は見いだせませんが，グリメピリド錠の服用により，重大な副作用として肝障害が起こる可能性が残されています．今後，経過観察していくうえで倦怠感，発熱，黄疸，発疹，嘔気，痒みなどの自覚症状がみられると副作用の重要な徴候となります．
- 肝代謝型薬物の投与量調節の指標となる肝機能検査は確立されていないため，肝障害の早期発見にはトランスアミナーゼ（AST, ALT）値の変動, 肝合成能の低下によるPTの延長, 総コレステロール（total cholesterol；TC）の低下，ALB濃度の低下などを参考にします．
- ALBが基準値をやや下回っています．近年，ALBの検査は長期にわたる炎症，感染症や侵襲の期間に依存する炎症の重症度，悪液質の存在，フレイルの指標として用いられています．
- ALBとChEはともに肝臓で合成されます．本CaseではChEは測定されていませんが，ともに低値を示す場合は肝機能障害が進展していると考えてよいでしょう．これらの検査は年に1～2回の実施が望まれます．

☑ **糖代謝検査**

- Aさんは血糖値120mg/dL，HbA1c値6.4％です．Aさんの認知機能は正常ですが，空腹時の血糖値が120mg/dLと高めに推移しています．高齢者糖尿病では，薬物投与により重症低血糖の危険性が高く，脆弱性（フレイル）とも関与しており，転倒，骨折，くり返す入院などを避けるため，安全性を重視した適切な血糖コントロールが必要です．

☑ **腎機能検査**

- グリメピリド錠は重篤な肝臓または腎機能障害がある場合，低血糖を起こす可能性があり禁忌です.
- Aさんは身長147cm, 体重43kg, 体表面積1.32m^{2}の小柄な女性です．Scr値は0.9mg/dLです.
- Scr値とGFRは図3-1に示すように反比例の関係にあります．Aさんの筋力はかなり減少してい

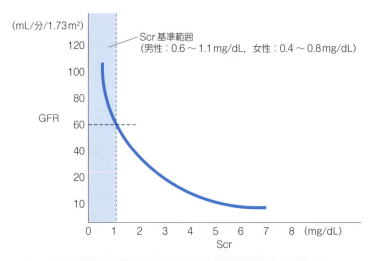

図3-1　血清クレアチニンと糸球体濾過量との関係

血清クレアチニン (Scr) 値は糸球体濾過量 (GFR) が50〜60%まで低下しないと明らかな異常値を示さない．そのため，Scr値のみの検査では腎機能低下を鋭敏に反映しない．筋肉量の少ない症例の場合，Scr値に基づくeGFRでは腎機能を過大に評価することがあるため注意が必要である．
Scr値が1 mg/dL未満の変動は，GFRの低下を正確に反映しないことがある．これをScrのブラインド領域と呼ぶ．

ると考えられ，Scr値のみで判断するとGFR (mL/分) の変化を見誤る可能性があります．そのため年齢，体重などの変動因子を加えてScr値からeGFRを推測します．AさんのeGFR値は46.2 mL/分/1.73m^{2}であり，慢性腎臓病 (CKD) の重症度分類では，GFR区分のG3aに相当します．Aさんの血清ALB低値はCKD患者に高率にみられるもので，栄養障害に起因すると考えられます．このCaseでは，尿ALB定量 (mg/日) または尿ALB/Cr比 (mg/gCr) の検査が必須となります (→p.64)．次回の検査データに注目しましょう．

- eGFRは平均的な体格の成人の体表面積 (1.73m^2) に換算されているため，小柄な体格ではGFRは高めに算出されます．さらにGFRが低下した状況では尿細管からの分泌が無視できなくなり，CcrはGFRを過大評価することになるので注意しましょう．

- Aさんの腎機能低下の程度を詳しく知るため，後日，血清シスタチンC (Cys-C) の検査が追加されました．検査値は1.07 mg/Lと女性の基準値を少し上回っています．Cys-Cによる個別化eGFRcysは44.6 mL/分でした．Cys-C値からも中等度の腎機能障害がみられます．なお，Cys-Cの測定の際，甲状腺機能亢進症，糖尿病[6]，喫煙，慢性炎症，脂肪量 (肥満)，高用量ステロイドの服用など，影響を受けるとされていますが現時点での報告は限定的です．Aさんには定期的にOTC検査薬による尿蛋白検査を勧めてもよいかもしれません．

- Aさんの腎機能を検体検査のみで経過を追うには限界があります．定期的なeGFR検査のほかに画像診断や病理所見に基づいて判断していくことが重要なので，必要があれば医師に伝えられると良いですね．

- 高血糖の持続により，合併症の糖尿病腎症が危惧されます．長い糖尿病歴の間には尿中に微量アルブミン (30〜299 mg/gCr) が検出される時期があります．この時期を逃さず定期的な検査が必要となります (→p.64)．

☑ 血算・血液一般検査

- Aさんの貧血の状況はHb濃度から把握することができます．Hb濃度は共用基準範囲の下限値を示しています．WHO分類による貧血の定義は，65歳以上ではHb値が11.0g/dL以下とされます（→p.88）.

- Aさんは77歳の高齢女性です．貧血の原因には，①赤血球産生の低下，②赤血球の寿命短縮・破壊の亢進，③出血によるものなどがあります．高齢者で鉄欠乏性貧血が多いのは確かですが，貧血関連の検査（→p.86）が行われていないため，貧血のタイプを鑑別することができません．

- AさんのHb濃度は11.5g/dLです．さほど低いわけではなく，HbA1cの測定値にはほとんど影響しないものと考えます．高齢者に見られる貧血は，鉄欠乏性貧血（鉄分不足）のほか，巨赤芽球性貧血（ビタミンB12欠乏），慢性腎障害による腎性貧血，慢性炎症による鉄利用障害，溶血性貧血，さらには骨髄異形成症候群など，その原因はさまざまです．

- 鉄欠乏性貧血では，Hb濃度の低下によってHbA1cの測定値に影響することがあります．代償性に赤血球の平均寿命が延長するためと考えられ，HbA1c値は高値傾向を示します．
  一方，溶血性貧血や腎性貧血など，赤血球寿命の短縮する病態ではヘモグロビン蛋白質の産生量が減少するため，HbA1c値は低値傾向を示します（→p.46）.

- 一方，Aさんは貧血時にみられるさまざまな症状（例：立ちくらみ，息切れ，ふらつき，頭痛など）を訴えていないため，際立った貧血はないものと考えられます．

（斉藤嘉禎）

⚜ 引用文献

1) 日本ベーリンガーインゲルハイム株式会社：トラゼンタ®錠添付文書. 2018年3月改訂（第11版）.
2) 日本糖尿病協会：インクレチン（GLP-1受容体作動薬とDPP-4阻害薬）の適正使用について, 2011.
3) 日本老年医学会ほか：高齢者糖尿病診療ガイドライン2023. 南江堂, 2023.
4) 西尾善彦ほか：治療ガイドラインと血糖コントロール指標 —新しいHbA1cの標準化をめぐって—. 日内会誌, 98：725-730, 2009.
5) 島津 章：低血糖性昏睡. 日内会誌, 105：683-689, 2016.
6) Andrew S Levey et al：Improving glomerular filtration rate estimation. Kidney Int, 95：1017-1019, 2019.

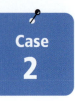

Case 2 抗菌薬の投与量は本当にこの量でよいですか？

Scene 1 感染症の患者の処方箋を受け付けた

患者は84歳女性，Bさん〔身長140cm　体重36kg　体表面積1.2m², BMI 18.4kg/m²〕．

Bさんは数日前より排尿時痛があり，尿も混濁していたため受診した．足腰が弱く普段は家族とともに車いすで来局されるが，薬局カウンターでの薬の受け取りはご本人でされ，受け答えはしっかりしている．併用薬はなく，サプリメントの使用もない．

今回処方（新規処方）
- レボフロキサシン錠500mg　　　1回1錠　1日1回　朝食後　5日分

受付時，薬物療法の管理として注視するポイントは？ その理由は？

☑ **腎機能低下の有無**

レボフロキサシン錠はニューキノロン系抗菌薬に分類され，主に腎から排泄される腎排泄型薬剤である．透析患者のような腎機能が大幅に低下している症例では，通常用量を使用すると過量投与になり，けいれんやQT延長，横紋筋融解症など副作用が現れたりすることがある[1]．また，不適切な過量投与が続くことで急性腎障害を引き起こすおそれもある．レボフロキサシン錠のように添付文書に腎機能に応じた用量調節の指示がある場合，腎機能評価が必要となる．

☑ **併用薬との相互作用**

高齢女性は便秘により，酸化マグネシウム製剤を服用していることがある．金属カチオンはレボフロキサシンとキレートを形成し，腸管からの薬剤吸収を低下させる．Bさんは併用薬やサプリメントの情報はないため問題ないが，酸化マグネシウムなど併用が問題となるケースが比較的多いため注意が必要である．

Scene 2 検査値情報を収集した

検査値
- 肝機能検査　AST 22U/L, ALT 23U/L, ALB 3.1g/dL
- 腎機能検査　Scr 0.61mg/dL
- 全血球算定　WBC 12.0 (10³/μL), Hb 10.1g/dL

Case 2

各々の検査値から得られる情報は？

☑ Scr 0.61 mg/dL　共用基準範囲 （女性）：0.46〜0.79 mg/dL

　本患者の推測Ccr（eCcr）は下記の式（Cockcroft-Gault式：CG式）から39.0 mL/分と推測される．

　CG式は分数で表記され，この式から導き出されるeCcr値は分子に体重を代入するため，極端に低体重，過体重の場合，体重の影響を受けやすい．過体重では過大評価され，極度の低体重では腎機能は低く推算される．このような場合，実測された体重を標準体重または理想体重に変換する方法がある．どちらを用いるべきかの見解がなく，正確に腎機能を推測できないこともある．

$$eCcr = \frac{(140 - 84) \times 36\,kg}{72 \times 0.61\,mg/dL} = 45.9\,mL/分\,(\times 0.85，女性)$$

　Bさんは84歳の高齢女性，BMIは18.4/m^{2}でありやややせ型である．CG式を用いてeCcr値は39.0 mL/分と算出され，腎機能の低下がみられる．

☑ WBC 12.0 (10^3/μL)　共用基準範囲 3.3〜8.6 (10^3/μL)

　基準範囲を超えている．細菌感染症の可能性が考えられる．

検査値情報を加味した薬学的なアセスメントは？

☑ 腎機能確認

　腎機能に応じた薬剤の用量調節を前述したが，「腎機能の正しい把握」はとても煩雑である．24時間蓄尿によるCcr算出を実際に行うのはさまざまな制約から難しく，CG式によるeCcr算出が一般的に用いられている．

　Bさんは低体重（やせ）に分類され，筋肉量が少なく，いわゆるサルコペニアの状態である．Bさんの移動手段は車いすであり，ADLは高い方ではない．このような体重減少のケースにおいて，CG式によるeCcrは24時間蓄尿から算出されたCcr値（実測値）との誤差が大きくなることに留意すべきである．

　これらの結果から，レボフロキサシン錠の用法・用量は下記の**表3-1**に記載するように，2日目以降は少なくとも投与量の減薬が必要となる．

表3-1　腎機能（Ccr, mL/分）と用法・用量の関係

腎機能Ccr（mL/分）	用法・用量
20 ≦ Ccr < 50	初日500 mgを1回，2日目以降250 mgを1日に1回投与する．
Ccr < 20	初日500 mgを1回，3日目以降250 mgを2日に1回投与する．

＊：標準体重（kg）= 身長（m）× 身長（m）× 22
　　理想体重（男性）= 50 + |2.3 ×（身長 − 152.4）|/2.54，（女性）= 45 + |2.3 ×（身長 − 152.4）|/2.54

183

Chapter 3　Case Study　現場で薬立つ！ 検査値の読み方・使い方

Scene 3 ＞ 医師および薬局内で共有する情報を整理する

医師と共有したい情報をSBARで整理すると？

☑ **医師と共有したい情報**

● Bさんの腎機能評価から抗菌薬の過量投与の可能性があること

S 尿路感染症と思われるケースでレボフロキサシン錠処方.

B CG式で計算すると，eCcrは50mL/分未満である.

処方箋中の薬剤は以下のとおり.

● レボフロキサシン錠500mg　　1回1錠　1日1回　朝食後　5日分

A レボフロキサシン錠500mgでは過剰投与の可能性あり.

R 上記の理由により，以下の投与量の減量を提案.

・20 ≦ eCcr (mL/分) ＜50に該当すると考えられるため，初日500mgを1回，2日目以降250mg
を1日に1回投与が妥当と考えられる.

なお，本Caseはその場で解決すべき事例であり，上記SBARのポイントを押さえて，医師に疑義
照会を行う.

☑ **適切な感染症治療へ向けた服薬指導ポイント**

現在，薬剤耐性（antimicrobial resistance；AMR）対策は国際的な問題となっており，わが国で
も「平成30年度診療報酬改定」から抗菌薬の適正使用が評価されることとなった. 本Caseで取り上
げたレボフロキサシン錠はバイオアベイラビリティが高く，外来医療において貴重な抗菌薬である.
PK/PDの観点からも1日1回投与となり服薬コンプライアンスの改善も期待できる反面，使用機会
が多く，大腸菌の約30～40％がキノロン耐性を有しており薬剤耐性に関する報告も多くなってきて
いる[2, 3].

感染症治療は適切な抗菌薬を適量投与し，適切な期間服用してもらう「適正使用」が重要である.
しかし，適切な抗菌薬，投与量，投与期間を決めるのは医療者側であり，患者には見えにくい部分
である.

AMR対策において，患者の立場では「処方薬はきちんと飲み切ってもらうこと」が最も大切である.
不十分な服薬指導や患者を不安にさせる服薬指導で服薬を中断した場合，治療を完遂させることが
できず薬剤耐性を生む可能性が考えられる. 薬剤師の立場では，適切な感染症治療のため，腎機能
評価をはじめとした薬学的なアセスメントを経て，患者に安心して確実に服用してもらえるような服
薬指導を心がけることが重要である.

本Caseを振り返る

　本Caseのテーマである「抗菌薬の投与量は本当にこの量でいいですか？」の答えは，"おそらく"過量投与であると考えられる．本Caseでは血清シスタチンC（Cys-C）の測定を行っていないが，Scr値で腎機能評価が困難な場合は有用なケースもある．しかし，保険で請求可能なのは3ヵ月に1回のみであり頻回には使えないこと（本Caseでも後日追加検査をした，→p.186），まだまだ一般的ではないなど課題もある．

　24時間蓄尿によるCcr算出が最も正確とされているが，実施するには医療者・患者ともに負担の大きい検査であり，煩雑なため外来医療においてはScr値に基づき，身長・体重・年齢・性別などの各変数を加えた腎機能推算法が頻用されている．

　しかし，いずれの腎機能推算法もるいそう，肥満などスペシャルポピュレーションにおいては実際と乖離してしまうケースがあり万能ではない．臨床においてScr値が0.6 mg/dLに満たない場合，仮に0.6 mg/dLとして算出するround up法が試みられているが，近年その著者らによってその妥当性は否定された[4]．

　Scrの測定は，1990年代後半から酵素法に切り替わっている．CG式を用いてeCcr（mL/分）を計算する際，Scr値には「酵素法測定値＋0.2」を代入してeCcr（mL/分）を計算することが推奨されている[5]が遵守されているかは不明である．

　筋肉量が少なくScr値が低値の場合，Scr値単独による高齢者のCcr算出は信頼性が低いとされており，算出されたeCcrが妥当かどうかの判断は薬剤師の目からも患者の年齢や体格，活動性，栄養状態などから一定の幅をもって考える必要がある．

　レボフロキサシン錠は過量投与でけいれんなど中枢神経系の副作用が報告されている[6]が，本Caseのような場面において感染症治療優先であれば500 mg錠を選択するという判断もあるかもしれない．しかし，添付文書で減量の指示があるため，適切に減量せず患者に不利益があった場合，副作用救済制度を利用して補償することは難しい．

　過量投与により急性腎障害を起こす感染症治療薬としてグリコペプチド系（バンコマイシンなど）やアミノグリコシド系抗菌薬，抗ウイルス薬ではアシクロビル，ガンシクロビルが報告されている[7]．

　また，薬局では処方箋に検査値表示がないケースは多い．今回のケースのように腎機能評価が難しい場合，過量投与により起こり得る初期症状に目を向けてもよいかもしれない．TDM対象薬であるジゴキシンは腎排泄薬であり，血中濃度が高い場合は徐脈や嘔気などの症状がしばしばみられる．検査値の記載がない場合は，このように初期症状から腎機能低下を推測し，有害事象を最小限に抑える視点も必要である．

　今回は外来医療で処方頻度の高いレボフロキサシン錠のCaseを紹介したが，腎排泄薬を投与する際，同一患者でも腎機能は常に一定とは限らない．過量投与が疑われる場合は，患者聞き取りから初期症状の確認や疑義照会にて検査値を確認しておく必要がある．さまざまな情報に基づいて薬剤師の目からも腎機能を評価して投与量について確認することが，感染症治療の有効性・安全性を確保するために必要である．

（大森智史）

Chapter 3　Case Study　現場で薬立つ！検査値の読み方・使い方

●● 臨床検査技師はミタ！

臨床検査技師の視点で本Caseの検査値を見ると…？

☑ **肝機能検査**

- Bさんの家族が持参された検査報告書にはオーダーされた検査項目が少ないですね．トランスアミナーゼ（AST，ALT）値は基準範囲内に収まっています．おそらく肝機能障害はないようです．

☑ **尿検査**

- Bさんには排尿時痛があって混濁尿がみられます．尿路の細菌感染症のためレボフロキサシン錠が処方されています．WBCが12.0（$10^3/\mu L$）もあるのでアルカリ尿を呈しているかもしれません．

- 薬の服用により，尿の混濁が消え新鮮尿のpHが酸性側に回復すると，細菌感染による尿路感染症であったことがほぼ確実となります．

- 尿中に白血球が多くみられることを膿尿といいます．膿尿の原因で最も多いのは尿路感染症です．膿尿の検体は必ず中間尿を用います．中間尿とは排尿が始まってしばらくは検尿せずに，途中で採取した尿のことです．

- 薬を服用しても混濁尿が続くときは，尿中のカルシウムが多くリン酸塩やシュウ酸塩で濁っていることもあります．放っておくと尿路結石ができやすくなります．尿沈渣の検査を受けて確認しておきましょう．

☑ **腎・尿路系の検査**

- Bさんは高齢の小柄な女性です．24時間蓄尿から算出されたCcr値（実測値）を基準にして考えると，Bさんのようなケースでは推算Ccr値との間に大きな誤差が生じます．CG式で計算された推算Ccr（mL/分）は簡便ですが，推算GFRよりも年齢や体格の影響を受けやすいです．そこで後日，Cys-Cの検査が追加されたところ，BさんのCys-Cの検査値は1.11 mg/Lでした．女性の基準値範囲の0.56〜0.87 mg/Lを超えています．計算の結果，個別化eGFRcysは37.02 mL/分でした．個別化eCcrと個別化eGFRcysの検査から，腎機能低下が明らかにされました．Bさんは車いすで来局されています．筋量減少に加え，筋力の低下が見られます．運動低下によりサルコペニアはいっそう憎悪します．このようなケースでは，検査値があれば，eGFRcysとeCcrの両方法による測定値を確認し，腎機能別薬剤投与量を確認していくことが重要です．

- 腎機能障害をみる簡単な検査法に尿量があります．排尿回数や排尿量の急激な変化は，隠れた疾患をみつけるきっかけとなります．毎日同じような生活をしているのに尿量が少なくなっていると感じたら，医師や薬剤師に知らせるように伝えてもらうとよいでしょう．

- 家庭や介護・看護の現場でも排尿量を記録する排尿日誌が使われています．排尿日誌に排尿時刻と排尿量を記録しておくと，医師の診断の助けとなります．3日間程度，連続して記録するのが望ましいとされます．排尿日誌のほか，目盛付き紙コップ，採尿器を用います．

- Bさんの詳細は不明ですが，紙おむつを使用している場合は，ぬれたおむつの重さを測り，乾いたおむつの重さを引いて排尿量とします．

- 急性腎障害（AKI）に陥ると，1日の尿量減少が重要な所見となるので，腎障害を知るうえでの参考となります．なお，検査ではScr値と1日尿量の減少から，AKIの病態を疑う診断基準が確立

186

されています．詳細は，AKI診療ガイドラインを参照してください．

COLUMN

急性咽頭炎と抗菌薬治療

☑ 急性咽頭炎

- 急性咽頭炎は喉が痛い，声がかすれるなど違和感を覚える．外来診療を受ける機会が多く，頻繁に遭遇する上気道疾患の一つである．原因の多くはウイルス性であるが，成人の5〜10％，小児では15〜30％がA群溶血性連鎖球菌（A群溶レン菌，*Streptococcus pyogenes*）感染を伴う[8]．
- A群溶レン菌感染（5類，定点把握）の報告数は，各年齢層において増加傾向にある．背後には迅速診断キットの普及による可能性が考えられている[9]．
- ウイルス感染による急性咽頭炎は，多くの場合EBウイルス（*Epstein-Barr virus*；EBV）が起因している．抗菌薬が必要ないことのほうが多く，きちんと適応を見極めることが大切である．

☑ 細菌感染による咽頭炎

迅速診断検査（POCT）

- 急性咽頭炎が疑われる来局者に対し，薬剤師はPOCT（point of care test，迅速診断検査）の検査を医療機関で受けるよう勧奨することができる．
- POCTの普及により，A群溶レン菌感染を確認するための診察前検査が行われている．咽頭拭い液を用いて，イムノクロマト法（メンブラン上の抗原抗体反応）によって抗原（A群溶レン菌）を迅速に検出することができる．
- イムノクロマト法の特徴は，特異度（感染していない場合に陰性と判定できる能力）と感度（感染している場合に陽性と判定できる能力）に優れ，検査結果から初期治療，感染対策を講ずることができる．
- A群溶レン菌の迅速検査は細菌性咽頭炎を疑う際，抗菌薬開始前に実施される．

Mclsaacスコア

- 薬局内で細菌性咽頭炎を予測する手法がある．年齢や身体所見などから診断予測スコアが設けられている．喉の痛みのある患者に対し，抗菌薬の使用可否を判断するのに用いられ，Mclsaacスコアと呼ばれる（**表3-2**）[10]．スコア2〜3点では迅速検査を行い，4点以上を示すと溶レン菌感染

表3-2　Mclsaacスコアによる判定

38℃以上の発熱	+1点	スコア合計	A群溶レン菌による咽頭炎の確率
咳嗽がない	+1点	0点	2〜3％
圧痛を伴う前頸部リンパ節腫脹	+1点	1点	4〜5％
白苔を伴う口蓋扁桃	+1点	2点	10〜12％
年齢	3〜14歳	+1点	3点	27〜28％
	15〜44歳	0点	4〜5点	38〜63％
	45歳以上	−1点	—	—

（文献10を参考に筆者作成）

Chapter 3　Case Study　現場で薬立つ！検査値の読み方・使い方

を疑い，抗菌薬による治療が開始される[11]．

☑ 伝染性単核症（IM）とは

- A群溶レン菌性咽頭炎と伝染性単核症（infectious mononucleosis；IM）は，症状や所見が似ており鑑別は難しい．IMは発熱，リンパ節腫脹，単核球増多を三主徴とする疾患であるが，ほとんどはEBウイルス（Epstein-Barr virus；EBV）の初感染で発症する．

☑ EBV特異抗体の検出

- 感染により，ウイルスの構成成分に対する抗体が産生される．主要な特異抗体は，ウイルスカプシドを抗原（virus capsid antigen；VCA）とし，一過性に出現するIgM性抗体（VCA-IgM）と，Early antigen（EA抗原）に対するIgG抗体が出現する．さらに遅れてEBVの核に対する抗体（抗EBNA，IgG性）がみられる．臨床症状に加え，抗VCA-IgMは急性期に認められ，感染の確定診断となる[12]．
- EBVに対する特異抗体検査は，検査結果が出るまでの所要日数は3〜5日間である．

☑ ウイルス感染，細菌感染の鑑別に有効な検査

- EBVによるIMの場合，ペニシリン系薬剤を処方すると，高率に皮疹が出現すると報告されている[13]．合成ペニシリン製剤（アモキシシリン），ペニシリン系抗生物質製剤（アンピシリン）の各添付文書には，伝染性単核症の患者には，発疹の頻度を高めるおそれがあり，禁忌となっている．
- 急性咽頭炎など，抗菌薬治療が適応されるのは細菌感染が関与している場合である．上気道感染の多くは，ウイルス単独の感染例は少ないとされ[14]，抗菌薬投与前にウイルス感染，細菌感染あるいは混合感染を見極めることが重要である．
- Mclsaacスコア，溶レン菌迅速検査，EBV特異抗体などの検査結果は，抗菌薬投与が必要か否かの判断に不可欠である．溶レン菌感染がない場合，抗菌薬治療は不要とされる[15]．Mclsaacスコア，溶レン菌迅速検査の結果は，診療当日に状況把握が可能であり，感染初期にみられる抗VCA-IgMの検査は，外注となるが3〜5日ほどで結果が届く．
- 近年，咽頭拭い液を検体として，等温核酸増幅検出法（核酸検出用の一種）を用い，溶レン菌の核酸を検出する検査法が新規に保険収載された（2023年8月，保険点数204点）．Mclsaacスコアが1〜2の発症早期で検出可能とされ，検査結果は6分以内に提供できるという．イムノクロマト法と合わせ，抗菌薬投与前に溶レン菌感染が早期に検出できる体制は整っている．

（斉藤嘉禎）

⚜ 引用文献

1) 竹内裕紀ほか：透析患者の中毒性副作用の実態 〜薬剤師による腎機能低下患者への処方チェックの重要性〜．透析会誌, 43：38-40, 2010.
2) 山本新吾ほか：JAID/JSC感染症治療ガイドライン2015 —尿路感染症・男性性器感染症—. 日化療会誌, 64：1-30, 2016.
3) 厚生労働省院内感染対策サーベイランス事業（JANIS）：公開情報 2021年1月〜12月年報（外来検体）院内感染対策サーベイランス検査部門：1〜25, 2022.〈https://janis.mhlw.go.jp/report/open_report/2021/3/1/ken_Open_Report_202100_Outpatient.pdf〉
4) 内海紗良ほか：サルコペニア患者の腎機能予測における血清クレアチニン値 0.6 mg/dLへのround upの妥当性評価, 日腎薬誌, 10：3-10, 2021.
5) 厚生労働省：高齢者の医薬品適正使用の指針 総論編. 36-37, 2018.
6) 堀 誠治ほか：Levofloxacin 500 mg 1日1回投与の安全性・有効性. 日化療会誌, 59：614-633, 2011.
7) 薬剤性腎障害の診療ガイドライン作成委員会：薬剤性腎障害診療ガイドライン2016. 日腎会誌, 58：477-555, 2016.

8）Ebell MH, et al：The rational clinical examination. Does this patient have stroat. JAMA, 284：2912-2918, 2000.

9）国立感染症研究所：A群溶血性レンサ球菌咽頭炎とは. IDWR, 2003年第37号, 2023.

10）WJ McIsaac, et al：A clinical score to reduce unnecessary antibiotic use in patients with sore throat. CMAJ, 158：75-83, 1998.

11）Centor RM, et al：The diagnosis of strep throat in adults in the emergency room. Med Decis Making, 1：239-246, 1981.

12）小林大輔ほか：伝染性単核球症の臨床的検討と特異な1症例. 口咽科, 16：3391-3396, 2004.

13）Katherine Luzuriaga, et al：Infectious Mononucleosis. N Engl J Med, 362：1993-2000, 2010.

14）富山周作：急性咽頭炎におけるA群溶連菌の鑑別診断と治療. 日本医事新報, 4937：32-36, 2018.

15）厚生労働省編：抗微生物薬適正使用の手引き 第三版. 2023.

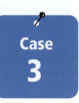

Case 3 降圧薬服用中，その高カリウム血症の原因は？

Scene 1 　高血圧の患者の処方箋を受け付けた

　患者は75歳男性，Cさん〔身長160 cm　体重55 kg　体表面積1.56 m²　BMI 21.5 kg/m²〕．Cさんは10年前に健康診断で高血圧を指摘され，以降降圧薬としてアンジオテンシンⅡ受容体拮抗薬（ARB）とサイアザイド系利尿薬を服用している．カリウム（K）値が低くなったため，K保持性利尿薬とK製剤が追加され現在も服用中である．

　食事にも気を付けており，特に塩分量は控えめにしている．果物が好きで毎朝摂るようにしている．血圧125/68 mmHg，脈拍70回/分．

今回処方（継続処方）

- カンデサルタン錠8 mg　　　　　1回1錠　1日1回　朝食後　30日分
- トリクロルメチアジド錠2 mg　　1回1錠　1日1回　朝食後　30日分
- スピロノラクトン錠25 mg　　　 1回1錠　1日1回　朝食後　30日分
- グルコン酸K錠5 mEq　　　　　 1回1錠　1日3回　毎食後　30日分

受付時，薬物療法の管理として注視するポイントは？ その理由は？

☑ **過降圧によるめまい，ふらつき**

　血液透析，厳重な減塩療法，利尿薬服用，低ナトリウム（Na）血症，腎機能障害，心不全を有する患者において，降圧薬を服用すると，めまい，ふらつきが起こりやすいとされている．特に増量時，投与開始時は血圧などのバイタルサインの変化および血圧の下がりすぎなどに注意したい．

☑ **電解質異常**

　ARBはレニン-アンジオテンシン-アルドステロン系に働き，アンジオテンシンⅡ受容体への阻害作用によりアルドステロン（腎尿細管からNa，水分の再吸収を促す）の分泌を抑えるため高K血症を引き起こすことがある．スピロノラクトン錠はアルドステロン拮抗作用により，Naおよび水の排泄を促進し，Kの排泄を抑制するため高K血症を引き起こすことがある．

　高K血症の原因には薬剤性だけでなく，食事からの摂取，CKDや便秘など患者個々の状態が原因となることもある．また，赤血球中に多く含まれ，溶血や血小板増多によっても上昇する偽性高K血症も考えられる（→p.116）．特に高齢者，腎機能低下者などK排泄が低下している患者層に注意が必要である．

Case 3

Scene 2 〈 検査値情報を収集した

🟣 薬剤師　🔵 患者

🟣 お薬を飲んでいて気になることはありますか？ フラフラしたり，力が入らなかったりすることはありますか？ 最近血液検査はしましたか？

🔵 うーん．特に変わりないね．フラフラもしない．検査結果はもらったよ．

> **検査値**
>
> ● 肝機能検査　AST 22 U/L，ALT 23 U/L，T-Bil 0.5 mg/dL，ALB 3.8 g/dL
> ● 腎機能検査　Scr 1.1 mg/dL，UN 19.3 mg/dL，尿蛋白±
> ● 電解質検査　Na 138 mEq/L，K 5.4 mEq/L，Cl 98 mEq/L

💬 各々の検査値から得られる情報は？

☑ **AST 22 U/L，ALT 23 U/L，T-Bil 0.5 mg/dL，ALB 3.8 g/dL**

共用基準範囲 AST：13〜30 U/L，ALT（男性）：10〜42 U/L，T-Bil：0.4〜1.5 mg/dL，ALB：4.1〜5.1 g/dL

　AST，ALT，T-Bilは共用基準範囲内である．ALBがやや低値である．

☑ **Scr 1.1 mg/dL，UN 19.3 mg/dL，尿蛋白±**

共用基準範囲 Scr（男性）：0.65〜1.07 mg/dL，UN：8〜20 mg/dL，尿蛋白：試験紙法（定性）：陰性

　Scrは男性の共用基準範囲内に近似している．

　本患者のCcrは45.1 mL/分と推測され，体表面積未補正eGFR（個別化eGFR）は45.6 mL/分である．

☑ **Na 138 mEq/L** 共用基準範囲 138〜145 mEq/L

　共用基準範囲内である．

☑ **K 5.4 mEq/L** 共用基準範囲 3.6〜4.8 mEq/L

　共用基準範囲より高値である．

☑ **Cl 98 mEq/L** 共用基準範囲 101〜108 mEq/L

　共用基準範囲にほぼ近似している．

🟣 Kが基準範囲を超えていますね．Cさん，何か心当たりはありますか？

🔵 うーん．バナナをこの前たくさんもらってね．朝だけでなく昼にも食べているんだ．

Chapter 3 Case Study 現場で薬立つ！ 検査値の読み方・使い方

検査値情報を加味した薬学的なアセスメントは？

☑ **過降圧によるめまい，ふらつき**

　バイタルサインの血圧，脈拍は普段のCさんの値である．Cさんは塩分制限をしており，利尿薬使用中であるが，過降圧によるめまい・ふらつきはなさそうである．

☑ **電解質異常**

　検査結果からはわずかな高K血症を認めるが，Grade1（CTCAE ver.5.0）であり緊急性が高いわけではない．

　前回の検査と比較して，これまでより比べて上昇傾向なのか，下降傾向なのかで対応が変わる．横ばいもしくは上昇傾向であれば原因の検索と対応が必要である．上昇の原因は「受付時，薬物療法の管理として注視するポイントは？ その理由は？」で記載したとおり多岐にわたるため，鑑別が必要である．

　CさんはARBに加え，K保持性利尿薬とK製剤を併用しており，すべてK値が上昇し得る薬剤である．食事内容の確認をしたところバナナをたくさん食べているという．バナナはK含有量の高い果物である．ただし，重篤な腎機能低下がなければ，通常K摂取による上昇は考えにくい．薬剤性の要因が加わることで高くなったことが疑われる．

　偽性高K血症を否定するには，溶血を帯びた血液検体でないこと，薬局では困難だがT波の尖鋭化など心電図変化が参考になることがある．重篤な腎機能障害（前日の尿量が500 mL以下あるいは投与直前の排尿が1時間当たり20 mL以下）の場合においてKの排泄低下により，高K血症を呈するおそれがある．

　高K血症の原因検索はこのように多岐にわたるが，薬剤性高K血症が疑われる場合は，現在使用中の薬剤において高K血症を引き起こす可能性のあるものを拾い上げ，服用中止の可否を1つずつ検討することになる．そのため，実際は変更・中止しやすいところから除外していく．

　このCaseでは，K補給目的のグルコン酸K錠5 mEqは中止可能であると思われる．また，ガイドラインでは高K血症がある場合はARBの使用は推奨されていない．降圧薬選択においてARBもしくはアンジオテンシン変換酵素阻害薬（ACEi）を組み合わせない場合の推奨度が高い組み合わせとしてカルシウム拮抗薬（CCB）＋サイアザイド系利尿薬がある[1]．これらに変更することも一つの方法である．どの薬剤から変更・中止していくか根拠をもって医師と議論できることが望まれる．

Scene 3 〈 医師および薬局内で共有する情報を整理する

医師と共有したい情報をSBARで整理すると？

● Grade1の高K血症を認めるため，医師に今後の内服治療を確認したい

Ⓢ Grade1の高K血症を認める．

Ⓑ 加齢に伴う腎機能低下を認めるが，明らかな腎機能検査の異常は認めない，溶血など血液検体の問

題なし．

処方箋中の薬剤は以下のとおり．

- カンデサルタン錠8mg 1回1錠 1日1回 朝食後 30日分
- トリクロルメチアジド錠2mg 1回1錠 1日1回 朝食後 30日分
- スピロノラクトン錠25mg 1回1錠 1日1回 朝食後 30日分
- グルコン酸K錠5mEq 1回1錠 1日3回 毎食後 30日分

Ⓐ K排泄遅延が起きるほどの腎機能低下を認めない．食事の内容からK過剰摂取はみられない．しかし，バナナによるK摂取および現在服用中の3剤は作用機序から高K血症になる可能性がある．ARB，ACEiを除く降圧薬の組み合わせに変更する場合は，CCB＋サイアザイド系利尿薬が推奨されている．

Ⓡ 過剰摂取＋薬剤性高K血症の可能性が高いため，まず食事指導の実施を報告．それでも高K血症が改善しない場合はK製剤の中止，それでも改善がなければ降圧薬の変更を検討することを提案したい．

　本CaseはGrade 1であり緊急性が低いため，上記SBARのポイントを押さえてTRとして医師への報告でもよいだろう．

☑ 適切な降圧治療へ向けた服薬指導ポイント

　高血圧治療は，心血管イベントの抑制により死亡率を減少させることが主要な目標である．減塩，体重管理，運動，節酒，禁煙の生活習慣の是正はもちろんだが，降圧不十分な場合に内服治療が選択される[1,2]．日本のガイドラインである高血圧治療ガイドライン2019（JSH2019）や高齢者高血圧診療ガイドライン2017では，第一選択薬がARB，ACEi，CCB，サイアザイド系利尿薬の4剤となっている．それぞれの薬剤に特徴があり，患者個別に最適な薬剤選択がされるよう記載されている．検査値と関連する薬剤はARB，ACEiで高K血症，サイアザイド系利尿薬で低K血症，低Na血症に注意が必要である．バイタルサインにおいてはCCBやβ遮断薬で徐脈に注意が必要である．また，甘草やコルチコイドなど薬剤誘発性高血圧も存在するため併用薬確認も重要である．いずれの降圧薬も過降圧により立ちくらみ，ふらつきを引き起こすため少量投与から開始するように記載されている．また，JSH2014から家庭血圧の測定が過剰な降圧防止などを目的として重要性が高まっている．血圧手帳の配布や測定結果を医師に見せるよう指導することが重要である．

　降圧薬治療は長期にわたることが多く，心血管イベントの抑制には服薬遵守が大切となる．服薬意義を理解し，飲み忘れが起こりにくい服薬タイミングや一包化など患者とともに考えることは大切である．また，目に見えにくい副作用が多いため，検査値を共有できるとより質の高い薬学的アセスメントも可能になると考える．血圧だけ確認して終わりとする服薬指導にならないように心がけたい．

本Caseを振り返る

　本Caseのテーマである「降圧薬服用中．その高カリウム血症の原因は？」の答えは，"おそらく"薬剤性高K血症であると考えられる．一般に高K血症の初期は無症状のことが多く，薬局において高K血症を見つけることは容易ではない．またKが変動する要因は多岐にわたるため原因の検索が重要であり，薬学的アセスメントとして使用中の薬剤はもちろんだが食事状況など生活面からも検索できるとよい．ARBやACEiは血管浮腫など特徴的な副作用がごくまれにあるが，基本的にはほとんど副作用がなく降圧効果を発揮するため多く用いられている．高齢者，糖尿病患者などさまざまな背景の患者が降圧薬を服用しているが，安全性・有効性など複数の視点から検討して個別の患者に最適な医療が提供されるように，まずは気軽に検査値を見せてもらえるような患者との信頼関係を築いていきたい．

（大森智史）

🌙🌙 臨床検査技師はミタ！

臨床検査技師の視点で本Caseの検査値を見ると…？

☑ 肝機能検査

- 肝機能検査に目立つ異常値はないようですね．肝機能の状態を知る最も大切な検査はALTです．ALT≧30U/Lでは肝臓が少し壊れている可能性を示します．これからも30U/L超えが持続する場合，肝炎ウイルスのチェックや患者の飲酒，食事，運動など，普段の生活習慣にも目を向けましょう．

☑ 腎機能検査

- Cさんは75歳男性です．CG式によるeCcrは45.1 mL/分です．腎機能評価には，日本人のGFRcreat推算式（mL/分/1.73m^2），体表面積（m^2）補正に用いるDuBois式，推算Ccr（mL/分）を算出するCG式，さらに日本人のGFRcys推算式（mL/分/1.73m^2）などの方法があります．また，腎機能低下時，腎排泄性薬物の使用時には体表面積を補正しないeGFRcre（mL/分）とeGFRcys（mL/分）を用いる方法が知られています．
- Ccr推算式はGFR推算式より正確度は低いため，個別化eGFRを算出する試みとして，GFR＝推算Ccr×0.789式[3]もあります．CさんのeGFRは35.58 mL/分です．この式で算出されるGFRは高齢者では低値傾向を示すとされます．
- 腎障害がある場合，薬物投与量の調節は筋肉量，性別，年齢，体重などの変動要因によって異なり，各種推算式から得た推算値が，正確に毎分あたりの腎血漿流量を反映しているのか，判定の難しい症例もみられます．

☑ 血清K値

- 少し気になるのは，血清K値が5.4 mEq/Lと少し高いことです．高K血症になるのは腎機能低下の場合が最も多いとされていますが，Cさんの場合は腎性によるものではないと思います．Scr値，

UN値，血清Na値は共用基準範囲内に留まっています．Cさんの年齢が75歳であることを考えても際立った腎機能障害はないものと考えられます．別の要因があるかもしれません．採血に時間がかかった，採血後，室温に長い間放置されていたなどでも，血清K値は上昇します．なお，検査は行われていませんが，血小板数の増加や白血球数が多い疾患でも高値を示します．

- 腎機能検査が正常なので，服用している薬の影響で高K血症になっている可能性が考えられます．共用基準範囲対応CTCAE v5.0 Grade定義表を参考にすると，血清K値はわずかの上昇であるため，経過を追いながら血清K値の変動を観察していくことが重要です．

☑ 服用薬による影響

- CさんはARB，K保持性利尿薬，カリウム製剤を服用していますね．血清K値がこれからも上昇していく傾向があれば，他の薬への変更を検討する必要があるかもしれません．

- また，薬剤だけでなく，食事内容で高K血症を呈することがあります．Cさんは果物が好きと言っています．特にKを多量に含むバナナが好物のようです．とはいえ，バナナを食べて一過性に高K血症になっても，Cさんの腎機能低下は軽度ですから，腎臓からの排泄量が低下して高K血症になることはないと思います．

COLUMN

実測によるGFRの算出；イヌリンクリアランス検査

☑ イヌリンクリアランスとは

- イヌリンクリアランス（Cin）は国際的にもGFR測定の標準法である．
Cinに関連した文献などの多くは，蓄尿と採血の回数が多く，患者本人や医療スタッフにとっても煩雑であるため，Cinはあまり行われないと記載されている．

- 2006年，日本腎臓学会腎機能・蛋白測定委員会の要望を受けて，GFR測定用イヌリン製剤が開発され，イヌリード注®（株式会社富士薬品）が腎機能検査薬として保険収載された．

☑ イヌリンクリアランスの測定

- Cinの測定には薬剤部，検査室，外来または病棟看護部門と調整し，体制を確立すればルチン業務として，組み入れることができるとされる[5]．Cinは操作が煩雑で，1日の検査対象者数に限界があり，ルチン検査への適応は難しいとの誤解があった．近年は，簡易法の普及，酵素法による自動測定が可能となっており，Cinのルチン化が期待されている．

- Cinの測定は標準法に代わり，現在では簡易法が考案され日本腎臓学会からも推奨されている[4]．簡易法はイヌリンの持続静脈下点滴で60分蓄尿を行い，尿意があった時点で採尿，採尿時に採血が2回行われる．イヌリンの定量はすべて自動分析装置を用い，高い測定精度によって検査が行われる．

☑ イヌリンクリアランスの対象者

- 極端な体格の患者，筋肉量が極めて異常な患者（切断，麻痺，筋疾患），腎機能が急速に変化している場合，腎移植ドナー，毒性の高い腎排泄型薬物の投与前，GFRが主要評価項目の臨床研究などが対象となる．さらに2021年には小児への適応（18歳以下を想定した用法および用量の確立）が拡大された．

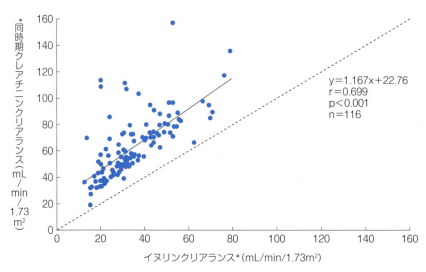

図3-2　イヌリンクリアランスと同時期クレアチニンクリアランス
全ての症例で，同時期に測定したクレアチニンクリアランスはイヌリンクリアランスより高値を示した．
＊：酵素法により測定　　　　　　　　　　　　　　　　　　　　　　　　　　　　（文献6より転載）

☑ イヌリンクリアランスとクレアチニンクリアランスとの関係

- 実測イヌリンクリアランス（GFR）とクレアチニンクリアランス（Ccr）の関係を図3-2に示した[6]．過去の報告[7]によると，CcrはGFRより高値となり，Cinが40〜80 mL/分/1.73m² でのCcr/Cinは1.57，Cin < 40 mL/分/1.73m² でのCcr/Cinは1.92とされている．

（斉藤嘉禎）

⚜ 引用文献

1) 日本高血圧学会高血圧治療ガイドライン作成委員会編：高血圧治療ガイドライン2019. ライフサイエンス出版, 2019.
2) 日本老年医学会編：高齢者高血圧診療ガイドライン2017. 2017.
3) 今井圓裕：日本人に適合したGFR推算法. 日本臨床, 66：1725-1727, 2008.
4) 日本腎臓学会編：エビデンスに基づくCKD診療ガイドライン2023. 東京医学社, 2023.
5) 日本腎臓学会編：がん薬物療法時の腎障害診療ガイドライン2022. 2022.
6) 株式会社富士薬品：イヌリード®注総合製品情報概要.
7) 折田義正ほか：イヌリンクリアランスを用いた糸球体濾過量の評価—クレアチニンクリアランスとの比較— 日腎会誌；47：804-812, 2005.

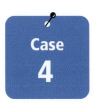

Case 4 直接経口抗凝固薬（DOAC）使用時に注意するポイントは？

Scene 1　患者の処方箋を受け付けた

患者は76歳男性，Dさん〔身長163cm　体重60kg　体表面積　1.64m²　BMI 22.5kg/m²〕．

Dさんは1年前から動悸がするようになり，かかりつけ医を受診したところ心房細動を指摘された．現在は心房細動と高血圧の内服治療を継続している．抗凝固薬としてワーファリン錠を服用中だが，Dさんにとって大好きな納豆が食べられないのはつらいと話されていた．かかりつけ医に相談したところ食事制限のない新しい抗凝固薬に切り替えることになった．血圧129/70mmHg，脈拍65回/分．ADLは自立しており，食事も3食しっかりと食べており，散歩を日課として取り入れ活動的な方である．薬の管理も問題ない．併用薬なし．

今回処方　（継続処方）

- リバーロキサバン錠15mg　　　　　　　1回1錠　1日1回　朝食後　30日分
- ビソプロロールフマル酸塩錠2.5mg　　　1回1錠　1日1回　朝食後　30日分
- イミダプリル塩酸塩錠5mg　　　　　　　1回1錠　1日1回　朝食後　30日分

今回処方からワーファリン錠（1mg　1回3錠　1日1回）からリバーロキサバン錠に変更になった．

受付時，薬物療法の管理として注視するポイントは？ その理由は？

☑ **腎機能確認**

腎機能に応じて減量や中止の指示がある薬剤はリバーロキサバン錠，ビソプロロールフマル酸塩錠である[1,2]．リバーロキサバン錠はハイリスク薬であり，過量投与により大出血や高度徐脈で致命的な経過をたどることがあり，年齢や体格，ADLも含めて見通していく必要がある．

☑ **肝機能確認**

リバーロキサバン錠は肝機能障害の程度によって投与制限がある．中程度（Child-Pugh分類BまたはCに相当）以上の肝機能障害例では，プロトロンビン時間の延長を認め，出血の危険性が増大するため禁忌となっている．

☑ **バイタルサイン確認**

降圧薬服用中であり，血圧の管理は脳梗塞予防のための効果の確認と，過降圧による頭痛・ふらつきなどの回避のために確認したい項目である．ビソプロロールフマル酸塩錠の過量投与で徐脈になるおそれがあるので，脈拍数を把握しておく必要がある．得られているバイタルサインは基準範囲内であり特に問題はなさそうである．

Chapter 3　Case Study　現場で薬立つ！ 検査値の読み方・使い方

Scene 2 〈 検査値情報を収集した

薬 薬剤師　患 患者

薬 リバーロキサバン錠はいわゆる血液をサラサラにするお薬です．とても大事なお薬になります．忘れず飲めていますか？ 手を見せてもらってもいいですか？ 赤みをおびたおしっこが出たとか鼻血が出るとかありませんか？ あと，血液検査の結果はお持ちですか？ リバーロキサバン錠の服用にあたって大事な情報なので確認させてください．

患 はい，どうぞ．この前不注意で腕をぶつけてね．そんなに強く打ち付けたわけではないけど大きなアザになった．今はそのアザも小さくなってきている．

検査値

- 肝機能検査　　AST 18U/L，ALT 14U/L，T-Bil 0.4mg/dL，ALB 3.6g/dL
- 腎機能検査　　Scr 0.65mg/dL，UN 10.1mg/dL
- 全血球算定検査　WBC 6.5 ($10^3/\mu$L)，RBC 4.60 ($10^6/\mu$L)，Hb 14.0g/dL，Ht 43.0%，PLT 180 ($10^3/\mu$L)
- その他　　　　PT-INR 1.5

各々の検査値から得られる情報は？

☑ AST 18U/L，ALT 14U/L，T-Bil 0.4mg/dL，ALB 3.6g/dL

共用基準範囲 AST：13〜30U/L，ALT（男性）：10〜42U/L，T-Bil：0.4〜1.5mg/dL，ALB：4.1〜5.1g/dL

　AST，ALT，T-Bilは共用基準範囲内である．ALBは高齢者で近値傾向を示すことが多い．

☑ Scr 0.65mg/dL，UN 10.1mg/dL

共用基準範囲 Scr（男性）：0.65〜1.07mg/dL，UN：8〜20mg/dL

　男性の共用基準範囲内である．BMI 22.5kg/m^2であり，普通体重である．

　本患者のCcrは82.1mL/分と推測され，個別化eGFRは85.2mL/分である．

☑ WBC 6.5 ($10^3/\mu$L)，RBC 4.60 ($10^6/\mu$L)，Hb 14.0g/dL，Ht 43.0%，PLT 180 ($10^3/\mu$L)

共用基準範囲 WBC：3.3〜8.6 ($10^3/\mu$L)，RBC（男性）：4.35〜5.55 ($10^6/\mu$L)，
Hb（男性）：13.7〜16.8g/dL，Ht（男性）：40.7〜50.1%，PLT：158〜348 ($10^3/\mu$L)

　すべて共用基準範囲内である．

薬 それは心配でしたね．アザが小さくなってきているなら問題はないと思われます．

患 リバーロキサバン錠は大事な薬だと先生からも聞いている．出血の話は聞いたけど，今まであまり気にしていなかった．アザに気づいたときは驚いた．

198

Case 4

検査値情報を加味した薬学的なアセスメントは？

☑ 腎機能確認

「各々の検査値から得られる情報は？」で算出されたように，本患者は76歳だが身体も丈夫のようで，腎機能低下は認めない．リバーロキサバン錠は腎機能低下例では10mgへ減量する場合もあるが，現時点では該当しない．

☑ 肝機能確認

リバーロキサバン錠の投与可否に，肝硬変のステージ分類であるChild-Pugh分類（→p.21参照）を用いるように指示がある．出血の危険性を高めるためクラスB, Cでは投与禁忌となる．本CaseではDさん自身が脳症や腹水貯留の症候もなく，T-BilやALBの検査値が判定基準のスコア化に該当しないため肝機能異常はないと考えられる．

☑ 出血傾向確認（ワーファリン錠からの切り替えも含む）

HbやPLTは共用基準範囲内であり，出血により上昇するBUNの上昇も認めない．これらは前回値があれば経過を追うことができるが，現時点において出血傾向を示す所見もない．

薬 検査値異常はなさそうですね．見せていただきありがとうございます．安心してお渡しすることができます．確かにアザなど出血しやすくなる薬ですが，血栓ができにくくなることで脳梗塞の危険を減らしてくれる大事な薬なのです．適正な薬の量を判断するにあたって検査値は大事な指標になります．自己判断で中止してはいけない薬なので，不安に思うことがあればいつでも相談してください．

患 検査の結果ってそんなに大事なんだね．

Scene 3 〈 医師および薬局内で共有する情報を整理する

医師と共有したい情報をSBARで整理すると？

● Dさんがリバーロキサバン錠服用中のアザ出現で不安になったこと

S リバーロキサバン錠服用中，腕をぶつけてアザ出現．Dさんが心配に思っていた．

B リバーロキサバン錠は15mg服用中．推定Ccrは82.1mL/分．

A 検査結果から腎・肝機能は問題ないと考えられ，現在の投与量も問題ない．

R 不安に思う気持ちを傾聴し，リバーロキサバン錠の服用意義を説明したことを報告．

本Caseは重要だが緊急性は低いため，上記SBARのポイントを押さえてTRとして医師への報告が望ましい．

☑ 適切な抗凝固治療へ向けた服薬指導ポイント

抗凝固療法は長年ワルファリン一択だったが，直接経口抗凝固薬（direct oral anticoagulants；DOAC）が2011年より使用できるようになった．現在はDOACが主流であり，機械弁や僧帽弁狭窄

症，DOAC導入不可の透析例においてワルファリンが用いられる[1]．

一番初めに国内で上市されたDOACはダビガトランであるが，出血の副作用によりブルーレターが発出された経緯がある．これは腎機能による用量調整がなされず，大出血による致死的な副作用が頻発したため発出された[2]．しかし，腎・肝機能を確認して適切な用法・用量で用いれば，DOACはワルファリンに比して脳梗塞予防という有効性に優れるばかりでなく，大出血という重篤な副作用の発生リスクを低減するため安全性においても優れ，全死亡率も有意に低下することが示されている[3]．

一方，DOACはワルファリンより半減期が短いため，アドヒアランス低下は血栓性イベントが生じるおそれがある．過小投与であれば塞栓リスクが増大し，過量投与になると出血リスクが増大するため，抗凝固療法は患者の理解が重要となる．われわれは患者にDOACの服薬意義を理解してもらえるように説明し，適正使用のために腎・肝機能を中心とした検査値を継続的に確認したい．服薬状況の問題や出血の初期症状などの異常があれば主治医に報告し，安心・安全な抗凝固療法に寄与していく必要がある．

本Caseを振り返る

本Caseのテーマである「DOAC使用時に注意するポイントは？」であるが，まずは腎機能の確認をしたい．DOACはいずれの薬も腎機能による用量調節があり，適正使用には必須である．DさんのCHADS₂スコア心房細動患者における脳梗塞発症のリスク評価に用いる[4]は高血圧と年齢から2点以上であることが推測され，DOAC推奨例である．HAS-BLEDスコア心房細動患者における出血性合併症のリスク評価に用いる[5]は年齢のみの1点であり高リスク（3点以上）には該当しないようである．薬局では必要な情報が手元にないことが多いが，DOAC服用患者では，心房細動の抗凝療法の適応を決めるとき，スコアリングをすることで，個々の患者の服薬指導と出血リスクを回避することが可能と考えられる．

（大森智史）

臨床検査技師はミタ！

臨床検査技師の視点で本Caseの検査値を見ると…？

☑ **患者Dさんが持参した検査データから何がわかる？**
- Dさんの検体検査では目立った異常所見はみられません．貧血もなく，肝機能，腎機能検査はともに共用基準範囲内です．心房細動は甲状腺機能亢進症，貧血が原因になることがあるので，頻脈性心房細動が続くときは，FT₃（遊離トリヨードサイロニン），FT₄（遊離サイロキシン）の検査を受けることをお勧めします．

☑ **ワーファリンからリバーロキサバン錠に変更するには**
- Dさんは塞栓形成の危険性があるため，普段から血液をサラサラにして血栓を作らせないよう治

療しています．ワーファリンからリバーロキサバン錠に変更するには重要な注意点があります．ワーファリンを中止すると血栓が生じやすく，ワーファリンの効果が残っている状態でリバーロキサバン錠を追加すると出血のリスクが増大してしまいます．

● Dさんのように納豆や緑黄色野菜を制限したくない患者さんの場合，ワーファリンに代わってリバーロキサバン錠への変更は喜ばれます．リバーロキサバン錠は高度の腎障害では使えませんが，DさんのCcr値は約80 mL/分（CG式から算出）となり，腎機能は問題なさそうです．

● リバーロキサバン錠の添付文書には抗凝固作用の標準化された指標がなく，PT検査とAPTT検査（活性化部分トロンボプラスチン時間，内因性凝固活性化機序を反映する検査）のどちらも推奨されません．しかし，添付文書にはワーファリンの投与中止後，PT-INRなどの血液凝固検査を実施し，治療域の下限以下になったときにリバーロキサバン錠の投与を開始すると記載されています．

● 70歳以上の高齢者におけるワーファリンの治療域は，PT-INR1.6〜2.6でのコントロールが勧められています．リバーロキサバン錠の投与開始は，PT-INR値が治療域の下限とされる1.6未満を確認してから始めます．

☑ リバーロキサバン錠服用後，これから必要となる検査は何？

● リバーロキサバン錠の服用中は，出血の徴候（鼻出血，歯出血，血尿など）に気づくことが重要です．PT-INRまたはPT検査を定期的に実施し，抗凝固能の低下を確認することが重要です．

● PLTの減少は，頻度不明であるが，重大な副作用であり，経過を追っていくことが重要です．PLTが10万/µL以下では出血の可能性が高くなります．血算・血液一般検査の結果を見落とすことがないようにしましょう．

● 出血を確認するには「便潜血検査」も有用です．消化管で出血があると，便のなかに血液が混じって排泄されます．大腸がんの一次検診で科学的有効性が認められた安価な検査です．この検査をリバーロキサバン錠による副作用の早期検出に試みてはいかがでしょうか．

● リバーロキサバン錠はCcr値の低い腎障害患者に投与すると，出血の危険性が増大すると警告されています．Dさんが安心してリバーロキサバン錠を服用し，有効性と安全性を確保するため，定期的なScr，Ccrの検査をして確認するようにしてください．

● DさんのBMI，バイタルサインは良好ですが，高齢化が進み心房細動の持続時間が長期化すると心房圧が高くなくても心房に負荷がかかります．心房細動そのものは生命を脅かす不整脈ではありませんが，心拍数が増加して心不全に移行することがあります．心電図検査のほか，年に一度，心臓にかかる負担の程度をBNPまたはNT-proBNPの検査を行って確かめる必要があります．検査結果の解釈は症状や症候を十分に観察して慎重に判断してください．

（斉藤嘉禎）

✤ 引用文献

1) 日本循環器学会ほか編：2020年改訂版　不整脈薬物治療ガイドライン. 2020.〈https://www.j-circ.or.jp/cms/wp-content/uploads/2020/01/JCS2020_Ono.pdf〉

2) 厚生労働省：安全性速報2011年08月12日掲載. 2011.〈https://www.pmda.go.jp/files/000143273.pdf〉

3) Ruff CT, et al：Comparison of the efficacy and safety of new oral anticoagulants with warfarin in patients with atrial fibrillation：a meta-analysis of randomised trials. Lancet, 383：955-962, 2014.

4) Gage BF, et al：Validation of clinical classification schemes for predicting stroke：results from the National Registry of Atrial Fibrillation. JAMA, 285：2864-2870, 2011.

5) Pisters R, et al：A novel user-friendly score（HAS-BLED）to assess 1-year risk of major bleeding in patients with atrial fibrillation：the Euro Heart Survey. Chest, 138：1093-1100, 2010.

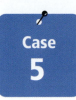

Case 5 脂質異常症の治療中，クレアチンキナーゼ（CK）上昇の理由は？

Scene 1　患者の処方箋を受け付けた

　患者は72歳男性，Eさん〔身長167cm　体重65kg　体表面積1.73m²　BMI 23.3kg/m²〕．
　Eさんは半年前に健康診断でコレステロール値の異常を指摘され，近医から脂質異常症の診断のもとにスタチン薬を服用中である．糖尿病を指摘されたことはなく，冠動脈疾患の既往もない．今回，定期薬がなくなるため受診したところ，血圧135/80mmHg，脈拍80回/分であった．ADLは自立しており，食事も基本的には毎食しっかり摂れている．普段は畑仕事や散歩などをされており活動的な方である．薬の管理も問題なく臨時処方以外の併用薬はない．

今回処方（継続処方）

- ロスバスタチン錠5mg　　1回1錠　1日1回　朝食後　30日分
- エゼチミブ錠10mg　　　 1回1錠　1日1回　朝食後　30日分

受付時，薬物療法の管理として注視するポイントは？　その理由は？

☑ **腎機能確認**

　腎機能に応じて減量の指示がある薬剤はロスバスタチン錠である．
　腎機能低下症例ではスタチン薬を使用している場合，横紋筋融解症が起こることがあり，ミオグロビン（→p.75）などの筋細胞成分が血中に大量に流出し，尿細管障害による二次的な急性腎障害を起こすこともある．検査値の変動（特にカリウム値）や尿色調の変化，さらに全身状態の異変に気づいたらただちに医師や薬剤師に連絡するように伝えておくことが大切である．

☑ **肝機能確認**

　ロスバスタチン錠，エゼチミブ錠はともに中等度または重度の肝機能障害を有する患者には投与しないよう規定されている．中等度または重度の肝機能障害の評価にはChild-Pugh分類を用いる（→p.21）．
　ロスバスタチン錠は主に肝臓内に取り込まれるので，時に肝障害を引き起こすおそれがある．そのため，投与開始または増量後12週までの間は原則，月に1回，それ以降は定期的（半年に1回など）にAST，ALT，総ビリルビンなどの肝機能検査などの観察を十分に行うことが必要となる．

☑ **筋傷害確認（筋肉痛）**

　スタチン薬の副作用として横紋筋融解症が知られている．この筋毒性はすべてのスタチン薬で生じ，米国における調査では筋肉痛は2〜7％で生じ，CK上昇や筋力低下は0.1％〜1.0％で認められる．重篤な筋傷害は0.08％程度で生じ，死亡まで至るケースは1,000万人に1.5人程度との報告がある[1]．同様にロスバスタチン錠の添付文書にCK上昇は2〜5％未満とする記載がある．重篤な症状まで進

Case 5

むケースはまれであるが，早期発見と早期対応が重要といえる．横紋筋融解症（→p.71）は「手足・肩・腰など筋肉が痛む」「手足に力が入らない」「全身がだるい」「尿の色が赤褐色になる」などの症状が初期にみられるため，これらが重要なサインとなる．

Scene 2 〈 検査値情報を収集した

薬 薬剤師　患 患者

薬 今日はいつものお薬ですね．血液検査は最近されましたか？ 定期のお薬が安全に使えるか確認できますので，よろしければ検査結果を見せていただけますか？

患 先週採血して今日結果をもらったよ．はい，どうぞ．

検査値

- 肝機能検査　　AST 54 U/L，ALT 40 U/L，T-Bil 0.8 mg/dL，ALB 4.1 g/dL
- 腎機能検査　　Scr 0.78 mg/dL，UN 19.6 mg/dL
- 筋傷害検査　　CK 756 U/L
- 脂質関連検査　TC 155 mg/dL，TG 130 mg/dL，LDL-C 89 mg/dL，HDL-C 36 mg/dL
- 全血球算定検査　WBC 8.6 ($10^3/\mu$L)，RBC 4.10 ($10^6/\mu$L)，Hb 11.8 g/dL，Ht 40%，PLT 160 ($10^3/\mu$L)
- その他　　　　PT-INR 1.1

各々の検査値から得られる情報は？

☑ AST 54 U/L，ALT 40 U/L，T-Bil 0.8 mg/dL，ALB 4.1 g/dL

共用基準範囲　AST：13〜30 U/L，ALT（女性）：7〜23 U/L，T-Bil：0.4〜1.5 mg/dL，ALB：4.1〜5.1 g/dL

　AST，ALTともに共用基準範囲を超えている．筋組織に多く含まれるASTが有意である．T-Bil，ALBは共用基準範囲内である．

☑ Scr 0.78 mg/dL，UN 19.6 mg/dL

共用基準範囲　Scr（男性）：0.65〜1.07 mg/dL，UN：8〜20 mg/dL

　男性の基準範囲内である．BMIは23.3 kg/m^{2}であり標準体型である．本患者のCcrは計算式から78.7 mL/分と推測され，個別化eGFRは74.6 mL/分である．UNは基本的臨床検査の一つである．単独で検査した場合，腎機能の指標としては信頼性が低く，多くは腎機能の指数としてUN/Scr比が広く用いられる（→p.61）．健常者ではおよそ10/1であるが，比が上昇している場合は腎外性因子を，低下している場合は腎性因子を考える．このケースではUN値の上昇はなく，ともに共用基準範囲内であるのでUN/Scr比による評価は不要である．

☑ WBC 8.6 ($10^3/\mu$L)，RBC 4.1 ($10^6/\mu$L)，Hb 11.8 g/dL，Ht 40%，PLT 160 ($10^3/\mu$L)

共用基準範囲　WBC：3.3〜8.6 ($10^3/\mu$L)，RBC（男性）：4.35〜5.55 ($10^6/\mu$L)，
Hb（男性）：13.7〜16.8 g/dL，Ht（男性）：40.7〜50.1%，PLT：158〜348 ($10^3/\mu$L)

　全血球算定検査はRBC，Hbを除いて共用基準範囲内である．

203

Chapter 3　Case Study　現場で薬立つ! 検査値の読み方・使い方

☑ **TC 155 mg/dL，TG 130 mg/dL，LDL-C 89 mg/dL，HDL-C 36 mg/dL**
　　共用基準範囲　TC：142〜248 mg/dL，TG（男性）：40〜234 mg/dL，
　　　　　　　　　LDL-C：65〜163 mg/dL，HDL-C（男性）：38〜90 mg/dL
　　臨床判断値　LDL-C：140 mg/dL以上（高LDLコレステロール血症），120〜139 mg/dL（境界域高LDLコ
　　　　　　　　レステロール血症）
　　　　　　　　HDL-C：40 mg/dL未満（低HDLコレステロール血症）
　　　　　　　　TG：150 mg/dL以上（空腹時採血，高トリグリセライド血症），175 mg/dL以上（随時採血，
　　　　　　　　高トリグリセライド血症）
　　　　　　　　Non-HDL-C：170 mg/dL以上（高non-HDLコレステロール血症），150〜169 mg/dL（境界
　　　　　　　　域高non-HDLコレステロール血症）

　　TCは共用基準範囲内に収まっているが，HDL-Cの臨床判断値が低い．

☑ **CK 756 U/L**　　共用基準範囲　CK（男性）：59〜248 U/L

　　CK活性値は共用基準範囲を超えている．男性の基準値上限の約3倍である．

🟦 Eさん，CKが高いですが何か心当たりがありますか？ 体の痛みとか何か気になることはありません
　　か？

🟦 最近は畑仕事が忙しくて毎日のようにやっている．腰は痛むけどそんなに困るほどではないよ．そ
　　のCKが高いみたいで，今日も採血して今週末に再度受診することになったよ．先生にはあまり何も
　　言われなかったけど大丈夫だよね？

🟦 おそらく先生は念のため検査されたのではないかと思います．心配なお気持ちを伝えておきましょ
　　うか．

🟦 お願いします．

検査値情報を加味した薬学的なアセスメントは？

☑ **腎機能確認**

　　Scr，UN値はともに共用基準範囲内であり腎機能低下は認めない．ロスバスタチン錠の服用量は
5 mgであり現時点で問題はない．

☑ **肝機能確認**

　　Child-Pugh分類で規定されている脳症や腹水貯留に該当せず，T-BilやALBなどの項目も共用基
準範囲を示し肝機能異常はないと考えられる．しかし，脂質異常症治療薬の使用中に肝機能が悪化
する可能性があり，引き続き定期的（半年に1回程度）に肝機能検査を行う必要がある．

☑ **筋傷害確認（CK確認，筋肉痛）**

　　CK 756 U/Lと共用基準範囲を大幅に超えている．男性の基準値上限の約3倍の高値を示すが，検
査で測定しているのは総CK活性値である．さらに分画を測定し，筋原性であることを確認すること
も重要である．Eさんは強くはないが腰の痛みを訴えている．ロスバスタチン錠による横紋筋融解症
の可能性もあるが，Eさんは連日畑仕事をされており，労作性による上昇であることも考えられる．
薬剤性の横紋筋融解症であれば薬剤の中止・変更が必要となる．

204

Case 5

Scene 3 　医師および薬局内で共有する情報を整理する

医師と共有したい情報をSBARで整理すると？

☑ 医師と共有したい情報

- スタチン薬服用中のCK高値でEさんが不安を感じている

Ⓢ CK高値であり，腰の痛みの訴えあり．Eさんは不安を感じている．

Ⓑ 普段は畑仕事や散歩などをされる活動的な方である．薬の管理も問題なく臨時処方以外の併用薬はない．使用薬剤は以下のとおり．

（継続処方）
- ロスバスタチン錠5mg　　　1回1錠　1日1回　朝食後　30日分
- エゼチミブ錠10mg　　　　 1回1錠　1日1回　朝食後　30日分

Ⓐ 検査結果から腎・肝機能において大きな問題はないと考えられる．一方，脱水や何らかの腎前性疾患の可能性が否定できないこと，労作性もしくは薬剤性によるCK高値も疑われる．しかし，重篤な横紋筋融解症の頻度は極めて低い．

Ⓡ 医師も理解のうえで処方継続としており緊急性は低く，Eさんが不安を感じている旨だけを伝達する．

　本Caseは緊急性が高いとはいえず，上記SBARのポイントを押さえてTRを用いて医師への報告とする．

☑ 適切な脂質異常症治療へ向けた服薬指導ポイント

　脂質異常症の治療においてスタチン薬は心血管イベント抑制のエビデンスは豊富にあり，幅広く使用されている薬剤である．一方，スタチン薬が糖尿病の新規発症を増やすことが知られているが，そのリスクよりも心血管イベント発症予防のメリットが大きく，動脈硬化性疾患のハイリスク者においては推奨されている[2]．85歳未満の高齢者においては高LDL-C血症の是正は冠動脈疾患，非心原性脳梗塞の一次予防効果が期待でき，二次予防においては全高齢者においてスタチン薬治療の冠動脈疾患予防効果のエビデンスがある[3]．一次予防もしくは二次予防であるか，合併症などで目標LDL-C値が異なることを押さえておきたい．

　スタチン薬は血液検査でその効果と副作用の把握もできる管理しやすい薬剤である．添付文書に規定されているとおり定期的に検査をし，検査値の推移を見守る必要がある．副作用で有名な横紋筋融解症は重篤な状態になる前に「手足・肩・腰・その他の筋肉が痛む」，「手足がしびれる」「手足に力が入らない」「こわばる」「全身がだるい」「尿色調が赤褐色になる」などいくつかの初期症状があり，早期に対応すれば回復も早い．腎障害の評価も重要であり，急性腎不全に至っていない場合には輸液により腎保護を図ることとされている．

　薬剤師は患者にスタチン薬の服薬意義を理解してもらえるように説明し，検査値を継続的に経過観察し，腎・肝機能をはじめ服薬状況，筋障害の初期症状の確認などを通して，何らかの異常があれば主治医に報告し，安心・安全な薬物療法に寄与していく必要がある．

本Caseを振り返る

本Caseのテーマである「脂質異常症の治療中．CK上昇の理由は？」の答えは，現時点では薬剤性か労作性か不明である．畑仕事の話がなく，安静時におけるCK上昇であればスタチン薬による筋傷害である可能性が高くなる．また，横紋筋融解症の診断にはCK上昇と併せて試験紙による尿潜血検査（→p.157）でミオグロビン尿の検出が不可欠となる．これらは患者の主訴と血液検査や尿検査から比較的見つけやすいものである．

筋傷害があれば，CK上昇とともにLDH，ASTが上昇する．正常人においても運動後には筋肉痛が生じ，しばしばCKの上昇を伴っていることが多く，その変動範囲は個人差が大きい．筋痛を伴わなくても正常上限の5倍程度まではしばしば上昇する．そのため，CKが少し高値であっても水分摂取を心がけていれば速やかに低下する．

横紋筋融解症になるとCK活性値は4桁を示し，時に基準値上限の10倍以上に達することがある．原因薬剤として，今回取り上げたスタチン薬は代表的な存在であるが，抗菌薬（ニューキノロン系）でも同様な報告がある．また，抗精神病薬による悪性症候群でも横紋筋融解の発症要因となる．

CKの半減期は48時間程度とされており，再検査で低下傾向が確認されれば終息していくが，CK活性値の上昇が継続していれば筋傷害は続いている．スタチン薬による治療を開始する場合，頻度は低いが普段からCK活性値の高い人がいるので，スタチン薬の投与開始前にあらかじめCK活性を測定しておくことが重要である．薬剤が原因となって発症した横紋筋融解症は，まずは原因薬剤を速やかに中止することが望ましい[3]．

薬剤師は患者の薬への理解を高め，患者に初期症状をわかりやすく伝え，不安に感じることがあれば早期に連絡してもらえるように関わっていくことが重要といえる．

（大森智史）

臨床検査技師はミタ！

臨床検査技師の視点で本Caseの検査値を見ると…？

☑ 肝機能検査

- Eさんは脂質異常症治療のため，ロスバスタチン錠とエゼチミブ錠を服用中です．医薬品添付文書には服用によりAST上昇，ALT上昇等を伴う肝機能障害があらわれると記載されています．
- Eさんのトランスアミナーゼ値はAST 54U/L，ALT 40U/Lほどの軽微な上昇です．通常，100U/Lを超えるような場合，AST/ALT比を比較しASTがALTよりも高値を示す際は初期の肝障害が，ASTがALTよりも低値になってくると肝障害の鎮静化が予測できます．Eさんの場合，AST，ALTとも軽微な上昇なので，引き続き経過を観察していきましょう．
- EさんのT-Bilは共用基準範囲内です．次回の検査値と比較して，上昇が見られなければ引き続き

経過観察を続けましょう.

☑ 血算・一般血液検査

- 貧血に関連する3項目の検査 (RBC，HB，Ht) がやや低値です．平均赤血球容積 (MCV) を計算すると97.5fLとなり小球性ではないので (→p.85)，鉄欠乏性貧血の可能性は低くなります．

- Scr値，UN値は共用基準範囲内，eGFRは計算すると74.6mL/分となります．Scr値，UN値がともに共用基準範囲内です．RBC，Hb検査値が際立つ低値を示していないため，腎臓由来に基づく貧血ではないものと考えられます．

- 高齢者に多い貧血は，原因を特定できない老人性貧血 unexplained anemia，慢性炎症に伴う二次性貧血の可能性が考えられますので今後とも経過観察を継続し，変化がみられた場合は担当医に相談しましょう．

☑ 筋原性酵素とCK活性

- EさんのCK活性は共用基準範囲上限値の約3倍 (CK 756U/L) です．健常者でも運動，身体活動の増加によることが多いとされます．Eさんは畑仕事や散歩を日課とし，ときどき，運動や労作によって筋肉症状を訴えてもCK活性は基準範囲上限の4倍以内の上昇にとどまっているのかもしれません．

- 筋組織中のAST値はわずか54U/Lであり，スタチン系薬剤による薬剤性ミオパチーの可能性は低いものと考えられます．

- 横紋筋融解症ではCK活性は2,000〜8,000U/Lに上昇することがあります．このような場合，筋肉痛と筋力低下が必発し，下肢を中心に筋の硬結，腫脹を認めます．Eさんはこのような自覚的症候を訴えていません．CK活性が異常高値を示す場合, 傷害された筋細胞からミオグロビン (筋肉ヘモグロビン；ヘム蛋白質の一種) が血中，尿中に現れます．

☑ Eさんの脂質管理目標値

- 動脈硬化性疾患を引き起こす危険因子は，年齢，CKD，高血圧，喫煙の有無，糖尿病合併症など，個々の患者によって異なります．なかでも脂質異常症は最大の危険因子です．Eさんは半年前にTC値の異常を指摘され，脂質異常症治療薬を服用しています．

- Eさんの動脈硬化のリスク評価を始めるには，久山町スコアによる方法があります．久山町スコアは，冠動脈疾患など動脈硬化性疾患のリスク評価手法として用いられます．

- 久山町スコアの危険因子には①性別，②収縮期血圧，③糖代謝異常 (糖尿病は含まない)，④血清LDL-C，⑤血清HDL-C，⑥喫煙の6つがあり，これら危険因子にはあらかじめ点数が設定されています．Eさんの場合，性別が男性であり7点，収縮期血圧が130〜139mmHgの間にあり2点，糖代謝異常はなく0点，血清LDL-Cは<120mg/dLで0点，血清HDL-Cは<40mg/dLで2点となり，①〜⑥のポイント合計は11点です．ポイント合計から年齢階級別のリスクを推計すると15.5%となり，予測される10年間の動脈硬化性疾患の発症リスクは10%を超え，高リスクと判定されます．

- 久山町スコアは冠動脈疾患とアテローム血栓性脳梗塞をアウトカムしたもので，スコアの計算が複雑であるため，医療従事者には算出用のアプリが用意されています (本書では割愛)．アウトカムとは，結果，成果という意味です．検査値の改善度や合併症の発生率，再発率や死亡率など，治療や予防による臨床上の成果を表しています．

Chapter 3　Case Study　現場で薬立つ! 検査値の読み方・使い方

- Eさんは久山町スコアから高リスクと判定されました. 表に示すように, 高リスクにおける一次予防 (冠動脈疾患の発症がない) では, LDL-Cの管理目標値は120 mg/dL未満です. EさんのLDL-C 値は89 mg/dLであり, 脂質管理目標値の範囲内に含まれます. さらなる生活習慣の改善に心がけ定期的に受診するようにしましょう.
- 中リスクにおける一次予防 (冠動脈疾患の発症がない) では, LDL-Cの管理目標値は140 mg/dL 未満です[3]. EさんのLDL-C値は89 mg/dLであり, 脂質管理目標値の範囲内に含まれます. さらなる生活習慣の改善に心がけ定期的に受診するようにしましょう.
- 管理区分に基づくLDL-C, non-HDL-Cなどの脂質管理目標値は, 動脈硬化疾患予防ガイドライン[3]を参照してください.
- Case 5に登場する72歳男性のEさん. 脂質異常症検査のデータは下記のとおり報告されています.

総コレステロール (TC)	155 mg/dL
中性脂肪 (TG)	130 mg/dL
LDL-C	89 mg/dL
HDL-C	36 mg/dL

　LDL-Cの89 mg/dLとHDL-Cの36 mg/dLを足しても125 mg/dLであり, TCの155 mg/dL になりません. この足りない部分の多くがレムナントコレステロールです. 多くの脂質検査では LDLやHDL中のTCは測定可能ですが, VLDLやIDLに存在するTCは反映されないことが多いです.

　TCからHDL-Cを引いた値のnon-HDL-Cは, IDL (レムナント) も含めて動脈硬化惹起性の高いリポ蛋白も総合的に判断できるので, 注目に値する理由はここにあります.

（斉藤嘉禎）

⚜ 引用文献

1) 厚生労働省：重篤副作用疾患別対応マニュアル　横紋筋融解症. 2006.
2) Sattar N, et al：Statins and risk of incident diabetes：a collaborative meta-analysis of randomised statin trials. Lancet, 375：735-742, 2010.
3) 日本動脈硬化学会編：動脈硬化性疾患予防ガイドライン 2022年版. 2022.

Case 6 心不全だけど水分摂取？

Scene 1 　患者の処方箋を受け付けた

　患者は85歳男性，Fさん〔身長161 cm　体重53 kg　体表面積1.55 m²　BMI 20.4 kg/m²〕．
　Fさんは5年前に息切れと下肢のむくみが気になり，かかりつけ医を受診し心不全との診断を受けている．2ヵ月前，慢性心不全の急性増悪にて入院し，トルバプタン錠が追加された．先月退院となり，今はかかりつけ医にて心不全と高血圧の内服治療を継続している．本日は息子さんに車いすを押してもらいながら来局された．血圧110/75 mmHg，脈拍53回/分．ADLは自立しているが息切れなど体力の衰えを感じており，食事も喉の通りが以前より悪く，食事量も少なくなっている．下肢のむくみを認めるが，就寝すると翌朝には多少軽減している．薬の管理は一包化して提供し服薬は問題なし．併用薬なし．

今回処方 （継続処方）

- エナラプリルマレイン酸塩錠5 mg　　1回1錠　　1日1回　　朝食後　　14日分
- カルベジロール錠2.5 mg　　　　　　1回1錠　　1日2回　　朝・夕食後　14日分
- エプレレノン錠25 mg　　　　　　　1回1錠　　1日1回　　朝食後　　14日分
- エンパグリフロジン錠10 mg　　　　1回1錠　　1日1回　　朝食後　　14日分
- アゾセミド錠60 mg　　　　　　　　1回1錠　　1日1回　　朝食後　　14日分
- トルバプタン錠7.5 mg　　　　　　　1回0.5錠　1日1回　　朝食後　　14日分

受付時，薬物療法の管理として注視するポイントは？ その理由は？

☑ **腎機能確認**
　腎機能に関して注意喚起されている薬剤はエプレレノン錠，エナラプリルマレイン酸塩錠，エンパグリフロジン錠がある．慢性心不全にエプレレノン錠を用いる場合は重篤な腎機能障害（Ccr 30 mL/分以下）のある患者では高K血症のリスクが高まるため禁忌に該当する．

☑ **肝機能確認**
　肝機能に応じた用量調節の指示がある薬剤はないが，トルバプタン錠において肝機能障害が比較的高頻度（5％以上）に現れることがある．投与開始前に肝機能検査を実施し，投与開始2週間は頻回に肝機能検査を行うことが規定されている．

☑ **バイタルサイン確認**
　血圧は降圧薬や利尿薬服用下のため，過降圧によるふらつきなどに注意が必要である．β遮断薬は心不全患者の予後改善効果のエビデンスが多く，血圧や心拍数をはじめとして薬剤忍容性をみな

Chapter 3 Case Study 現場で薬立つ! 検査値の読み方・使い方

がら漸増する[1].

☑ 水分管理および電解質異常

心不全は循環血漿量が多すぎても心負荷となるため利尿薬にて過剰な水分を排出させるが，急激な利尿では脱水状態となり口渇，皮膚乾燥，腎機能低下，RAA系活性などさまざまな問題が発生し，そのバランスは難しい．それと同じく電解質バランスも変化しており，水分量が減少すると濃縮によりNa，K濃度は高まる．また，薬剤によってもそのバランスは崩れる．

併用薬のエナラプリルマレイン酸塩錠，エプレレノン錠は高K血症を誘発し，アゾセミド錠はNaもKも低下させる．エンパグリフロジン錠は浸透圧利尿作用をもち，他の利尿薬と併用すると脱水には一層の注意が必要である．トルバプタン錠は強力な自由水排泄を促し短期間でNaが急上昇するおそれがあるため，入院下で使用開始するように規定がある．薬局では処方箋受付時に初回投与でないことを確認する必要がある．

Scene 2 検査値情報を収集した

薬 薬剤師　患 患者

薬 Fさん，家での生活はどうですか？ 何か不自由はないですか？ トイレまで行くのに問題ないですか？

患 やっぱり家はいいね．でも体力が落ちたのがよくわかる．トイレまで歩くだけで息切れまではないけどしんどいよ．新しい半分の青い薬，あれ飲むようになってむくみが減ったよ．でもすごく喉が渇くね．そういうときは水を飲むように聞いたけど，今までは飲みすぎないようにいわれていたのに…本当に飲んでいいのかな．少し怖いね．

薬 最近血液検査はしていますか？

患 今日結果をもらったよ．

検査値

- 肝機能検査　　AST 21U/L，ALT 24U/L，T-Bil 0.8mg/dL，ALB 3.1g/dL
- 腎機能検査　　Scr 1.2mg/dL，UN 26.1mg/dL
- 全血球算定検査　WBC 7.5 ($10^3/\mu L$)，RBC 4.90 ($10^6/\mu L$)，Hb 12.0g/dL，Ht 44.0%，PLT 150 ($10^3/\mu L$)
- 電解質検査　　Na 146mEq/L，K 5.1mEq/L，Cl 103mEq/L
- 心不全管理　　BNP 110pg/mL
- その他　　　　PT (%) 60

各々の検査値から得られる情報は？

☑ AST 21U/L，ALT 24U/L，T-Bil 0.8mg/dL，ALB 3.1g/dL，PT (%) 60

共用基準範囲　AST：13〜30U/L，ALT（男性）：10〜42U/L，T-Bil：0.4〜1.5mg/dL，
ALB：4.1〜5.1g/dL
PT (%)：70〜130

AST, ALT, T-Bilは共用基準範囲内である．PTは若干の凝固延長を認め，ALBはやや低めである．

☑ **Scr 1.2 mg/dL，UN 26.1 mg/dL**

共用基準範囲 Scr（男性）：0.65～1.07 mg/dL，BUN：8～20 mg/dL

ともに男性の共用基準範囲より高値である．BMIは20.4 kg/m²であり標準体型である．

本患者のCcr（CG式）は33.7 mL/分と推測され，eGFRcreatは44.4 mL/分/1.73m²，個別化eGFRは39.8 mL/分である．

☑ **WBC 7.5 (10³/μL)，RBC 4.90 (10⁶/μL)，Hb 12.0 g/dL，Ht 44 %，PLT 150 (10³/μL)**

共用基準範囲 WBC：3.3～8.6 (10³/μL)，RBC（男性）：4.35～5.55 (10⁶/μL)，
Hb：（男性）13.7～16.8 g/dL，Ht（男性）：40.7～50.1 %，PLT：158～348 (10³/μL)

Hbを除きすべて共用基準範囲内である．高齢者の貧血は11.0 g/dL未満が目安とされる．Fさんは85歳の男性であり，Hb濃度の12.0 g/dLは軽度の貧血になるが，ご本人に自覚症状はなく，貧血に気づいていない．

☑ **Na 146 mEq/L，K 5.1 mEq/L，Cl 103 mEq/L**

共用基準範囲 Na：138～145 mEq/L，K：3.6～4.8 mEq/L，Cl：101～108 mEq/L

Na，Kがやや高めの値である．

☑ **BNP 110pg/mL**

診断閾値 BNP 100pg/mL

やや高値である．

検査値情報を加味した薬学的なアセスメントは？

☑ **腎機能確認**

「各々の検査値から得られる情報は？」で算出されたように，Fさんは高齢で体格は標準体型だが腎機能低下を認める．高齢患者であり推算式であるCcrも個別化eGFRも実態より過大評価の可能性は否定できない．また，電解質のKが5.1 mEq/Lとやや高く，UN/Cre比が20以上であり，口渇を認めることから腎排泄量の低下および脱水により濃縮されていることが疑われる．腎機能障害が疑われるので正確な腎機能を知る目的で血清シスタチンC（Cys-C）による腎機能評価を適応してよいかもしれない（なお，Cys-Cによる腎機能評価はp.216に後述している）．

☑ **肝機能確認**

プロトロンビン時間（PT）の測定は患者血漿に組織因子とCa²⁺を加えて，凝固するまでの時間を測定するものである．肝機能障害の診断基準に採用されている．PTの延長とALBがやや低値となるのは肝不全でよくみられる病態である．Fさんの症例は肝硬変ではないが，参考までにChild-Pugh分類（→p.21）に照らし重症度を評価すると，腹水貯留や肝性脳症の症候はないので各1点ずつ，T-Bilのスコアは1点，ALB低値によるスコアは2点，PT活性は60 %で2点となり，合計スコアは7点となり重症度の目安は中等度と判定できる．

☑ **バイタルサイン確認**

通常，脱水であれば脈拍数は上昇傾向を示す．成人の脈拍数は60～80拍/分であるが，心不全において安静時心拍数75拍/分未満が至適なレベルとされている．

表3-3　血清カリウム値による用法・用量調節

血清K値（mEq/L）	用法・用量調節
5.0未満	50 mg 1日1回の場合：維持 25 mg 1日1回の場合：50 mg 1日1回に増量 25 mg 隔日の場合：25 mg 1日1回に増量
5.0〜5.4	維持
5.5〜5.9	50 mg 1日1回の場合：25 mg 1日1回に減量 25 mg 1日1回の場合：25 mg 隔日に減量 25 mg 隔日の場合：中断
6.0以上	中断

Fさんは53拍/分であり脈拍数は抑制されている．徐脈を引き起こす薬剤はβ遮断薬であるカルベジロール錠の可能性が考えられる．しかし，心不全においてβ遮断薬は重要な薬剤であり，洞調律であれば50拍/分以下のケースで減量を考慮するとされている[3]．

☑ 水分管理および電解質異常

Na 146 mEq/L，K 5.1 mEq/Lであり，UN/Cre比が20以上であることから脱水による血液濃縮の可能性も考えられる．血清Na値がやや高値となっているが，この背景には口渇が生じない場合，飲水行動を起こさせない場合，さらに腎の水分保持機能の障害が考えられる．体液量の調節は体重の増減を確認するのも有効である．本Caseの電解質は大きく逸脱していないので，飲水で基準範囲内におさまる可能性もある．電解質に影響のある利尿薬を多数服用しているので，引き続き経過を見守っていくことが大切である．本Caseは十分な水分補給により容易に高Na血症の改善が期待できる．

一般にK＞5.0 mEq/Lは高K血症とされ，エプレレノンを心不全に使用する場合は"導入時"にK＜5.0 mEq/Lであれば使用可能である．血清K値による用法・用量調節をまとめた（**表3-3**）．Kは低くても高くても不整脈誘発リスクがあるが，やや高めの5.0〜6.0 mEq/Lの範囲であっても用量調節しながら使用する意義がある[6]．

患 なんかいろいろと（検査結果用紙に）上向いた矢印が付いているけど大丈夫なの？

薬 そうですね．確かに異常値は出ていますが先生が仰しゃるように水分摂取で改善する部分はあるでしょう．Fさんがまた入院にならないように大事な薬ばかり出ています．不安に思われていることは先生にもお伝えしますね．

Case 6

Scene 3 〈 医師および薬局内で共有する情報を整理する

医師と共有したい情報を SBAR で整理すると？

☑ 医師と共有したい情報
- 水分摂取をためらっているFさんに飲水の説明をしたこと
- 検査値異常について不安に思っていること

S 喉が渇くとの訴えがあるが，これまでの飲水に関する考え方と異なる説明に戸惑いが生じている．検査値異常を気にされている．

B 入院を経てトルバプタン錠が追加．Na 146 mEq/L，K 5.3 mEq/L の電解質異常値．

A 血清Na・K値もやや高めであるが，指示通りの水分の摂取で正常化しそうであり，Kに関しては至適領域にある．

R 水分摂取の必要性，検査値についても問題ないと思われること，安心して服薬していただくことについて説明した旨を伝達．

　問題がないため緊急性は低いが，心不全治療の継続においては重要な指導であり，上記SBARのポイントを押さえてTRとして医師への報告がよいだろう．

☑ 適切な心不全治療へ向けた服薬指導ポイント
　心不全患者は2020年推計で約120万人とされており[5]，がんに次いで死因で2番目となる疾患である[6]．急性増悪による再入院も多く，退院後も増悪前より改善することは少なく，徐々に病状が進行することが一般的である（**図3-3**）[1]．そのため，外来医療では急性増悪を極力回避し，再入院率を低く抑えることが目標とされている．

　ステージC, D（**図3-3**）の心不全において，HFrEF[*1]には fantastic four[*2]が，HFpEF[*3]にはSGLT2阻害薬の推奨度が高く[7]，うっ血の改善には利尿薬の使い方が重要とされている．これら予後改善薬を適切に使用することが最も重要だが，いずれも目に見えにくい治療であり，服薬アドヒアランスが問題となりやすい．一律な薬剤情報提供書はトラブルを招きやすく，SGLT2阻害薬は薬効上，血圧や血糖を下げるが心不全においては意味合いが異なるため，医師の説明と乖離が生じないように患者への服薬意義の説明，安心して服用を続けられるようなサポートが必要である．2024年度診療報酬改定ではこれらの薬学的なフォローアップが評価され，新たに慢性心不全が対象になった．

　予後改善薬を用いるにあたり，検査値関連の指標として血圧や電解質異常が多くみられるが，特に電解質異常は初期段階で捕捉することは難しく，定期的な検査が必要である．特に今回取り上げたエプレレノンは，導入時と維持期ではKの上限値の考え方が異なる．維持期では高K側にシフトされているが，心不全予後の観点からできる限り少量であってもMRA[*4]を使用し続けることが推奨されているからである．高K血症を理由にMRAを中止することで死亡リスクが増加する[8]ため，K

＊1：心臓の機能が低下し，全身に送られる血液が減少する，＊2：ARNI（ACEi or ARB）＋β遮断薬＋MRA＋SGLT2阻害薬，＊3：心臓のポンプ機能は保たれているが，心臓の拡張機能が低下している，＊4：ミネラルコルチコイド受容体拮抗薬，本Caseではエプレレノン錠

213

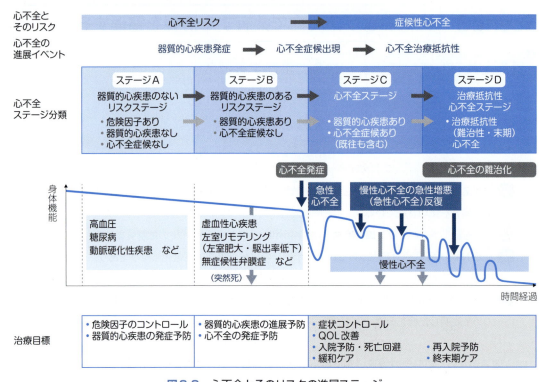

図3-3 心不全とそのリスクの進展ステージ

(文献1より引用，一部改変)

吸着薬の併用によりMRAの継続および十分量の投与が可能になったという報告もあるが[9]，現時点で推奨とまでは至っておらず今後の検討が期待されている．

高齢心不全患者においては栄養状態，筋肉量低下に伴う機能的障害をもつサルコペニアが予後に影響を及ぼすといわれている[10]．今後も高齢化率の上昇に加えて，心不全パンデミックと表されるように患者も増加する見込みである．薬剤師としては，ここ数年で目まぐるしく変わるこの疾患への理解を深め，患者が理解できるように伝えることが必要だろう．

本Caseを振り返る

　本Caseのテーマである「心不全だけど水分摂取？」の答えは，喉の渇きが改善するくらいは水分摂取が必要である．もちろん溢水になってはいけないが水分制限が課されるケースに出会うことはそこまで多くはない．必要なら医師から指示があるはずだ．利尿薬は前出の予後改善薬とは違い，目に見える治療であり患者の呼吸苦を緩和する．うっ血症状をもって再入院となるため，いかにその状況を回避するかは利尿薬のさじ加減といわれている．

　2012年に世界に先駆けてトルバプタンがわが国で使用できるようになった．しかし，適応取得した15 mgでは高Na血症が多発した事例があり，学会から適正使用のためステートメントが出されたこともあった[11]．トルバプタン錠は強力に水利尿作用ができる反面，高Na血症などの電解質異常や肝障害の副作用があるため慎重投与が求められる．頻回の検査も必要であり入院下での導入となるため，外来医療においては必ず「維持」としての使用である．

　利尿薬は循環血漿量が変化するため電解質異常などの検査値変化を伴う．サルコペニアでよくみられる低ALB血症では血管外に水分が漏れやすく，循環血漿量が減少するため利尿薬の効果は低減する．低栄養・低ADLの予後不良はここにも関係する．

　検査値の説明のほか，くすりの疑問点や食事についてなど患者個々の要望を受けつつ，必要に応じて医師につなぐことが求められるだろう．

（大森智史）

臨床検査技師はミタ！

臨床検査技師の視点で本Caseの検査値を見ると…？

☑ 肝機能検査

- トランスアミナーゼ（AST，ALT）値は共用基準範囲内に収まっています．おそらく肝機能障害はないようです．黄疸も出現していないようですね．PLTも15万/μLほどありますから，あまり心配しなくてよいと思います．
- ALBが3.1 g/dLと少し低いようです．参考までにChild-Pugh分類（→p.21）では合計スコアが7点，つまり重症度は中等度であり，肝予備能から評価しても同様と判定されます．体重は53 kg，BMIは20を超える程度，少しやせ気味ですが栄養失調ではないと思います．ALBが低いのは栄養状態よりも長期の闘病生活によって炎症が持続していることが影響しているのかもしれません．炎症により，炎症性サイトカインが肝臓に作用するとALBなどの血清蛋白質の合成を抑制してしまいます．高齢者や慢性炎症には多くみられる病態です．

☑ 腎機能検査

- Fさんは標準体格ではなく，個別化eGFRは39.8 mL/分，標準化eGFRは44.4 mL/分/1.73 m^{2}です．eGFR値から慢性腎臓病（CKD）であり，腎機能が低下していることがわかります．

- 後日，Cys-Cを追加で測定したところFさんのCys-C値は1.56 mg/Lでした．男性の基準値（0.63～0.95 mg/L）を超え，個別化eGFRcysは34.9 mL/分です．個別化eGFRcrの39.8 mL/分と合わせた平均値は37.35 mL/分となり，腎機能の低下は明らかです．慢性心不全ではCKDのステージG3a～G4の合併例が多く，貧血は心不全患者の予後を悪化させるといわれています．

- 心疾患とCKDは密接な関係にあります．腎機能の低下があり，Scr値が1.2 mg/dLまで上昇していることを考えると，かなり前から腎血漿流量が低下していたはずです．UN/Scr比は22であり腎外性です（→p.61）．Fさんは心不全による腎臓への血漿流量の低下が日常的に発生しているようです．

- Fさんは下肢のむくみを気にしています．腎機能の低下は体液の貯留を招き，レニン・アンジオテンシン・アルドステロン系を亢進し，腎血漿流量を低下させます．一方，心機能低下は心拍出量の低下および腎血漿流量の低下により体液貯留が発生します．心臓と腎臓は密接に関係し，むくみが発生しているのです．

- Fさんの血清ALB値は3.1 g/dLであり低ALB血症です．低ALB血症は血管内に水を引き付けておく力が弱まり（膠質浸透圧の低下），むくみを促進させているものと考えられます．

☑ 電解質異常

- Fさんの血清Na 146 mEq/L，血清K 5.1 mEq/Lです．わずかですが共用基準範囲を超えています．

- 体液量の過剰は細胞外液の増加を表します．細胞外液の増加は心不全，腎不全，ネフローゼ症候群，肝硬変などで見られます．

- 高Na血症の検査結果から，体内の総Na量は細胞外液量を反映し，体内総Na量の増加によってむくみが発生することがあります．細胞外液量増加の多くは医原性によるもので，自由水を排泄して急激に血清Naが上昇するおそれがあります．

☑ 心不全と密接に関連する検査

- 慢性心不全の患者には薬剤師，看護師，歯科医師，介護士など，多職種との連携による憎悪防止が大切です．Fさんの腎機能低下が明らかにされ，血清Kが高値持続しています．心不全では4.5 mEq/Lが目標値[12]とされており，引き続き経過を見守る必要があります．Crの産生量は一個人においては安定しています．今回は1.2 mg/dLであり，ほぼ共用基準範囲内です．基準範囲内であっても0.1 mg/dL以上の増加は，腎機能低下を強く疑うことができます．引き続き血清K，Scr値の変化および貧血検査の推移を見守っていきましょう．

- 心不全の患者さんで経時的なモニタリングが必要な検査は，ほかにBNPがあります．さらに臨床症状に変化があったときは，心エコー図検査による左室駆出率 left ventricular ejection fraction（LVEF）*の測定が必要です．

- 心不全悪化の前触れは体重増加です．血圧，脈拍，むくみの確認，息切れの確認をして，悪化しているのか検査が必要です．初回のBNP検査を行って，定期的な測定結果に基づいた心不全管理が必要です．

- FさんのBNP測定値は110 pg/mLです．高血圧，腎機能低下，食欲不振がみられます．さらに

＊検査施行時のLVEFによる心不全の分類
- LVEF40％未満　　　　　：[LVEFが低下した心不全（HFrEF）]という．
- LVEF50％以上　　　　　：[LVEFの保たれた心不全（HFpEF）]という．
- LVEF40％以上50％未満：[LVEFが軽度低下した心不全（HFmrEF）]という．

十分な酸素の供給が不足して息切れを訴えています．

- 慢性心不全の患者さんでは個人差があります．BNPが200pg/mLであっても容態が安定している人もいます．Fさんの今日のデータでは110pg/mLですが，前値との比較ができないので悪化していくのかは不明です．経過を追ってBNP値がどのように推移していくか，必ず個人内での変動値を記録していくことが必要です．

- Fさんは心臓のポンプ機能がうまくはたらかず，全身の血液の循環が滞っているのでしょうか．心エコー図検査が必要です．心エコー図検査では，心拡大，拡張能，弁膜症，左室駆出率（LVEF）などの心機能，血行動態を評価することができます．

- 心不全は左室の機能障害（HFrEF）によるものが多く，心臓の収縮能の評価は心エコー図による左室駆出率の検査が行われます．以前のLVEF値と今回のものを比較して，「改善した心不全」，「変化しない心不全」，「悪化した心不全」などに分類されます．FさんのLVEF値は改善しているのでしょうか．薬局で患者さんの心エコー図検査をみる機会はほとんどありませんが，心不全患者の追跡期間中に不可欠な検査です．LVEFによる経時的変化から心不全の予後を評価することができます．

（斉藤嘉禎）

引用文献

1) 厚生労働省：脳卒中，心臓病その他の循環器病に係る診療提供体制の在り方について（平成29年7月）．〈http://www.mhlw.go.jp/file/05-Sh〉

2) Böhm M, et al：Heart rate as a risk factor in chronic heart failure（SHIFT）：the association between heart rate and outcomes in a randomised placebo-controlled trial. Lancet, 376：886-894, 2010.

3) Ponikowski P, et al：2016 ESC Guidelines for the diagnosis and treatment of acute and chronic heart failure：The Task Force for the diagnosis and treatment of acute and chronic heart failure of the European Society of Cardiology（ESC）. Developed with the special contribution of the Heart Failure Association（HFA）of the ESCEur. J Heart Fail, 18：891-975, 2016.

4) Zannad F, et al：Eplerenone in patients with systolic heart failure and mild symptoms. N Engl J Med, 364：11-21, 2011.

5) Okura Y, et al：The Impending Epidemic of Cardiovascular Diseases in Patients With Cancer in Japan. Circ J, 83：2191-2202, 2019.

6) 厚生労働省：循環器病対策の現状等について．〈https://www.mhlw.go.jp/content/10905000/000585305.pdf〉

7) McDonagh TA, et al：2023 Focused Update of the 2021 ESC Guidelines for the diagnosis and treatment of acute and chronic heart failure. Eur Heart J, 00：1-13 2023.

8) Jonsson Holmdahl A, et al：Motives, frequency, predictors and outcomes of MRA discontinuation in a real-world heart failure population. Open Heart, 9：e002022, 2022.

9) Tardif JC, et al：Potassium reduction with sodium zirconium cyclosilicate in patients with heart failure. ESC Heart Fail, 10：1066-1076, 2023.

10) 日本心不全学会ガイドライン委員会編：高齢心不全患者の治療に関するステートメント．2016.〈http://www.asas.or.jp/jhfs/pdf/Statement_HeartFailurel.pdf〉

11) 日本循環器学会ほか：バソプレシンV2受容体拮抗薬の適正使用に関するステートメント．2013.

12) Ferreira, JP et al：Abnormalities of Potassium in Heart Failure：JACC State-of-the-Art Review. J Am Coll Cardiol, 75：2836-2850, 2020.

Chapter 3 Case Study 現場で薬立つ！検査値の読み方・使い方

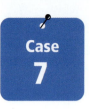

Case 7 胃がんの外来化学療法，化学療法で気を付けるポイントは？

Scene 1 患者の処方箋を受け付けた

　患者は70歳男性，Gさん〔身長165cm　体重53kg　体表面積1.57m²　BMI 19.5kg/m²〕．
　Gさんは約2年前に胃がんのため部分切除術を受けたが，先月になって再発がわかり外来化学療法を始めることになった．本日より外来にて2クール目が開始となり，点滴治療を実施したとのこと．ADLは自立している．薬の管理は問題なし．併用薬なし．

今回処方（内服処方）

- テガフール・ギメラシル・オテラシルカリウム配合剤口腔内崩壊錠20mg
　　　　　　　　　　　　　　　1回3錠　1日2回　朝・夕食後　7日分

お薬手帳に記載のレジメン

- SOX（S-1 + L-OHP）療法（1クール3週）　オキサリプラチン点滴 100mg/m²　day1のみ

受付時，薬物療法の管理として注視するポイントは？ その理由は？

☑ **腎機能確認**

　オキサリプラチン（L-OHP）は白金製剤であるが，腎機能に応じた用量の変更指示はない．テガフール・ギメラシル・オテラシルカリウム配合剤錠（S-1）の使用は，重度の腎機能障害では禁忌である．S-1は腎機能の低下に伴い副作用発現率が高くなるため，Ccr 60mL/分未満では投与開始時から1段階減量して投与開始とする[1]．S-1の使用中に腎機能障害を認めた場合は休薬することがあるため，継続的な確認が必要となる．

☑ **肝機能確認**

　S-1は重篤な肝障害の場合は禁忌である．S-1の添付文書の警告欄には劇症肝炎の記載があり，定期的に検査するように指示がある．投与開始前に問題がないことを確認するため，各クール開始前および投与期間中は2週間に1回以上臨床検査（血液検査，肝・腎機能検査など）を行うなど，患者の状態を十分に観察するように指示がある．

☑ **血算・血液一般検査確認**

　S-1，L-OHPはともに好中球減少，血小板減少などの骨髄機能抑制が起こりやすく，感染症や出血傾向に注意が必要である．特に血小板が経時的に減少する場合，播種性血管内凝固症候群（disseminated intravascular coagulation；DIC）の発現の可能性もあるので十分な観察のもとに経過を見守る必要が

ある．

　これらの薬剤の投与により免疫系が抑制され易感染状態となり，発熱性好中球減少症などの致命的な経過をたどることがある．そのため，事前にシプロフロキサシンなどの抗菌薬処方や発熱時の緊急連絡先などの具体的な指示がなされる場合がある．胃がんは腫瘍からの出血が問題になるため，血小板減少は治療を妨げる．治療継続するには適切な減量が必要となる．

☑ **SOX療法に特徴的な副作用（下痢，口内炎，流涙，末梢神経障害など）**

　SOX療法の開始にあたり，その特徴的な副作用には，下痢，口内炎，神経障害，流涙がある．下痢，口内炎，流涙はS-1に特徴的である．CTCAE v5.0（有害事象共通用語規準）を用いて重症度を評価すると，Grade2以上で休薬となり，Grade1まで改善しなければ再開できない．末梢神経障害はL-OHPに起因する副作用であり，投与開始時にGrade2以下でなければ実施できない．L-OHPの末梢神経障害は，投与直後から数日以内に発現しやすい急性障害と，累積投与量に比例して発現する慢性障害がある．

　S-1と同じ経口フッ化ピリミジン系に属するカペシタビンは手足症候群（hand-foot syndrome；HFS）の発生率が高いが，S-1ではほとんどみられない．しかし，HFSが発生した場合はGrade2以上でS-1休薬となり，Grade1まで改善しなければ再開できない．

　SOX療法は中程度の催吐リスクのレジメンであり，悪心にも注意が必要である．また，化学療法の影響だけでなく胃がんの病態や口内炎，味覚障害などさまざまな要因で食欲不振が発生する．治療満足度などQOLに大きく影響するうえ，体重減少をきたしやすく過量投与になるおそれがある．食事量と体重の変化などを確認していきたい．

　いずれもSOX療法を施行するにあたり重要な確認項目である．SOX療法で起こりやすい副作用とその期間を図3-4に示す．

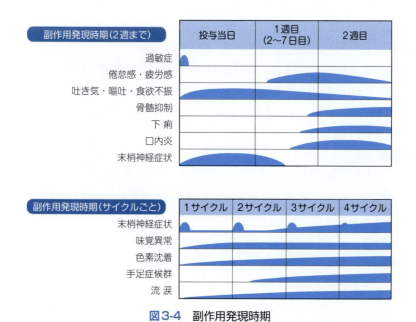

図3-4　副作用発現時期

（文献2を参考に筆者作成）

Chapter 3　Case Study　現場で薬立つ！ 検査値の読み方・使い方

Scene 2　検査値情報を収集した

薬 薬剤師　患 患者

薬 Gさん，今日から2クール目のようですね．点滴後の体調はどうですか？

患 特に変わりないよ．検査結果もよくなっていたので2回目ができたよ．今日も吐き気止めの点滴も
したけど，あまり食べる気がしないかな．点滴は3週間後で，今夜から飲み薬が始まると聞いている．
でも，1週間後にまた来るように言われたよ．入院しているときも冊子でいろいろと説明を聞いたよ．

薬 冊子をお持ちなのですね．今日は化学療法を実施できたので検査結果は問題なかったと思いますが，
念のため見せてもらえますか？

検査値

- 肝機能検査　　AST 29 U/L，ALT 22 U/L，T-Bil 0.5 mg/dL，ALB 4.1 g/dL，PT-INR 1.0
- 腎機能検査　　Scr 0.8 mg/dL，UN 12.0 mg/dL
- 全血球算定検査　WBC 4.5 ($10^3/\mu$L)，Neut 2.2 ($10^3/\mu$L)，RBC 4.00 ($10^6/\mu$L)，Hb 12.8 g/
dL，Ht 37%，PLT 110 ($10^3/\mu$L)
- 電解質検査　　Na 141 mEq/L，K 4.1 mEq/L，Cl 99 mEq/L

各々の検査値から得られる情報は？

☑ AST 29 U/L，ALT 22 U/L，T-Bil 0.5 mg/dL，ALB 4.1 g/dL，PT-INR 1.0

共用基準範囲 AST：13〜30 U/L，ALT（男性）：10〜42 U/L，T-Bil：0.4〜1.5 mg/dL，ALB：4.1〜5.1 g/dL

いずれも共用基準範囲内である．PT-INRも基準範囲（0.85〜1.15）内を示す．

☑ Scr 0.8 mg/dL，UN 12.0 mg/dL

共用基準範囲 Scr（男性）：0.65〜1.07 mg/dL，UN：8〜20 mg/dL

いずれも共用基準範囲内である．BMIは19.5 kg/m^2であり標準体型である．

GさんのCcrは64.4 mL/分と推測され，個別化eGFRは66.4 mL/分である．

☑ WBC 4.5 ($10^3/\mu$L)，Neut 2.2 ($10^3/\mu$L)，RBC 4.00 ($10^6/\mu$L)，Hb 12.8 g/dL，Ht 37%，PLT 110 ($10^3/\mu$L)

共用基準範囲 WBC：3.3〜8.6 ($10^3/\mu$L)，RBC（男性）：4.35〜5.55 ($10^6/\mu$L)，
Hb（男性）：13.7〜16.8 g/dL，Ht（男性）：40.7〜50.1%，PLT：158〜348 ($10^3/\mu$L)

WBCが少ないため，好中球数（Neut）が減少しPLTが共用基準範囲内より低値である．その他の
検査値は共用基準範囲内にほぼ近い．

☑ Na 141 mEq/L，K 4.1 mEq/L，Cl 99 mEq/L

共用基準範囲 Na：138〜145 mEq/L，K：3.6〜4.8 mEq/L，Cl：101〜108 mEq/L

いずれも共用基準範囲内である．

検査値情報を加味した薬学的なアセスメントは？

☑ 腎機能確認

　尿蛋白の情報がないため正確にはわからないが，個別化eGFRの値からは腎機能がやや低下した状態と推察される．しかし，Gさんは，70歳の高齢者であり，体格は標準体型を維持し，Scr値が0.8mg/dLであることを考慮すると年齢相応と考えてよい症例である．

☑ 肝機能確認

　PT-INR, ALBも問題なくChild-Pugh分類に照らし合わせてみてもおそらく肝機能異常は認めない．SOX療法実施にあたり，肝障害を起こすことがあるため定期的な検査と食欲不振や黄疸などの確認が必要である．化学療法の実施により，B型肝炎の既往感染者からB型肝炎ウイルスの再活性化による肝炎を起こすことがある．化学療法の内容にもよるが通常1〜3％の確率で現れることがあるので，抗がん薬投与前にHBs抗原（陰性），HBs抗体（陽性）ないしHBc抗体（陽性）の検査結果が確認された場合は，肝炎ウイルスマーカーのモニタリングを行うなど，症状の発現に注意する（→p.22）．

☑ 全血球算定検査確認

　Gさんから「検査結果がよくなった」という話があり，前クール中に血球減少が起こっていた可能性が考えられる．SOXのレジメン基準から，今回のNeutとPLTはやや低値であるが中止基準に該当しないため治療が継続された．骨髄抑制が最も起こりやすい2週目は注意が必要であり，SOX療法によるGrade3以上の好中球減少症は22％ほどの報告がある[2]．感染や出血の初期症状の把握および速やかな連絡体制について患者に十分伝達する必要がある．

> 薬　Gさん，1クール目の検査結果はよくなかったのですか？

> 患　休薬まではいかなかったけど何かが下がっていたみたい．口内炎で少し口の中が痛いだけであとは特に気になることはなかったけどね．

> 薬　抗がん薬が始まってから熱が出ることはなかったですか？その場合の対処法は聞かれました？

> 患　熱はなかったよ．対処法は…何だったかな．冊子には書いてあったはずだけど．

> 薬　そうですか．熱以外にもいろいろと気を付けていただきたいことがあります．すべての方に，すべての副作用が出るわけではありません．個人によって副作用の程度は異なります．時に予測できない副作用が起こることもあります．副作用の早期発見と速やかな対応のために，どんなことでも構いませんので，何かお気づきの点があれば私どもに申し出てください．薬の副作用はとても大事なことなので，一緒に考えていくことが大切です．

Chapter 3　Case Study　現場で薬立つ! 検査値の読み方・使い方

Scene 3 ＜ 医師および薬局内で共有する情報を整理する

医師と共有したい情報をSBARで整理すると?

● どんな副作用が出現するのか理解が不十分であったため指導したこと

S SOX療法に対する理解が不十分である. 緊急連絡が時に必要になることを十分に理解していない.

B 現在, 口内炎があるが抗がん薬の開始後, 発熱はこれまでにない.

処方箋中の薬剤およびお薬手帳に記載のレジメンは以下のとおり.

● テガフール・ギメラシル・オテラシルカリウム配合剤口腔内崩壊錠20mg

1回3錠　1日2回　朝・夕食後　7日分

＜お薬手帳に記載のレジメン＞

● SOX (S-1 + L-OHP) 療法 (1クール3週)　オキサリプラチン点滴 100mg/m^2　day1のみ

A 口内炎の症状は軽度であり, 治療は特にされていないが (Grade1) 口内炎の悪化でこれからS-1の休薬が必要になるかもしれない. 発熱は今のところないが, 発熱性好中球減少症の可能性もあるため発熱時の緊急連絡についても指導が必要となる.

R 口内炎と発熱時対応について, Gさんがお持ちの製薬企業資材を用いて指導したことを報告する.

　本Caseは指導報告であり重要な内容だが緊急性が低いため, 上記SBARのポイントを押さえてTRにて医師への報告が望ましい.

☑ 適切な外来化学療法へ向けた服薬指導ポイント

　以前と比べ, がん化学療法を外来で実施するケースが増えてきている. 点滴治療だけではなく経口抗がん薬も種類が増え, 保険薬局でもこれらを調剤するケースが散見されるようになった. 高度薬学管理機能が患者の薬局ビジョンで求められているが, 患者情報の不足や抗がん薬に対する知識不足からの不安など, 薬局薬剤師が抱える問題は多い.

　しかしながら, レジメン・検査値情報の開示, 外来化学療法室における病院薬剤師の活動, お薬手帳を利用した情報提供など, さまざまな方法で服薬指導に有用な情報が増えてきている. レジメンには使用されている抗がん薬と投与スケジュール, 減量・中止基準が記載されている. 通常, 病院では血液検査の結果を確認して抗がん薬が処方されているが, 薬局でも検査結果が投薬において問題ないか確認し, 使用される抗がん薬の特徴的な副作用とその頻度や発現時期を理解することは必要である. また, 患者へのわかりやすい説明と症状の聞き取りを経て, 患者に緊急連絡すべき症状を理解してもらうことは, 安全な化学療法のために重要である.

　すべてを理解するのは難しいが, 製薬企業より各種レジメンに応じた治療に関する情報がまとめられた冊子があり, 多くの医療機関で情報共有ツールとして用いられている. 薬局でもそれらを用いて, レジメンの確認, 患者自身が病気をどう理解しているかをとらえ, 検査値から腎・肝機能の確認および服薬状況を通して, 何か問題点があれば主治医に報告し, 主に副作用の面から安心・安全な外来化学療法に寄与していく必要がある.

本Caseを振り返る

　本Caseのテーマである「胃がんの外来化学療法．化学療法で気を付けるポイントは？」の答えは，胃がんに限ったことではないが危険な副作用に注意することである．今回取り上げたSOX療法は長年胃がんの化学療法で用いられていたシスプラチン＋S-1に比して非劣性を証明できたレジメンである[3]．シスプラチンは腎毒性が強くハイドレーションが必要であり，腎機能低下患者に使用しにくい薬剤のため外来で実施しにくいレジメンである．しかし，L-OHPはハイドレーション不要であり，腎機能低下患者においても特に規制はなく外来化学療法で用いやすく，再発・切除不能胃がんにおいて実施例が増えている．

　SOX療法における特徴的な副作用は，好中球数減少と血小板数減少である．これらの有害事象が前回投与後に発現した場合，減量基準が設けられている．2クール目以降の投与開始時，好中球と血小板数などの検査値の確認が必要となる．通常SOX療法は1クール3週間のレジメンであり，S-1はday1の夕からday15の朝まで服薬して1週間休薬である．本Caseは7日分しかS-1が処方されていないが，これはGさんが言っていたように1週間後に血液検査をして，好中球数減少と血小板数減少を確認して，S-1の投与量を再検討すると医師は考えているのだろう．このようにイレギュラーな処方日数のケースもあるため，レジメン，そして治療スケジュールを理解することも重要である．

　気を付けるポイントは検査値だけではない．下痢や末梢神経症状，味覚異常や口内炎などの副作用は大きくQOLを損なう．末梢神経症状においては，冷たいものを避け，HFSであれば手足は保湿クリームを使うなど普段の生活についての指導が必要である．これらの評価には有害事象共通用語規準（CTCAE）が用いられる[4]．薬局でも患者とこれらの項目を供覧し，具体的な事例を挙げて説明すると早期発見・早期対応により患者の安全につながると考える．

（大森智史）

引用文献

1) 日本腎臓学会ほか編：がん薬物療法時の腎障害診療ガイドライン2016, 2016.
2) 東和薬品：SOX療法. 〈https://navi.towa-oncology.jp/regimen/sox-basic.html〉
3) Koizumi W, et al：Phase II study of oxaliplatin plus S-1 as first-line treatment for advanced gastric cancer（G-SOX study）. Ann Oncol, 21：1001-1005, 2010.
4) Yamada Y, et al：Phase III study comparing oxaliplatin plus S-1 with cisplatin plus S-1 in chemotherapy-naïve patients with advanced gastric cancer. Ann Oncol, 26：141-148, 2015.

Chapter 3　Case Study　現場で薬立つ! 検査値の読み方・使い方

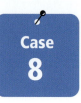

胃がん末期，薬学的管理は痛みだけでよいですか？

Scene 1　患者の処方箋を受け付けた

　患者は71歳男性，Gさん〔身長163 cm　体重41 kg　体表面積1.40 m²　BMI 15.4 kg/m²〕．
　Gさん（Case7と同一人物）は約3年前に胃がんのため部分切除術を受けたが，約半年前に再発がわかりSOX療法を施行した．再発転移がんなど病状の進行およびADLの低下（PS[*1] 3，1日のほぼ半分が臥床状態）があり，外来化学療法は中止になり，今回の処方分より在宅医療へ切り替えとなった．鎮痛薬使用中であったが，痛みが強くなってきた（NRS[*2]：6）ため，オピオイド導入となった．食事量は少ないが，自己摂取可能．手足のしびれあり．腹水貯留，黄疸なし．手すりなどのサポートあれば歩行可能．薬の管理は奥様．併用薬なし．

今回処方

（継続処方）
- アセトアミノフェン細粒50％　　　　　　　1回1 g　　1日4回　　毎食後・就寝前　　7日分
- プレガバリン口腔内崩壊錠75 mg　　　　　 1回1錠　 1日2回　　朝・夕食後　　　　7日分

（新規追加処方）
トラマドール口腔内崩壊錠は中止となり，今回より（※）へ切り替え
- モルヒネ硫酸塩水和物徐放錠10 mg　　　　1回1錠　 1日2回　　7, 19時　　　　　 7日分　　（※）
- プロクロルペラジンマレイン酸塩錠5 mg　 1回1錠　 1日3回　　毎食後　　　　　　7日分
- 酸化マグネシウム錠330 mg　　　　　　　　1回2錠　 1日3回　　毎食後　　　　　　7日分

受付時，薬物療法の管理として注視するポイントは？ その理由は？

☑ **腎機能確認**

　腎機能に応じた用量調節が必要な薬剤はプレガバリン口腔内崩壊錠である．また，モルヒネ硫酸塩水和物徐放錠は腎機能低下例において慎重投与となっている．グルクロン酸抱合体のモルヒネ-6-グルクロナイド（M6G）は強い活性をもつモルヒネの代謝物であり，腎から排泄される．M6Gの半減期はモルヒネより長いため，M6G蓄積による悪心・嘔吐，傾眠などが強く現れることがあり，腎機能低下症例にオピオイドを導入する場合，肝代謝型のオピオイド薬剤を考慮する必要がある．

☑ **肝機能確認**

　モルヒネ硫酸塩水和物徐放錠およびアセトアミノフェン細粒は，重篤な肝障害患者に対して禁忌である．アセトアミノフェン細粒は海外と同様に，疼痛（急性上気道炎を除く）に対し1日最大

[*1]：performance status，[*2]：numerical rating scale

Case 8

4,000 mgまで使用することが可能となっている．また，1日総量1,500 mgを超す高用量で長期投与する場合，重篤な肝障害を起こすことがあるため，定期的に肝機能などを確認する必要がある．

☑ **疼痛管理，副作用対策（嘔気，便秘など），電解質検査**

　がん性疼痛の管理はWHO三段階除痛ラダーが基本であるが，2020年7月，国際疼痛学会は「痛みの定義」を改訂した．従来は非オピオイド（NSAIDsやアセトアミノフェン）から使い始めたが，患者ごとの個別性をより重視した疼痛緩和が重要視されるようになり，最適な薬剤を選択することが推奨されている．NSAIDsなどと異なり，強オピオイドは標準投与量の考えはなく，除痛が得られ，かつ眠気などの副作用が許容される用量を患者ごとに設定していく必要がある．今後痛みが増すようであれば，レスキュー薬を使用しながらタイトレーションにより至適用量に調整していく．

　オピオイドを使用するにあたり，鎮痛効果より低濃度で発現する便秘と嘔気の対策が必要となる．便秘は耐性が生じないため，ほとんどのケースで下剤の内服が必要になる．オピオイドによる便秘に対しては，浸透圧性下剤である酸化マグネシウムの有効性が報告されているが[1]，腎機能が低下した高齢者では高Mg血症を起こすことがあるため，注意が必要である．

　嘔気はオピオイド投与初期や増量時にしばしばみられ，一度出現すると嘔気で服薬困難になることもあるため，制吐薬を短期間で使用するといった対策が必要となる．嘔気は1，2週間で耐性を生じるため，制吐薬の服用は漸減または中止することができる．

　がんの骨転移症例では，骨破壊により高Ca血症となり，食欲不振や嘔気が現れる．高Ca血症はオピオイドの副作用と類似した症状があるため，CaやMgなどの電解質検査にも目を向けたい[2]．

Scene 2 ＜ 検査値情報を収集した

🔵薬 薬剤師　🔵患 患者

🔵薬 Gさん，食事は食べられていますか？ 痛みは我慢していませんか？

🔵患 だんだんと痛みが強くなってきて，体を起こすのもしんどい．トイレに行くだけで息切れする．麻薬を始めるって聞きました．先生からも説明を聞きましたが，何かいろいろと心配です．

🔵薬 MSコンチン®錠は確かに医療用麻薬ですが，先生が仰ったように適切に使えば心配されることはありません．痛みをしっかりとってくれるよい薬ですよ．呼吸も楽になるかもしれません．便秘や気持ち悪くなることがありますが，他の薬を使って予防します．心配なことがあれば何でも言ってくださいね．ベッド脇においてある検査値を見せていただけますか？

検査値	
● 肝機能検査	AST 31 U/L，ALT 33 U/L，T-Bil 0.8 mg/dL，ALB 3.1 g/dL，PT-INR 1.05
● 腎機能検査	Scr 0.3 mg/dL，UN 15.3 mg/dL
● 全血球算定検査	WBC 6.2 $(10^3/\mu L)$，RBC 3.90 $(10^6/\mu L)$，Hb 11.8 g/dL，Ht 35％，PLT 140 $(10^3/\mu L)$
● 電解質検査	Na 143 mEq/L，K 4.7 mEq/L，Cl 98 mEq/L，Ca 10.3 mg/dL，Mg 2.1 mg/dL

Chapter 3　Case Study　現場で薬立つ！ 検査値の読み方・使い方

各々の検査値から得られる情報は？

☑ AST 31 U/L，ALT 33 U/L，T-Bil 0.8 mg/dL，ALB 3.1 g/dL，PT-INR 1.05

共用基準範囲 AST：13〜30 U/L，ALT（男性）：10〜42 U/L，T-Bil：0.4〜1.5 mg/dL，ALB：4.1〜5.1 g/dL

　ALBが共用基準範囲より低値を示す．他の検査項目は共用基準範囲内である．PT-INRも基準範囲（0.85〜1.15）内を示す．

☑ Scr 0.3 mg/dL，UN 15.3 mg/dL

共用基準範囲 Scr（男性）：0.65〜1.07 mg/dL，UN：8〜20 mg/dL

　Scrが共用基準範囲より低い．BMIは15.4 kg/m^{2}でありやせ型である．ALBは低値を示し，食欲の低下，筋力低下からもサルコペニアの状態である．

☑ WBC 6.2 (10^3/μL)，RBC 3.90 (10^6/μL)，Hb 11.8 g/dL，Ht 35%，PLT 140 (10^3/μL)

共用基準範囲 WBC：3.3〜8.6 (10^3/μL)，RBC（男性）：4.35〜5.55 (10^6/μL)，
Hb（男性）：13.7〜16.8 g/dL，Ht（男性）：40.7〜50.1%，PLT：158〜348 (10^3/μL)

　WBC以外のすべての血球成分が，共用基準範囲より低値である．

☑ Na 143 mEq/L，K 4.7 mEq/L，Cl 98 mEq/L，Ca 10.3 mg/dL，Mg 2.1 mg/dL

共用基準範囲 Na：138〜145 mEq/L，K：3.6〜4.8 mEq/L，Cl：101〜108 mEq/L，Ca：8.8〜10.1 mg/dL

　電解質などの検査値はいずれも共用基準範囲内である．血清Mgも基準範囲（1.8〜2.6 mg/dL，キシリジルブルー法）内を示す．

検査値情報を加味した薬学的なアセスメントは？

☑ 腎機能確認

　Ccr値は推算式から評価できるが，胃がん末期のサルコペニアの状態では腎機能を過大評価している可能性が高い．そのため，プレガバリンにおいては，維持量であれば300 mg/分2でもよいが，しびれに対する効果とふらつきなどの副作用を考慮して適正量を考える必要がある．そこで，血清シスタチンC（Cys-C）や24時間蓄尿による腎機能検査が望まれるが，在宅であり，24時間蓄尿による腎機能評価は難しい．腎機能低下の可能性が十分に想定され，各薬剤の過量投与による副作用の早期発見・予防に努めることが求められる．腎機能が低下している場合，プレガバリンの減量やモルヒネ硫酸塩水和物徐放錠のオピオイドローテーションを考慮する必要がある．

☑ 肝機能確認

　トランスアミナーゼ（AST，ALTなど）およびT-Bilの検査値はいずれも共用基準範囲内に収まっている．しかし，全身状態が低下しているGさんの状況では，Child-Pugh分類を用いて評価しても肝障害度の判定は不明である．今後，腹水貯留や黄疸が現れると，肝実質細胞での合成能は急激な低下が予測され，がん悪液質による血清ALBの一層の低下，T-Bilの上昇，さらにPLT減少が確認されると，胃がんの肝転移が強く疑われる．注意深く経過を見守っていく症例である．

　一方，1,500 mg/日を超えるアセトアミノフェンの定期内服をしている場合，発疹，嘔吐，食欲不振など初期症状が出やすいので，このような症状に気付いたら担当の医師や薬剤師に相談するように注意喚起が必要である．

☑ 電解質検査

現時点でCaとMgは正常である．ALBが4g/dL未満のためCa補正が必要である（→p.117）．補正Ca濃度は11.2mg/dLであり，Grade 1（CTCAE有害事象共通用語規準）に満たないが共用基準範囲よりやや高値であり，継続的な確認が望まれる[2]．

☑ 全血球算定検査

WBCを除いて，Hbなどすべての血球成分が低値を示し，共用基準範囲以下である．Hb 11.8g/dLは，臨床的にも明らかな貧血である．高齢者の貧血は悪性腫瘍，慢性疾患，感染症などの重大な疾患が背景に存在することが多い．SOX療法は中止されているが，薬剤による骨髄抑制は遅れて出てくるため影響が残存していることも考えられる．また胃がんの場合，原疾患の進行に伴う胃からの出血により一気に貧血が悪化する場合もあることを留意しなければならない．

薬 Gさん，突然痛みが強くなったりすることはありますか？

患 たまにね．しばらく我慢していれば治まるけど．

薬 日中眠気はないですか？

患 そんなに気にはならないけど，だるいね．あまり力が入らない感じ．あまり動いていないのもあるかな．気持ちがついていけないのもあるけどね．

薬 そうですか．痛みは我慢しない方がいいですね．他に気になる症状があれば教えてくださいね．

Scene 3 ＜ 医師および薬局内で共有する情報を整理する

医師と共有したい情報をSBARで整理すると？

- 突出痛がありレスキュー処方の依頼
- 今後想定される腎機能低下時の副作用対策（プレガバリン減量，オピオイドローテーション）

Ⓢ 突出痛があるが我慢している．

Ⓑ 突出痛（＋）．レスキュー処方なし．腎機能は正常であるがフレイルを認める．傾眠（－），ふらつき（－）．

処方箋中の薬剤は以下のとおり．

（継続処方）

● アセトアミノフェン細粒50％	1回1g	1日4回	毎食後・就寝前	7日分
● プレガバリン口腔内崩壊錠75mg	1回1錠	1日2回	朝・夕食後	7日分

（新規追加処方）

トラマドール塩酸塩口腔内崩壊錠は中止となり，今回より（※）に切り替え

● モルヒネ硫酸塩水和物徐放錠10mg	1回1錠	1日2回	7, 19時	7日分 （※）
● プロクロルペラジンマレイン酸塩錠5mg	1回1錠	1日3回	毎食後	7日分
● 酸化マグネシウム錠330mg	1回2錠	1日3回	毎食後	7日分

A レスキューは一般的にオピオイドの1日投与量の10〜20％を目安に速放性製剤を用いる．腎機能低下が疑われる場合は，モルヒネ製剤はオキシコドン製剤などへオピオイドローテーションを考慮する．プレガバリンもふらつきなどの副作用が発現してきた場合，腎機能低下による影響が考えられ，減量も考慮する必要がある．

R レスキューはモルヒネ塩酸塩水和物液5 mg　1回1包　疼痛時を提案．今後，腎機能低下が疑われる場合は，オキシコンチン®錠5 mg＋オキノーム®散2.5 mgへの変更や，リリカ®の副作用が疑われる場合は，リリカ®の減量を提案したい．

本Caseは突出痛対応について緊急性が高いため，上記SBARのポイントを押さえて疑義照会にて医師へ報告したい．

☑ 適切な緩和ケアへ向けた服薬指導ポイント

現在はがんの終末期を自宅で療養する在宅医療を受ける患者が増えている．がん種も多種多様であり，胃がんや食道がんといった上部消化器がんでは経口摂取できない場合があり，経口投与以外の薬物療法の検討が必要となる場合もある．がんの進行に伴う消化器症状もあれば，薬剤性による場合もあり鑑別が必要となる．

近年，鎮痛補助薬なども徐々に確立され，オピオイドは剤形も豊富になった．その適切な使い分けや，薬剤師によるローテーション，タイトレーションのダブルチェックも求められており，他職種から相談を受けることも想定される．日本緩和医療学会などからガイドラインをダウンロードでき有用な情報は多い．各職種により，がんの終末期に起こる種々の症状を緩和する治療が施されるが，薬剤師は検査値などを利用した薬学的アセスメントだけでなく，ADLを含む患者の状態にあわせた薬物療法の提案を期待される．

本Caseを振り返る

本Caseは，前Case（→p.218）の半年後に設定したものである．SOX療法の全生存期間overall survival (OS) の中央値は14.1ヵ月であるが[3]，治療を続けるにあたりL-OHPによる末梢神経障害が出現し，継続が難しくなるなどのさまざまな理由により，どこかのタイミングで在宅緩和ケアへ移行することが多い．

本Caseのテーマである「胃がん末期．薬学的管理は痛みだけでよい？」の答えはNoである．疼痛は著しくQOLを低下させる．緩和ケアでは疼痛管理が主となり，現在は種々の強オピオイド鎮痛薬があり薬剤選択の幅は広い．薬剤の特性はそれぞれあり，がんの呼吸困難感の緩和にモルヒネの全身投与は有用とされている．どの強オピオイド鎮痛薬も適切に用いれば鎮痛効果は得られるが[4]，鎮痛のベースとなる徐放性製剤の使用状況は，オキシコドンが約60％，モルヒネが約5％であるのが現状である[5]．「痛み」も身体的苦痛だけでなく，精神的苦痛，社会的苦痛，スピリチュアルペインがあり，絶えずアセスメントが必要となる．本Caseでは鎮痛補助薬として用いられているのはプレガバリンのみであるが，精神科薬を用いる場合もあり，幅広く薬剤の特性を理解する必要がある．

前出のポイントで述べたが，検査値に基づく薬学的なアセスメントはもちろん重要であるが，Gさんの ADL が低下し経口摂取も困難になる時期が来ると，パッチ剤や坐剤，皮下注射のオピオイドへの切り替えが必要な時期が来るだろう．また，薬局においては麻薬の在庫管理も大切な仕事であり，週末は卸も稼働しないため，残薬管理（特にレスキュー薬）や状態確認など先を見据えた行動が求められる．

Gさんの奥様が薬剤の管理をしており，レスキューが必要な突出痛があるときは本人だけでなく家族も同様に不安である．薬剤師も本人や家族の訴えを傾聴し，必要に応じて他職種へ報告，連携する姿勢も必要である．すべては Gさんにとって苦痛や不快感を緩和し，穏やかな日が1日でも増えるようにすることが目的である．

(大森智史)

◐◐ 臨床検査技師はミタ！

臨床検査技師の視点で本 Case の検査値を見ると…？

☑ 肝・腎機能検査

- Gさんは胃がん末期の患者です．末期になると他の臓器に転移したがん細胞が増殖して回復が見込めない状態です．1年前 (→p.218)，Gさんが外来で化学療法を受けていたときと今日の検査値を比較すると，肝機能検査のデータをみる限り，AST，ALT，T-Bil および PT-INR の4項目の検査値から，大きな臓器障害が発生している様子はみられません．
- 血清 ALB は1年前の 4.1 g/dL から今回の検査では 3.1 g/dL へと低下し，悪液質の診断基準[6]の一つとされる低 ALB 血症がみられます．
- 一方，Scr 値は1年前の 0.8 mg/dL から 0.3 mg/dL に低下しています．Gさんの場合，筋肉量が標準から著しく減少し，1年間で20%以上の体重減少がみられます．治療前からのサルコペニア患者では，化学療法中にはさらに筋肉量が減少するとの報告があります[7]．
- Gさんの Scr 値はかなり低いため，推算式による GFR 値を用いると，過量投与による副作用増加の懸念があります．がん薬物療法時の腎障害ガイドライン（日本腎臓学会編）では，標準的体格から大きく離れている場合には解釈に注意し，必要に応じて他の推算式の使用およびイヌリンクリアランスを用いた GFR 実測も可能としています．

☑ 血算・血液一般検査

- 1年前もそうでしたが，Hb 濃度がさらに低下して今日の検査値は 11.8 g/dL です．RBC，Ht も低下しています．がん患者の貧血は予後不良因子です．今後の生存期間と大きく影響しますので管理は重要です．
- がん患者の貧血の原因は，慢性炎症による二次性貧血，胃がん術後の鉄 (Fe^{2+}) 吸収不良およびビタミン B_{12} 欠乏による貧血のほか，アルキル化剤などの化学療法や放射線療法など，がん治療によって骨髄内で血液細胞を作るはたらきが低下してしまう骨髄抑制など多様です．Gさんのような高齢者のがん患者では，Hb 濃度低下，血清鉄低値，TIBC 低値，血清フェリチン上昇などの検査値を特徴とします．

☑ がん患者の栄養評価

- Case 7とCase 8のGさんの栄養評価を考えてみましょう．血清ALB値が1年前の4.1g/dLから3.1g/dLに低下しています．血清ALBの減少は膠質浸透圧の低下をきたし，浮腫や腹水貯留の原因となります．Gさんにむくみや腹水について聞いてみてもいいかもしれません．

- Gさんに限らず，短期的な栄養状態さらに治療効果の確認を目的として，がん患者の栄養評価には，半減期の短いトランスサイレチン（プレアルブミン，TTR）の検査が参考になるかもしれません．がん治療の経過のなかで，低栄養はいつでも発症するリスクがあります．静的栄養指標（→p.130）の代表格である血清ALBと，動的栄養指標のTTRの検査（→p.135）を同時に行うと，がん患者の全身性炎症を背景とした低栄養状態の把握に役立ちます．

☑ 理学的所見

- Gさんの1年前の体重は53kgでした．今は41kgまで減少しています．末期のがん患者では，筋肉や脂肪が著明に減少し，食欲不振を訴えることが多いです．おそらくGさんは「がん悪液質」となり，全身衰弱，無力状態，貧血，むくみなどを呈しています．

- 体重減少の程度（体重減少率，BMIの低下）は予後に影響します．Gさんが訴えている易疲労感，低筋力，食欲不振，検査値異常（低ALB血症，Hb濃度低下）などからもがん悪液質の症例と考えられます．体重減少と悪液質との合併頻度はがん種によって異なり，胃がんでは進行がんの診断時に76.5％が悪液質と合併しているとする報告があります[8]．Gさん自身の消化吸収障害と，食欲低下による栄養補給の減少により，さらに加速されているようです．

（斉藤嘉禎）

⚜ 引用文献

1) Ishihara M, et al：A multi-institutional study analyzing effect of prophylactic medication for prevention of opioid-induced gastrointestinal dysfunction. Clin J Pain, 28：373-381, 2021.
2) 日本医師会監：新版がん緩和ケアガイドブック. 青海社, 2017.
3) Yamada Y, et al：Phase Ⅲ study comparing oxaliplatin plus S-1 with cisplatin plus S-1 in chemotherapy-naïve patients with advanced gastric cancer. Ann Oncol, 26：141-148, 2015.
4) 日本緩和医療学会ガイドライン統括委員会編：がん疼痛の薬物療法に関するガイドライン2020年版. 金原出版, 2020.
5) 厚生労働省：第7回NDBオープンデータ. 〈https://www.mhlw.go.jp/stf/seisakunitsuite/bunya/0000177221_00011.html〉
6) Evans WJ, et al：Cachexia：a new definition. Clin Nutr, 27：793-799, 2008.
7) Hudson JQ, et al：Pragmatic use of kidney function estimates for drug dosing：The tide is turinig. Adv Chronic Kidney Dis. 25：14-20, 2018.
8) Sun L, et al：An epidemiological survey of cachexia in advanced cancer patients and analysis on its diagnostic and treatment status. Nutr Cancer, 67：1056-1062, 2015.

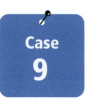

認知症治療でみるべき検査値は？

Scene 1 患者の処方箋を受け付けた

患者は81歳女性，Hさん〔身長152cm　体重44kg　体表面積1.37m^2　BMI 19.0kg/m^2〕．

Hさんは以前からAクリニックで高血圧の治療をしていたが，Bクリニックではアルツハイマー型認知症と診断され数ヵ月前から薬物治療が開始された．近頃，表情も険しく口調が攻撃的であり，突然外に出ていこうとしたりするため，家族とともにBクリニックを受診した．

血圧120/74mmHg，脈拍68回/分．ADLは自立しているが，新たなことを覚えるのは難しい．薬の管理は家族が行っているが，薬の必要性などの認識は乏しく家族の説得で何とか服用できている．併用薬はお薬手帳のとおりである．本日は患者本人ではなく家族が来局された．

今回処方 （Bクリニック新規処方）
- クエチアピン錠25mg　　　　1回1錠　1日2回　朝・夕食後　7日分

お薬手帳記載情報
（Aクリニック継続処方）
- テルミサルタン・ヒドロクロロチアシドAP錠
　　　　　　　　　　　　　　1回1錠　1日1回　朝食後　　30日分

（Bクリニック継続処方）
- ドネペジル塩酸塩OD錠5mg　　1回1錠　1日1回　朝食後　　30日分
- メマンチン塩酸塩OD錠10mg　　1回1錠　1日1回　夕食後　　30日分

受付時，薬物療法の管理として注視するポイントは？ その理由は？

☑ **腎機能確認**

腎機能によって用量調節が必要な薬剤はメマンチン塩酸塩OD錠である．高度腎機能障害（Ccr＜30mL/分）においてはAUCの増大および半減期の延長があり，維持量を10mgとするよう添付文書に記載がある．併用薬のテルミサルタン・ヒドロクロロチアシドAP錠も腎機能を悪化させる可能性があるため，定期的にモニタリングするように指示がある．年齢や体格，ADLも含めて注意して評価する必要がある．

☑ **肝機能確認**

肝機能に応じて用量を調節する必要がある薬剤は服用していないが，クエチアピン錠など肝臓で代謝される薬剤を服用している．機能低下があり，副作用の発現に注意する．

☑ 耐糖能異常確認

クエチアピン錠の投与により著しく血糖値が上昇することがあり，糖尿病性ケトアシドーシスなどの急激な代謝障害を起こし致命的な経過をたどる可能性がある．耐糖能異常がなくても使用中は，口渇，多飲，多尿，頻尿などの高血糖を示唆するような症状に注意が必要である．

☑ 電解質確認

テルミサルタン・ヒドロクロロチアシドAP錠はARBとサイアザイド系利尿薬の合剤である．テルミサルタンの服用により高K血症が現れることがある．一方のヒドロクロロチアジドは，副作用として低Na血症，低K血症が知られ，異常が認められた場合には投与を中止するなど処置が求められる．

☑ 眠気や興奮などの副作用確認

ドネペジル塩酸塩OD錠（コリンエステラーゼ阻害薬）は服用開始時，増量時に胃酸分泌や消化管運動の亢進により消化器症状などの副作用が多い．脳内ではアセチルコリン伝達系が賦活化され，意欲向上に効果があるが，効果が強すぎると興奮を惹起するおそれもある．メマンチン塩酸塩OD錠（NMDA受容体拮抗薬）はめまいや傾眠への注意が必要であり，中枢神経系の副作用が出現しやすい．

アルツハイマー型認知症の周辺症状（behavioral and psychological symptoms of dementia；BPSD[*]）としても暴言・暴力があるが，ドネペジル塩酸塩OD錠が悪化させていることもあるため注意を要する．

Scene 2 ＜ 検査値情報を収集した

薬 薬剤師　　家 患者家族

薬 今日は臨時でお薬が出ましたね．ご家族の皆さんは大丈夫ですか？

家 昨夜は大変でした．もともと口調は厳しいのですが，たまに「私の財布はどこ？ どこかに隠したでしょ！！」と怒り出して…．病気とはわかっていますけど．

薬 それは大変ですね．否定してもさらにお怒りになるでしょうし．つらいですね．今日は一つ新しい薬が追加になります．最近血液検査はされましたか？

家 今日はしていないですね．あ…Aクリニックでの検査結果が手帳に挟まっています．

薬 ちょっと確認させてください．

検査値

- 肝機能検査　　　AST 24U/L，ALT 20U/L，T-Bil 0.5mg/dL，ALB 3.1g/dL，PT-INR 1.0
- 腎機能検査　　　Scr 0.97mg/dL，UN 18.6mg/dL
- 筋障害検査　　　CK 54U/L
- 糖代謝検査　　　血糖値130mg/dL，HbA1c 6.7％
- 電解質検査　　　Na 141mEq/L，K 4.1mEq/L，Cl 98mEq/L
- 全血球算定検査　WBC 5.6 ($10^3/\mu$L)，RBC 3.70 ($10^6/\mu$L)，Hb 11.5g/dL，Ht 33％，PLT 160 ($10^3/\mu$L)

---

[*]：認知症の行動・心理症状などの周辺症状をいう．人それぞれ個人差がある．

各々の検査値から得られる情報は？

☑ **AST 24 U/L，ALT 20 U/L，T-Bil 0.5 mg/dL，ALB 3.1 g/dL**

共用基準範囲 AST：13〜30U/L，ALT（女性）：7〜23U/L，T-Bil：0.4〜1.5mg/dL，ALB：4.1〜5.1g/dL

肝機能検査ではALBはやや低値であるが，その他は共用基準範囲内である．

☑ **Scr 0.97 mg/dL，UN 18.6 mg/dL**

共用基準範囲 Scr（女性）：0.46〜0.79mg/dL，UN：8〜20mg/dL

腎機能検査はScrが高く，UNは共用基準範囲内である．BMIは19.0kg/m²であり標準体型である．

Hさんの Ccr はCG式より31.6mL/分と推測され，個別化eGFRは33.3mL/分である．

☑ **CK 54 U/L** 共用基準範囲 CK（女性）：41〜153U/L

筋障害検査としてCK値は共用基準範囲内である．

☑ **血糖値130 mg/dL，HbA1c値 6.7％**

共用基準範囲 血糖値：73〜109mg/dL，HbA1c：4.9〜6.0％

血糖値は食前の採血であれば糖代謝異常の判定基準を上回る．HbA1c値も耐糖能正常者の基準を超えている．

☑ **Na 141 mEq/L，K 4.1 mEq/L，Cl 98 mEq/L**

共用基準範囲 Na：138〜145mEq/L，K：3.6〜4.8mEq/L，Cl：101〜108mEq/L

電解質はいずれも共用基準範囲内である．

☑ **WBC 5.6 (10³/μL)，RBC 3.70 (10⁶/μL)，Hb 11.5g/dL，Ht 33％，PLT160 (10³/μL)**

共用基準範囲 WBC：3.3〜8.6 (10³/μL)，RBC（女性）：3.86〜4.92 (10⁶/μL)，
Hb（女性）：11.6〜14.8g/dL，Ht（女性）：35.1〜44.4％，PLT：158〜348 (10³/μL)

Hb，RBC，Htのいずれも共用基準範囲より低値を示す．

薬 この血液検査の結果，Bクリニックの先生にお見せしましたか？

家 いいえ，見せていないです．

薬 そうですか．一度先生に確認したいので，お待ちください．

検査値情報を加味した薬学的なアセスメントは？

☑ **腎機能確認**

「各々の検査値から得られる情報は？」で算出されたように，年齢相応の腎機能の低下を認めるが，高齢であり実態を正しく反映できていないことに留意する必要がある．メマンチン塩酸塩OD錠は10mgの服用であり，家族からも傾眠傾向の話もなく現時点で薬用量に問題はない．

☑ **肝機能確認**

Child-Pugh分類（→p.21）で重症度を評価すると脳症や腹水貯留の所見はなく，T-BilやALBなど

＊2：抗精神病薬のうち，2000年以降に開発された新規の抗精神病薬を「非定型抗精神病薬」という．非定型抗精神病薬は（セロトニン・ドパミン拮抗薬（SDA），ドパミンシステム安定薬（DSS）および多元受容体作用抗精神病薬（MARTA）に分類される．MARTAはセロトニン受容体，ドパミン受容体のほか，さまざまな神経伝達物質の受容体に作用する．陰性症状の改善に効果がある．

Chapter 3 Case Study 現場で薬立つ！ 検査値の読み方・使い方

の検査項目も該当しない．Hさんは肝臓で代謝される薬剤を多く服用しており，肝機能低下により薬効が強く現れるおそれがあるため継続的な確認が必要である．

☑ 耐糖能異常確認

　　血糖値が130 mg/dLである．採血時間は不明であるが，食前の検体であれば臨床判断値の126 mg/dLを上回り，糖尿病型の可能性が高い．さらに，HbA1cは耐糖能正常者の範囲（Hb1Ac値：4.6～6.2%）を超えている．糖尿病であればクエチアピン錠は禁忌とされる．代替薬として，リスペリドンが興奮や攻撃性に対して推奨されている[1]が，本剤も慎重投与であり注意しながら使用する．

☑ 電解質およびCKの確認

　　降圧薬による電解質異常は認めない．抗精神病薬（クエチアピン錠25 mg）の重大な副作用として，まれであるが悪性症候群を引き起こす可能性がある．本症の発症時にはCK上昇を認めるため注意しながら経過を追っていく．

☑ 全血球算定検査の確認

　　Hb，RBC，Htのいずれも共用基準範囲を外れている．高齢者（女性の場合）の貧血の目安はHb11.0 g/dL以下とすることが多い．高齢者の貧血は，食事による鉄摂取不足が最も多いが，悪性腫瘍，感染症，慢性炎症，膠原病などの重大な疾患が背景に存在することがある．後者は二次性貧血と呼ばれ，診断にはMCV（→p.86），血清フェリチン（→p.86），血清鉄などの検査が追加される．

Scene 3 ＜ 医師および薬局内で共有する情報を整理する

医師と共有したい情報をSBARで整理すると？

● Hさんは糖尿病の可能性があり，処方元の医師にクエチアピン錠のままでよいか確認したい

Ⓢ 検査結果から糖尿病の疑いあり．
Ⓑ Aクリニックの採血結果　血糖値130 mg/dL　HbA1c値6.7%.
　　使用薬剤は以下のとおり．
　　【今回の処方内容】
　　（Bクリニック新規処方）
　　● クエチアピン錠25 mg　　　　　1回1錠　1日2回　朝・夕食後7日分
　　【お薬手帳記載情報】
　　（Aクリニック継続処方）
　　● テルミサルタン・ヒドロクロロチアシドAP錠
　　　　　　　　　　　　　　　　　　1回1錠　1日1回　朝食後　30日分
　　（Bクリニック継続処方）
　　● ドネペジル塩酸塩OD錠5 mg　　1回1錠　1日1回　朝食後30日分
　　● メマンチン塩酸塩OD錠10 mg　　1回1錠　1日1回　夕食後30日分

Ⓐ HbA1c値 6.7％であり，糖尿病の可能性あり．クエチアピン錠は糖尿病患者では禁忌である．
Ⓡ 代替薬としてリスペリドンなどを検討いただく．

本Caseはその場で解決するべき事例であり，上記SBARのポイントを押さえて，疑義照会として医師へ報告する．

☑ 適切な認知症治療へ向けた服薬指導ポイント

認知症は他の慢性疾患と併発していることが多く，糖尿病患者では認知症が多いといわれている[2]．BPSDに対し基本的に適応となる薬剤はなく，いずれも適応外処方となるが，一部の抗精神病薬において，せん妄，興奮，易怒性に対する処方は審査上認められるようになった[3]．しかし，認知症患者への抗精神病薬投与による死亡率上昇の報告や，転倒や骨折のリスク上昇もあるため，可能な限り短期間の服用にとどめることが望ましい[4]．

しかし，それでも必要な場合に直面するのが現実であるが，合併する疾患によっては使用禁忌となる場合がある．たとえば，糖尿病合併症の患者に対するクエチアピンやオランザピン，尿閉に対するミルナシプラン，緑内障に対する三環系抗うつ薬など注意が必要である[5]．また，BPSDの薬物療法では高齢者の代謝能，排泄能を考えると，安全性が高く，半減期が比較的短い薬剤を少量から用いるなど安全への配慮が求められる．そのため，腎・肝機能やHbA1cなどの検査値の確認は有用である．薬剤師も併用薬や検査値情報に目を通して，何か異常があれば主治医に報告し，安心・安全な薬物療法に寄与していく必要がある．

本Caseを振り返る

本Caseのテーマである「認知症治療で見るべき検査値は？」の答えは，腎・肝機能の基本的な項目だけでなく，血糖コントロール状態の指標となるHbA1c値も確認することである．今回，お薬手帳の確認から検査値を見ることができたが，複数科を受診している患者では，医師も情報管理がしにくく確認漏れも生じやすい．クエチアピン，オランザピンは糖尿病に対して禁忌となるが，その他の抗精神病薬も慎重投与扱いとなっており，検査値や初期症状を確認しておく必要がある．

認知症の進行により拒薬が起こることもある．本来，望ましい方法ではないが水に溶いて服用してもらうなど服薬の工夫をしなければならない．今回，代替薬として挙げたリスペリドンは錠剤，散剤，OD錠，内用液など剤形が豊富で有用な薬剤である．特に1回投与分が用意された分包品は，そのまま服用できて扱いやすい．リスペリドンはお茶に溶解すると薬効低下を招くため，家族などの介護者へ伝達することが必要である．また，リスペリドンは未変化体と代謝物に活性があり，活性代謝物は腎排泄であり腎機能低下患者で効果の遷延（Ccr 10〜29 mL/分/1.73 m^{2}で半減期55％の延長およびAUC 2.6倍の増大）が起こる場合がある．リスペリドンに限らず半減期の長い薬剤は，薬剤の蓄積による過鎮静など注意が必要である．

Chapter 3　Case Study　現場で薬立つ! 検査値の読み方・使い方

　このように，高齢者では薬効の遷延だけでなく，過量投与となりやすいため，最終的な投与量は肝機能や腎機能障害の有無や程度を勘案して決める必要がある．服薬状況を本人だけでなく介護者にも確認し，家族，薬剤師，訪問看護師などで服薬管理を行うことで，服薬アドヒアランスの向上と有害事象の早期発見に努めることは重要である[6].

（大森智史）

⚜引用文献

1）厚生労働省：かかりつけ医のためのBPSDに対応する向精神薬使用ガイドライン（第2版）. 2016.
2）日本糖尿病学会：糖尿病診療ガイドライン2016. 南江堂, 2016.
3）全国保険医団体連合会：審査情報提供事例集. 2013.
4）高橋　智：認知症のBPSD. 日老医誌, 48：195-204, 2011.
5）水上勝義：BPSDの薬物療法. Jpn J Gen Hosp Psychiatry, 23：19-26, 2011.
6）日本神経学会監：認知症疾患診療ガイドライン2017. 医学書院, 2017.

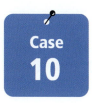

Case 10 骨粗鬆症の治療中，最近食欲がないとの訴えあり．原因は？

Scene 1　患者の処方箋を受け付けた

患者は68歳女性，Ⅰさん〔身長154 cm　体重67 kg　体表面積1.65 m²　BMI 28.3 kg/m²〕．

Ⅰさんは数年前に高血圧を指摘され，食事療法と降圧薬で治療をしている．半年前，転倒により右橈骨遠位端骨折し骨粗鬆症と指摘された．骨折治療後から内服薬を服用している．最近の血液検査で腎機能低下を指摘されている．処方箋受付時，最近食欲がないと訴えていた．家庭での血圧測定値は128/75 mmHg，脈拍65回/分．

今回処方（継続処方）

- イミダプリル塩酸塩錠2.5 mg　　　　　　1回1錠　1日1回　朝食後　30日分
- エルデカルシトールカプセル0.75 μg　　　1回1錠　1日1回　朝食後　30日分
- ミノドロン酸錠50 mg　　　　　　　　　1回1錠　4週に1回　起床時　1日分

受付時，薬物療法の管理として注視するポイントは？ その理由は？

☑ **腎機能確認**

ミノドロン酸錠を除き添付文書に「腎機能低下症例に対し慎重投与」との記載がある．イミダプリル塩酸塩錠には，投与間隔の延長および減量を検討するように注意がある．エルデカルシトールカプセルには，腎機能障害がある場合は頻回に血清Ca濃度を測定し，高Ca血症に注意するように明記されている．

☑ **電解質異常**

イミダプリル塩酸塩錠はアンジオテンシン変換酵素阻害薬であり，レニン−アンジオテンシン−アルドステロン（RAA）系を抑えることで，アルドステロンの分泌を抑制するため，高K血症を引き起こすことがある．

エルデカルシトールカプセルは活性型ビタミンD_3の誘導体である．Ca吸収を強く促すため高Ca血症の発現に注意が必要とされ，定期的な血清Ca値の測定が必要となっている．

☑ **過降圧によるめまい，ふらつき**

降圧薬全般にいえるが，血液透析，厳重な減塩療法，利尿薬服用，低Na血症，腎機能障害，心不全などを有する患者において，めまい，ふらつきは起こりやすいといわれている．特に増量時・投与開始時は，血圧などのバイタルサインとともに注意したい項目である．

Chapter 3　Case Study　現場で薬立つ! 検査値の読み方・使い方

Scene 2 ＞ 検査値情報を収集した

薬 薬剤師　**患** 患者

薬 Iさん, 食欲がないのは最近ですか? 何か心当たりはありますか?

患 うーん. 特に変わったことはないと思うけど. 同じ骨粗鬆症の友人からカルシウムのサプリメントをもらって飲み始めたよ.

薬 先生はそれをご存知ですか? 血液検査はされましたか?

患 そんなに大事なことなの? 先生には言っていません. 検査結果ならあるよ.

検査値

- 肝機能検査　AST 12 U/L, ALT 13 U/L, T-Bil 0.6 mg/dL, ALB 3.1 g/dL
- 腎機能検査　Scr 1.5 mg/dL, UN 23.1 mg/dL
- 電解質検査　Na 142 mEq/L, K 4.7 mEq/L, Cl 102 mEq/L

各々の検査値から得られる情報は?

☑ AST 12 U/L, ALT 13 U/L, T-Bil 0.6 mg/dL, ALB 3.1 g/dL

共用基準範囲　AST : 13〜30 U/L, ALT (女性): 7〜23 U/L, T-Bil : 0.4〜1.5 mg/dL, ALB : 4.1〜5.1 g/dL

ALBがやや低値だが, その他は共用基準範囲内でありおそらく肝機能異常は認めない.

☑ Scr 1.5 mg/dL, UN 23.1 mg/dL

共用基準範囲　Scr (女性): 0.46〜0.79 mg/dL, UN : 8〜20 mg/dL

腎機能検査はScr値が女性の共用基準範囲のほぼ2倍を示している. BMIから肥満度 (Ⅰ度) に相当する. 標準体重の52.2 kgで推算するとIさんのCcr値は29.6 mL/分であり, 個別化eGFRは26.2 mL/分である. 肥満では推算Ccrは高めに計算されるので, 実測するとさらに低値となりeGFRに近似する.

☑ Na 142 mEq/L, K 4.7 mEq/L, Cl 102 mEq/L

共用基準範囲　Na : 138〜145 mEq/L, K : 3.6〜4.8 mEq/L, Cl : 101〜108 mEq/L

電解質の検査はいずれも共用基準範囲内である.

薬 今回, 血清Caは測定していないのですね. 先生に確認させてください. 食欲がわかない原因かもしれないので.

患 そうなの. わかりました. お願いします.

Case 10

検査値情報を加味した薬学的なアセスメントは？

☑ 腎機能確認

Ｉさんの標準体重から算出したCcr値は30mL/分以下であり，腎機能低下を認める．イミダプリル塩酸塩錠は適正な用量である．腎機能低下症例では，尿中へのCa排出量が減少し，血清Ca値が上昇することがある．エルデカルシトールカプセルを服用しており，Ｉさんに高Ca血症の疑いがあるときは，血清Ca値の測定が必要となる．

☑ 電解質異常

イミダプリル塩酸塩錠による高Ｋ血症は検査結果から認めないが，今後も継続して確認していく必要がある．

血清Ca濃度は未測定のため今回の検査結果からはわからない．また，血清中のCaはALBと結合するため，ALB濃度も確認して補正血清Ca濃度を求める．補正血清Ca濃度（mg/dL）＝実測Ca濃度（mg/dL）＋［4.0−ALB濃度（g/dL）］として計算する（→p.117）．高Ca血症に関連する症状には，倦怠感，いらいら感，嘔気，口渇感，食欲減退，意識レベルの低下などがある．

Ｉさんは食欲減退を訴えていることに加え，カルシウムをサプリメントで補給していたことがわかったため，血清Ca濃度の確認が必要である．

Scene 3 ＜ 医師および薬局内で共有する情報を整理する

医師と共有したい情報をSBARで整理すると？

- カルシウムをサプリメントで補給していた
- 食欲減退など高Ca血症が疑われる症状を認めるため，医師に血清Ca濃度測定の必要性を確認したい

S 友人よりカルシウムサプリメントの勧めがあり補給していた．補給を始めてから食欲減退を認める．今回の血液検査では血清Ca濃度が測定されていない．

B Ccr値は30mL/分以下，食欲不振（＋），血清Ca濃度不明．カルシウムサプリメント摂取中．処方箋中の薬剤は以下のとおり．

● イミダプリル塩酸塩錠2.5mg	1回1錠　1日1回	朝食後　30日分
● エルデカルシトールカプセル0.75µg	1回1錠　1日1回	朝食後　30日分
● ミノドロン酸錠50mg	1回1錠4週に1回	起床時　1回分

A 腎機能障害もあり，高Ca血症のリスク上昇に関わる事例である．

R 高Ca血症の可能性が考えられるため検査を依頼．サプリメントの継続可否の判断，必要であればビタミンD製剤から他剤への変更も検討いただく．

本Caseはその場で解決すべき事例であり，上記SBARのポイントを押さえて疑義照会として医師へ報告する．

　その後，疑義照会によりカルシウムのサプリメントは中止となり，血清Ca濃度測定の検査を行うこととなった．検査結果が出次第，再度受診することとなった．
　数日後に再受診し，血清Ca濃度が11.5 mg/dL（補正Ca濃度12.4 mg/dL，共用基準範囲8.8～10.1 mg/dL）であることがわかった．カルシウムサプリメントはそのまま中止となり，エルデカルシトールカプセルは0.5μgに減量となった．

☑ 適切な骨粗鬆症治療へ向けた服薬指導ポイント

　骨粗鬆症の薬物治療は以前に比べ，使用できる薬剤数が増えエビデンスも構築されてきている．エルデカルシトールカプセルは他のビタミンD製剤より骨密度上昇・骨折抑制効果に優れ，転倒抑制効果もあるとされる[1]．骨粗鬆症治療薬の第一選択薬としてビスホスホネート製剤（BP製剤）はエビデンスの高い薬剤であるが，まれに顎骨壊死（→p.124）のリスクやアドヒアランスの低下を招きやすい複雑な服用方法が問題となる．また，一部を除き重篤な腎機能低下（Ccr＜30 mL/分）では禁忌となる．

　骨粗鬆症に伴う大腿部頸部骨折はその後の死亡率とも関連があるとされ[2]，何より患者のADL，QOLを大きく損なう．治療は長期にわたることが多く，服薬遵守のためにも服薬の意義を理解することが重要である．しかし，その服薬状況は治療開始後1年で45.2％が指示通り服薬できず，5年以内に治療脱落者が半数を超えるとの報告もある[3]．

　現在，BP製剤は週1回製剤や月1回製剤が主流であるが，毎日の服薬ではないため飲み忘れや飲み誤りが心配される．月1回や年1回製剤の注射剤もあるがお薬手帳などに反映されにくく，他の診療所からの重複投与なども懸念されている．

　血液検査において，骨粗鬆症治療薬は骨に関連するため血清Ca濃度に変動がある薬剤が多く，定期的な検査（3～6ヵ月に1回）が求められている．しかし，ルーチン検査では血清Ca濃度が測定されないことがあるため注意を要する．

　現在の骨粗鬆症治療薬は剤形も豊富であり，それぞれに注意点はあるが，個々に最適な製剤を選択できるメリットもある．継続して初めて意味のある治療になるので，血清Ca濃度に関連する初期症状など患者の話に耳を傾けつつ，服薬の重要性をくり返し伝えることが最も効果的な服薬遵守方法である[4]．

本Caseを振り返る

　本Caseのテーマである「骨粗鬆症の治療中．最近食欲がないとの訴えあり．原因は？」の答えは，予想通り高Ca血症であった．高Ca血症の初期症状は倦怠感，いらいら感，嘔気，口渇感，食欲減退，意識障害などの非特異的な症状が多い．前出の，オピオイドの副作用（→p.224）やがん特有の病態と重複し，複数薬剤を服用している場合は鑑別が難しい．高Ca血症が進んだ場合に意識障害を起こすこともあり，高齢で腎機能が低下している患者で急に認知症の症状が進

んだとの訴えで受診したところ高Ca血症であったという症例もある.

　高齢化により骨粗鬆症の患者数は増加し，80代の女性では半数が骨粗鬆症に罹患していると推定される．健康意識の高まりからカルシウムをサプリメントで補給する患者も多く，高Ca血症を惹起する薬剤または腎機能が低下している患者には注意が必要である．また，夏場の高温や利尿薬の使用による脱水状態を起因とした高Ca血症が起こりやすく注意を要する.

　腎機能低下症例においては，ほとんどのBP製剤が禁忌であり使用することは難しい．抗RANKLモノクローナル抗体製剤（プラリア®皮下注60mgシリンジ）は腎機能低下症例でも使用できるため有用な代替薬であるが，低Ca血症に注意が必要である．その対策として，ビタミンDとカルシウムの補充を目的としたデノタス®チュアブル錠（がんによる骨病変で用いるランマーク®皮下注120mgでは併用が必要）が処方可能である.

　このように血清Ca濃度に関して種々の規定があるが，血清Ca濃度は意図して検査をしないとその項目は漏れるため，お薬手帳やTRを利用した医療機関側への働きかけもよい方法かもしれない.

（大森智史）

❧引用文献

1) 日本骨粗鬆症学会ほか：骨粗鬆症の予防と治療ガイドライン2015年版, 2015.
2) Kristina Åkesson, et al：Bone：Risk of death persists for years after hip fracture. Nature Reviews Rheumatology, 6：557-558, 2010.
3) Solomon DH, et al：Compliance with osteoporosis medications. Ann Oncol, 165：2414-2419, 2005.
4) Papaioannou A, et al：Patient adherence to osteoporosis medications：problems, consequences and management strategies. Drugs Aging, 24：37-55, 2007.

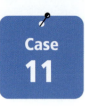

ステロイドの長期投与は何に注意すべきですか？

Scene 1　患者の処方箋を受け付けた

　患者は62歳女性，Jさん〔身長160cm　体重55kg　体表面積1.56m^2　BMI 21.5kg/m^2〕．
　Jさんは2ヵ月前に類天疱瘡と診断され入院となり，ステロイドによる治療が開始された．加療により掻痒を伴う浮腫性紅斑などは軽快し，寛解状態になっている．現在，経過観察しながら定期的に外来受診している．プレドニゾロン錠の内服は漸減中である．バイタルサイン：血圧122/65mmHg，脈拍68回/分．

今回処方　（継続処方）

- プレドニゾロン錠5mg　　　　　　　　　　　1回4錠　1日1回　　　　　　　　朝食後　14日分
- スルファメトキサゾール・トリメトプリム錠　1回1錠　週3回（月・水・金曜日）　朝食後　6日分
- リセドロン酸ナトリウム水和物錠17.5mg　　 1回1錠　週1回（月曜日）　　　　起床時　2日分

受付時，薬物療法の管理として注視するポイントは？　その理由は？

☑ **肝機能確認**
　スルファメトキサゾール・トリメトプリム錠は肝障害のある患者では慎重投与とされ，必要に応じ検査をするように指示がある．

☑ **腎機能確認**
　ビスホスホネート（BP）製剤のリセドロン酸ナトリウム水和物錠は，重篤な腎機能障害（Ccr＜30mL/分）で禁忌とされる．スルファメトキサゾール・トリメトプリム錠は合成抗菌薬である．両者ともに腎排泄薬だが，投与量が少ないため調整不要である．また，トリメトプリムがクレアチニンの排泄を阻害する．薬剤による腎実質性の障害ではないが，Scr値は見かけ上の高値を呈することがあり，腎機能評価の際は注意が必要である．なお，血清シスタチンCを用いた腎機能評価は，ステロイドの影響を受けるとの報告[1]があるが，受けないとの報告もあり現在のところ一定の見解は得られていない．

☑ **ステロイドの副作用管理**
　ステロイドは強力な抗炎症作用と免疫抑制作用を有する重要な薬剤である．アレルギー疾患，自己免疫疾患，血液疾患など，多くの疾患・病態の治療に用いられる．その薬理作用から副作用も多岐にわたり，プレドニゾロン錠以外の2剤は副作用対策で処方されている．

☑ **易感染状態**
　ステロイドは造血系への作用から多核白血球を増加させるが，免疫抑制作用により末梢のリンパ球，

単球，好酸球などを減少させ，重篤な感染症のリスクは増大する．プレドニゾロン（PSL）20mg/日以上の投与例で，感染症の発現は約2倍から3倍の頻度に高まるとされる[2]．PSLの長期服用時は日和見感染のリスクがあり，スルファメトキサゾール・トリメトプリム錠はニューモシスチス肺炎の予防[3]に用いられる．これらに加えて，手洗い・マスク，人混みを避けるなど感染症対策が必要である．

　Jさんは PSL 内服を漸減中であるが，PSL 5mg/日以上の投与を長期に続けていると，副腎皮質機能低下や副腎の萎縮が起こっている可能性がある．ステロイド服用中の重篤な感染症や手術時，外傷などの急性ストレス下では，ステロイド服用量の増量によってストレスに対処しなければならない．

☑ 骨粗鬆症

　ステロイド投与によって蛋白質の異化作用や糖利用の低下（血糖値の上昇）が促進される．そのため筋力低下や骨粗鬆症が進行する．ステロイドの投与は骨を作る細胞のはたらきを弱め，ステロイド骨粗鬆症の原因となる．椎体の骨密度は3ヵ月で急速に減少し，椎体骨折も服用開始後3～6ヵ月で最大となる[4]．

　ステロイド内服を原因とする「ステロイド骨粗鬆症」は早期から治療介入の必要な重大な副作用である．ステロイドを3ヵ月以上使用する予定のあるときは骨折の危険性が高まるため，薬物療法（BP製剤など）を行うなど対策が必要である[5]．

☑ 脂質代謝異常

　ステロイドの長期投与により，脂肪組織中のトリグリセライド（TG）の分解が促進され，血中の脂質構成比が変化し検査値に影響するようになる．特に TG，LDL-C 上昇分を含む血中コレステロール（TC）の総和量は動脈硬化性病変の原因となる．症例によっては薬物治療（スタチン，フィブラートなど）が介入されることがある（→p.202）．

☑ 糖尿病（血糖値，HbA1c）

　ステロイドは肝臓に作用してアミノ酸やグリセロールから糖新生が促進される．血糖値が上昇し，ステロイド性糖尿病を発症することもある．また，食欲も亢進して肥満になりやすい．ステロイドを服用しているときは体重増加に注意し，必要に応じインスリン・経口糖尿病薬を用いる．糖尿病罹患者では一層の注意を要する．血糖，HbA1c の定期的な検査が必要である（→p.41）．

☑ 電解質（Na, K）（→p.106）

　プレドニゾロン錠の電解質代謝作用により，腎臓から Na の再吸収を促進し，K の排出を促進する作用があり，高 Na 血症，低 K 血症を引き起こすことがある．

　さらに塩分貯留による高血圧にも注意が必要である．また，PSL10mg/日以上の用量で服用期間が半年を超えると副腎不全が起こるとされている[2]．副腎不全は生命維持に不可欠な副腎皮質ホルモンが急激に欠乏する状態であり，コルチゾール，アルドステロンの欠乏による腎臓での Na の再吸収低下作用から，低 Na 血症，高 K 血症および低血糖を呈する．

☑ その他

　ステロイド投与中の副作用には緑内障と白内障，精神障害・不眠などが起こることがあり，予防的な投薬や定期的な診察が必要となる．

Chapter 3 Case Study 現場で薬立つ！ 検査値の読み方・使い方

Scene 2 ＞ 検査値情報を収集した

薬 薬剤師　患 患者

薬 Jさん，プレドニゾロン錠が4錠になりましたね．このお薬は様子をみながら徐々に減らしていく薬です．食事や睡眠はどうですか？

患 特に変わったことはないです．一時期なかなか寝付けなかったのですが，今は大丈夫．いろいろ食べたくなるけど我慢しています．体重は変わってないけど顔が丸くなってきたような気がする．

薬 ムーンフェイスかもしれませんね．説明は聞いていますか？ つらいですがこのお薬は徐々に減らさないといけません．薬が減ると良くなります．血液検査はされましたか？

患 ええ聞いています．急に中止すると再発したり体調を崩したりするそうです．これからはより慎重に減らしていくって先生から聞いています．マスクと手洗いもするように気を付けていますよ．検査結果は今日もらいました．

検査値

- 肝機能検査　　AST 23U/L，ALT 25U/L，T-Bil 0.7mg/dL　ALB 3.5g/dL
- 腎機能検査　　Scr 0.5mg/dL，UN 18.2mg/dL
- 電解質検査　　Na 147mEq/L，K 3.3mEq/L，Cl 102mEq/L
- 脂質関連検査　TC 255mg/dL，TG 180mg/dL，LDL-C 153mg/dL，HDL-C 66mg/dL
- 糖代謝検査　　血糖値105mg/dL，HbA1c 6.0%

各々の検査値から得られる情報は？

☑ AST 23U/L，ALT 25U/L，T-Bil 0.7mg/dL，ALB 3.5g/dL

共用基準範囲　AST：13〜30U/L，ALT（女性）：7〜23U/L，T-Bil：0.4〜1.5mg/dL，ALB：4.1〜5.1g/dL

ALBがやや低値を示す．類天疱瘡では紅斑と水疱が多発し，滲出液が多くなっている時期には血清ALB値の低下がみられる．その他は共用基準範囲内でありおそらく肝機能異常は認めない．

☑ Scr 0.5mg/dL，UN 18.2mg/dL

共用基準範囲　Scr（女性）：0.46〜0.79mg/dL，UN：8〜20mg/dL

腎機能に目立った異常値はなく，共用基準範囲内である．BMIは標準である．

☑ Na 147mEq/L，K 3.3mEq/L，Cl 102mEq/L

共用基準範囲　Na：138〜145mEq/L，K：3.6〜4.8mEq/L，Cl：101〜108mEq/L

Naがやや高値，Kがやや低値だが，その他は共用基準範囲内である．

☑ TC 255mg/dL，TG 180mg/dL，LDL-C 153mg/dL，HDL-C 66mg/dL

共用基準範囲　TC：142〜248mg/dL，TG（女性）：30〜117mg/dL，
LDL-C：65〜163mg/dL，HDL-C（女性）：48〜103mg/dL

TC，TGを除いて，他の脂質検査は共用基準範囲内である．

☑ 血糖値105mg/dL，HbA1c 6.0%

共用基準範囲　血糖値：73〜109mg/dL，HbA1c：4.9〜6.0%

糖代謝異常の判定基準および耐糖能正常者の基準範囲内である.

薬 脂質検査の値とNa値が高くK値は低めですね．先生は何か言っていましたか．野菜や果物を多く摂るようにとか．何か薬を追加するとか？

患 薬については何も聞いていません．食事は食べすぎないようにと言われたくらいですね．具体的に何をという話はありませんでした．何か気を付けることはありますか？

検査値情報を加味した薬学的なアセスメントは？

☑ 腎・肝機能確認
得られた検査結果から腎機能および肝機能の異常は認めない．

☑ 電解質異常
K値はやや低く，Na値は共用基準範囲内を超えている．ステロイドによるミネラルコルチコイド作用の可能性が考えられる．しかし，類天疱瘡の治療ではステロイドを中止することは困難であり，同力価のベタメタゾンなどミネラルコルチコイド作用の弱いものへの変更や，減塩・K補充などの対症療法をとる場合もある．

☑ 脂質代謝異常
ステロイドは肝でのTG，VLDL合成を促進するため，TG，TCが増加するが，Jさんの場合はともに増加してみられるため，ステロイドの影響が考えられる．ただし，腎・肝機能には異常がなく，薬剤使用にあたり特に問題はないと考える．

Scene 3 | 医師および薬局内で共有する情報を整理する

医師と共有したい情報をSBARで整理すると？

☑ 医師と共有したい情報
- ステロイドの副作用（Na貯留，K低値，高血糖，脂質検査値の異常など）が考えられる
- 副作用対策について確認したい

S ステロイドによる副作用と思われる検査結果が出ている．患者は食事について気にかけている．

B Kは低値であり，TC，TGが高値である．
処方箋中の薬剤は以下のとおり．

● プレドニゾロン錠5mg	1回4錠　1日1回	朝食後	14日分
● スルファメトキサゾール・トリメトプリム錠	1回1錠　週3回（月・水・金曜日）	朝食後	6日分
● リセドロン酸ナトリウム水和物錠17.5mg	1回1錠　週1回（月曜日）	起床時	2日分

A 電解質異常・脂質代謝異常はステロイドの副作用が疑われる．減塩，低脂質，果物・野菜などのK含有量の多い食事がよいだろう．

R 食事について患者が気にかけていること，一般的な指導をしたことを報告．K補充薬，脂質異常症治療薬について検討いただく．

本Caseは重要な内容だが緊急性が低いため，上記SBARのポイントを押さえてTRにて医師への報告が望ましい．

後日Jさんに聞いたところ，軽度なのでひとまず食事療法で様子をみることになり，次回受診時に血液検査を実施し，必要があれば薬物治療を検討することになった．

☑ 適切なステロイドの副作用管理へ向けた服薬指導ポイント

ステロイドは膠原病などの自己免疫性疾患において欠くことのできないキードラッグである．現在，ステロイドの使用量を減らすために免疫抑制薬や抗体製剤が用いられているが，ステロイドのエビデンスレベルは依然として高い．強力な抗炎症作用と免疫抑制作用を併せもち効果を期待できる反面，投与期間が長期になると副作用が大きな問題となり，副作用管理は重要な課題である．

ステロイド自体を他の薬剤に置き換えることは容易ではなく，高用量で使用し長期化した場合はもとの疾患の再燃に注意しながら漸減していくのが一般的である．薬物療法の管理面から，注視するポイントとして検査値が関係する項目を中心に挙げたが，その多彩な薬理作用から確認すべき検査項目は非常に多い．一方，検査値が直接関与しない緑内障と白内障，精神障害・不眠なども大きくQOLを損なう副作用であり注意が必要である．

消化性潰瘍の予防としてステロイドとプロトンポンプ阻害薬（PPI）を併用することがあるが，近年，ステロイド単独であれば消化性潰瘍発症の危険因子となる可能性は低いとされている[6]．しかし，ステロイド使用時にNSAIDsが加わると消化性潰瘍発症のリスクが上昇するため，その場合はプロスタグランジン製剤などの抗潰瘍薬やPPIの使用を考慮する．

また，軽微な副作用に分類されるものの容姿に現れるムーンフェイスは患者本人にとってはつらいものだが，ステロイド減量に伴い改善することがあり，そのことを十分理解してもらえるよう努めるしかない．どんな副作用にも言えることであるが，絶対に自己判断で中止してはいけない．服用開始時，患者には何度かに分けてその服薬意義を十分に説明するとともに，相談できる信頼関係の構築が重要である．

本Caseを振り返る

本Caseのテーマである「ステロイドの長期投与は何に注意すべきか？」の答えは，ここで取り上げたような副作用管理である．中等症以上の類天疱瘡治療において，エビデンスレベルが最も高いのはPSL初回投与量0.5〜1 mg/kg/日である[7]．他の免疫抑制薬による治療ではPSLよりエビデンスレベルが低く，類天疱瘡では基本的にPSLを用いた治療となり，治療の長期化は避けられない．

本Caseは低K血症のケースを提示したが，スルファメトキサゾール・トリメトプリム錠はスピロノラクトンと同様に遠位尿細管にも作用し，高K血症を呈することがあるため注意が必要である[8]．本Caseの低K血症はGrade1にも満たず緊急性が高くないことから食事療法となっ

たが，その他の副作用が発現して治療が必要と判断されると，その症状を抑えるためにさらに薬を増やさざるを得ない．確認すべき項目が多いハイリスク薬のステロイドは長期投与になると「薬が薬を呼ぶ」処方カスケードのような状態となる．

　今，患者に起きている症状は薬剤性か？　主たる治療効果は医師がよく見ているため，薬剤師は副作用に注目してもよいのではないだろうか．実際，ステロイドの副作用にはこれまで提示したケースで紹介した症状や検査項目が多くあり，これらの視点を持って薬学的アセスメントを行う必要がある．

　古くから使用されており，今なおステロイドはキードラッグである．適正使用に薬剤師も関与することが望まれる．

（大森智史）

❧引用文献

1) Cimerman N, et al：Serum cystatin C, a potent inhibitor of cysteine proteinases, is elevated in asthmatic patients. Clin Chim Acta, 300：83-95, 2000.
2) 大島久二ほか：ステロイド. 日内会誌, 100：2881-2887, 2011.
3) 山口牧子ほか：ニューモシスチス肺炎予防のためのスルファメトキサゾール・トリメトプリム投与量の検討. 日呼吸誌, 6：53-57, 2017.
4) van Staa TP, et al：The epidemiology of corticosteroid-induced osteoporosis：a metaanalysis. Osteoporos Int, 13：777-787, 2002.
5) 日本骨代謝学会：ステロイド性骨粗鬆症の管理と治療ガイドライン2014年改訂版. 2014.
6) 日本消化器病学会：消化性潰瘍診療ガイドライン2015（改訂第2版）. 2015.
7) 日本皮膚科学会：類天疱瘡（後天性表皮水疱症を含む）診療ガイドライン. 日皮会誌, 127：1483-1521, 2017.
8) Elizabeth C, et al：Trimethoprim use for urinary tract infection and risk of adverse outcomes in older patients：cohort study. BMJ, 360：k341, 2018.

Case 12 低用量アスピリンも実は危険？

Scene 1 患者の処方箋を受け付けた

　患者は66歳女性，Kさん〔身長151 cm　体重48 kg　体表面積1.42 m^2　BMI 21.1 kg/m^2〕．
　Kさんは高血圧，脂質異常症で投薬治療中であったが，一昨年の夏に突然呂律が回らなくなり，左半身の麻痺を認め救急搬送された．早急な処置とリハビリの成果もあり，左手足のしびれの残存はあるが日常生活に大きな支障がないくらいまで回復した．現在は再発予防のための投薬と，腰痛症のため鎮痛薬が継続投与されている．血圧128/75 mmHg，脈拍75回/分．

今回処方（継続処方）

- テルミサルタン錠40 mg　　　1回1錠　1日1回　朝食後　30日分
- アトルバスタチン錠10 mg　　1回1錠　1日1回　朝食後　30日分
- アスピリン腸溶錠100 mg　　　1回1錠　1日1回　朝食後　30日分
- セレコキシブ錠100 mg　　　　1回1錠　1日2回　朝・夕食後　30日分

受付時，薬物療法の管理として注視するポイントは？ その理由は？

☑ **肝機能確認**
　テルミサルタン錠およびアトルバスタチン錠は，重篤な肝障害において血中濃度が上昇し副作用の発現頻度が増加するおそれがあり禁忌とされている．アトルバスタチン錠は副作用の疑いのある劇症肝炎の発症報告例があり，定期的（半年に1回程度）な肝機能検査を行うように記載がある．

☑ **腎機能確認**
　セレコキシブ錠は重篤な腎障害においては禁忌とされる．それ以外の処方薬は慎重投与の記載である．

☑ **バイタルサイン確認**
　降圧薬の服用中であり，血圧は，脳梗塞予防に及ぼす効果と，過降圧による頭痛・ふらつきなどを回避するために確認したい項目である．脳梗塞の再発予防に降圧療法が必要であるが，灌流障害などの血管評価によって目標血圧が異なるものの140/90 mmHg未満を目標とする[1, 2]．血圧は基準範囲内に収まっており，特に問題はなさそうである．

☑ **出血傾向確認**
　NSAIDsによる消化管出血は，低用量アスピリンでも起こり得る副作用であるが，他剤との併用でそのリスクはさらに高まる．低用量アスピリンによる脳梗塞予防は効果と出血リスクが隣り合わせであり，低用量アスピリン服用を続けるにあたり注意が必要である．低用量アスピリンによる血

小板機能抑制による皮下出血斑，鼻血，口腔内出血，血尿，下血など出血傾向が認められる場合はやむを得ず中止とする[3].

Scene 2 検査値情報を収集した

🔵薬 薬剤師　🔵患 患者

🔵薬 Kさん，お薬はいつも通りですね．お変わりありませんか？ ふらふらしたり，食欲が落ちたりすることはないですか？

🔵患 そんなに変わりはないと思うけど，何かお腹がすっきりせずあまり食欲がないね．

🔵薬 それはつらいですね．いま，服用されているお薬のセレコキシブ錠やアスピリン腸溶錠でそのようなことが起こる可能性はありますが，特にアスピリン腸溶錠は脳梗塞を防ぐ大事な薬です．今日，血液検査はされましたか？

🔵患 しましたよ．検査結果はこれです．

検査値

- 肝機能検査　　AST 27U/L，ALT 22U/L，T-Bil 0.8mg/dL，ALB 3.8g/dL
- 腎機能検査　　Scr 0.6mg/dL，UN 38.6mg/dL
- 電解質検査　　Na 139mEq/L，K 3.9mEq/L，Cl 99mEq/L
- 脂質関連検査　TC 155mg/dL，TG 110mg/dL，LDL-C 87mg/dL，HDL-C 46mg/dL
- 全血球算定検査　WBC 5.5 ($10^3/\mu$L)，RBC 3.50 ($10^6/\mu$L)，Hb 10.5g/dL，Ht 33%，PLT140 ($10^3/\mu$L)

各々の検査値から得られる情報は？

☑ **AST 27U/L，ALT 22U/L，T-Bil 0.8mg/dL，ALB 3.8g/dL**

共用基準範囲 AST：13～30U/L，ALT（女性）：7～23U/L，T-Bil：0.4～1.5mg/dL，ALB：4.1～5.1g/dL

肝機能検査はALB値を除き基準範囲内であり，おそらく肝機能異常は認めない．

☑ **Scr 0.6mg/dL，UN 38.6mg/dL**

共用基準範囲 Scr（女性）：0.46～0.79mg/dL，UN：8～20mg/dL

腎機能検査のScr値は共用基準範囲内であるが，UN値は共用基準範囲を大きくはずれる．UN/Scr比は20以上となり，腎前性の疾患が強く疑われる．BMIは標準である．KさんのCcrは69.9mL/分と推測され，個別化eGFRは61.8mL/分である．

☑ **Na 139mEq/L，K 3.9mEq/L，Cl 99mEq/L**

共用基準範囲 Na：138～145mEq/L，K：3.6～4.8mEq/L，Cl：101～108mEq/L

電解質検査はすべて共用基準範囲内である．

☑ **TC 155mg/dL，TG 110mg/dL，LDL-C 87mg/dL，HDL-C 46mg/dL**

共用基準範囲 TC：142～248mg/dL，TG（女性）：30～117mg/dL，
LDL-C：65～163mg/dL，HDL-C（女性）：48～103mg/dL

脂質検査はHDL-Cを除き共用基準範囲内である．

Chapter 3 Case Study 現場で薬立つ! 検査値の読み方・使い方

☑ **WBC 5.5 ($10^3/\mu$L), RBC 3.50 ($10^6/\mu$L), Hb 10.5 g/dL, Ht 33%, PLT140 ($10^3/\mu$L)**

共用基準範囲 WBC:3.3〜8.6 ($10^3/\mu$L), RBC(女性):3.86〜4.92, Hb(女性):11.6〜14.8 g/dL,
Ht(女性):35.1〜44.4%, PLT:158〜348 ($10^3/\mu$L)

　全血球算定検査はWBCを除いて,RBC,Hb,Ht,PLTのすべての血球成分が共用基準範囲より低値である.

🔵薬 Kさん,食欲がない話は先生にされました?

🔵患 あまり気にしてなかったので先生には言っていないです.

検査値情報を加味した薬学的なアセスメントは?

☑ 腎機能および肝機能確認

　得られた検査結果から腎機能及び肝機能異常は認めない.

☑ 脂質代謝異常

　KさんはアトルバスタチンĐ10mgを服用している.HDL-Cは若干下回るが,他の検査はいずれも共用基準範囲内におさまっている.LDL-Cは100mg/dL未満(ハイリスク群は70mg/dL未満)でありすでに冠動脈疾患などの既往がある二次予防の脂質管理目標範囲内である[4].CKの検査が行われていないのでスタチン薬による筋障害の評価はできないが,筋肉痛はNSAIDsの服用で抑制されている可能性がある.

☑ 出血傾向確認

　ご本人は自覚症状に乏しいが,NSAIDsと低用量アスピリンを併用しているので消化管出血のリスクが高い[5].食欲不振と全血球算定検査の各項目が低値を示し,UN/Scr比は20を超えており腎前性と判定され消化管出血の可能性が考えられる.

Scene 3 〈 医師および薬局内で共有する情報を整理する

医師と共有したい情報をSBARで整理すると?

☑ 医師と共有したい情報

- ●ときどき胃もたれがあり食欲がないこと
- ●出血や貧血を示唆する検査結果が得られ,セレコキシブ錠とアスピリン腸溶錠の継続の是非について検討したい

🔵S 胃もたれ・食欲不振をときどき感じている.

🔵B RBC,Hb(Grade 1),Ht,PLTが低値,UN/Scr比は20以上である.
　処方箋中の薬剤は以下のとおり.

- ●テルミサルタン錠40mg　　1回1錠　1日1回　朝食後　30日分
- ●アトルバスタチン錠10mg　　1回1錠　1日1回　朝食後　30日分

- アスピリン腸溶錠 100 mg　　　1回1錠　1日1回　朝食後　30日分
- セレコキシブ錠 100 mg　　　　1回1錠　1日2回　朝・夕食後　30日分

A 消化管出血の可能性が考えられる．出血であれば止血されるまでは両剤（セレコキシブ錠とアスピリン腸溶錠）の中止が必要となる．止血確認後，低用量アスピリン再開時はPPI併用を提案したい．

R NSAIDsと低用量アスピリンの継続について検討いただく．

　本CaseはKさんの状況から緊急ではないが速やかに解決すべき事例であり，上記SBARのポイントを押さえて疑義照会として医師への報告が望ましい．

　疑義照会にて消化器内科医にコンサルトすることになり，胃カメラで見てもらうこととなった．胃カメラの結果，胃粘膜の障害を認め少量の出血があり止血処置を実施した．アスピリン腸溶錠は3日間休薬しその後再開になった．止血処置後より，ラベプラゾール錠10 mgが1回1錠　1日1回朝食後に追加となった．

☑ 抗血小板薬の適正使用に向けた服薬指導ポイント

　低用量アスピリンは冠動脈ステント治療後および非心原性脳梗塞の再発予防に使用される．

　エビデンスも豊富かつ安価な薬剤であり，多くの患者が使用する非常に有用な薬剤である．気を付けるべき副作用として出血と消化管障害である．

　出血している場合は低用量アスピリンを中止し速やかに止血処置が必要であるが，低用量アスピリンを中止すると血栓形成リスクが上昇する．基本的には出血リスクが低いと考えられ，侵襲が小さい処置の場合は低用量アスピリンを中止しない[1]．抗血小板薬2剤併用療法は，冠動脈ステント治療後（最長12ヵ月）や血管危険因子を複数有する非心原性脳梗塞に限られる．出血リスクが増大するため注意が必要となる[6]．

　軽症の消化管障害では自覚症状がない場合が多く，障害が進み貧血や食欲不振で異変に気付きようやく受診するケースが多いとされる．低用量アスピリン服用者の29.2%にびらん性胃炎，6.5%に消化性潰瘍が認められたとの報告があり，長期服用者の場合，年率1%ほどで消化管出血を認め，吐血・下血を呈する場合もある．これらのリスク軽減に消化性潰瘍既往のある場合はPPI投与，潰瘍既往がない場合はH_2ブロッカーを服用することが推奨されている[5]．

　低用量アスピリンによる胃腸障害は無症状のため発見が遅くなることもあるが，消化管潰瘍・出血のリスクを念頭に置き，食欲不振などの症状やHb濃度に注意を払い，患者から聞き取りを継続し，異変があれば主治医に報告することは早期発見につながるかもしれない．また，外力が加わることで容易に皮下出血が起こり患者やその介護者を不安にさせるが，大きく拡大しない限り内服の継続となる．自己判断で中止しないように指導が必要である．

本Caseを振り返る

　本Caseのテーマである「低用量アスピリンも実は危険？」の答えは，低用量であるから安全であるとはいえず，低用量アスピリンは最もよく用いられるNSAIDsのロキソプロフェンと同等の消化管障害リスクを有するとの報告がある．また，本Caseのように低用量アスピリン＋

Chapter 3　Case Study　現場で薬立つ！検査値の読み方・使い方

NSAIDsではさらにリスクは上がる．アスピリンとCOX-2選択的阻害薬を併用した場合，COX-2選択的阻害薬による消化管粘膜への障害を軽減させることはできない．アスピリン単剤に比べても出血性潰瘍の危険性が数倍高まるとの報告もあり注意が必要である[7]．先に挙げたように，消化管障害のリスク軽減に消化性潰瘍の既往者にはPPI投与，潰瘍既往がない場合はH$_2$ブロッカー投与の提案が適切かもしれない．また，腰痛症に対してはセレコキシブ錠ではなくアセトアミノフェンや外用剤で対処できると安全であり，可能であれば変更も考慮したほうがよいだろう．

低用量アスピリンの胃腸障害対策も重要であるが，脳梗塞の再発を未然に防ぐことが目的である．降圧薬やスタチン薬は脳卒中再発リスク低減のため服用し，多量飲酒を避け，禁煙することなど生活面の指導も重要である．それぞれの患者の日常での生活を聴取し，より良い方法を一緒に模索していくことが大切である．

（大森智史）

●● 臨床検査技師はミタ！

臨床検査技師の視点で本Caseの検査値を見ると…？

☑ 肝・腎機能検査

- Kさん（女性，66歳）の肝機能検査は特記するほどの異常値は見られません．UN値は共用基準範囲上限値の2倍近くまで上昇しています．Scr，Cys-Cに異常値はみられず，UN値のみが増えており，UN/Cr比が上昇しているので腎前性の原因を考える必要があります．

- Scr値に変動はなく，UN値のみが上昇しUN/Scr比が大きくなっています．UN/Scr比は通常10程度であり，何らかの腎外性因子の可能性を考えます．確認のためCys-Cによる腎機能低下を検証し，後日，追加検査したところ，検査値は0.78 mg/Lと報告され，腎機能の低下はないようです．Ht値の上昇，血清ALB値の上昇による血液の濃縮もみられません．脱水症状も否定できると思います．脱水が疑われるときは，高張性脱水（Na上昇，K低下）または低張性脱水（Na低下，K低下，Cl低下）の確認が必要となります．

☑ 消化管出血時における腎機能検査との関連

- UN値が20 mg/dL以上の高値を示す場合，UN/Scr > 30が確認されると，①循環血液量の減少（脱水，心不全，利尿薬投与など），②尿素窒素産生の亢進（消化管出血，高蛋白食の摂取，アミノ酸輸液など），③蛋白異化亢進（火傷，外科的侵襲，がん，甲状腺機能亢進症，ステロイドの使用など）など，腎前性因子の関与が疑われます．UNはGFRが30％前後に低下して初めて上昇するため，通常はUN/Scr比で評価し，腎前性因子の程度を推定し，診断や治療に役立てています．薬剤師はKさんに対し，抗血栓薬使用時の消化管出血の予防とH$_2$ブロッカーを提案するなど対策を講じていますが，検査値のうえからは，すでに消化管出血が起こっているものと考えられます．

- Kさんはアスピリン腸溶錠（低用量アスピリン）とセレコキシブ錠（NSAIDs）を併用しています．アスピリン腸溶錠にNSAIDsを併用すると，消化管出血のリスクが高まることが添付文書に記載

表3-4　共用基準範囲とKさんの検査値の比較

検査項目	共用基準範囲	Kさんの検査値
赤血球数 (RBC, $10^6/\mu L$)	3.86〜4.92	3.50 (↓)
ヘモグロビン (Hb, g/dL)	11.6〜14.8	10.5 (↓)
平均赤血球容積 (MCV, fL)	83.6〜98.2	94 (→)

↓：共用基準範囲より低値，→：共用基準範囲内

されています．上部消化管出血では血液が腸内で分解されアンモニアを生成し，肝臓に運ばれて過剰量のUNが合成されます．

☑ 消化管出血と鉄欠乏性貧血

- 胃や十二指腸潰瘍，炎症，がんなどによる消化管からの出血は，鉄の喪失による鉄欠乏性貧血を疑うこともできます．貧血は患者の初期症状（疲労感，倦怠感，息切れなど）や血算・血液一般検査のデータを参考にします．鉄欠乏性貧血の診断には，赤血球指数による小球性低色素性貧血，血清鉄の低値および総鉄結合能高値を確認する必要がありますが，Kさんの検査値では情報が不足しています．

- Kさんの血算・血液一般検査の検査値を健常な成人女性と比較してみましょう（表3-4）．平均赤血球容積（MCV）は赤血球の平均的な大きさを表すもので，Ht/RBCで算出できます（→p.85）．MCVの大きさによる鑑別診断はとても有用です．MCVが80未満の場合は小球性貧血です．小球性貧血は圧倒的に鉄欠乏性貧血が多く，Kさんのように閉経後の女性では消化器出血も考えられ，基礎疾患に悪性腫瘍が隠れていることもあります[8]．

- KさんのHb濃度は10.5g/dLです．高齢女性の貧血は，通常11.0g/dL以下とされます．MCVから鉄欠乏性貧血が疑われますが，血清鉄，血清フェリチン（組織中の鉄と結合している蛋白），総鉄結合能（TIBC），不飽和鉄結合能（UIBC）など，他の検査データがないと，鉄欠乏性貧血と確定するのは難しいようです．

- Kさんには貧血症状の有無，黒色便や血便の有無を聞いてみるのもよいでしょう．医師には消化管の精査を定期的に行ってもらい，便潜血反応の検査も参考になります．

- 便潜血検査は自覚症状のない消化管出血を見つけるもので，がんやポリープからの微小な出血も検出できる安価な検査です．便潜血検査による大腸がん検診により大腸がんの死亡率が減少することが科学的に証明されています．中高年の患者さんに「便潜血検査は身体への負担が少なく，来院せずに検査が受けられる」と勧めてください．

☑ 血小板数と消化管出血

- 低用量アスピリンの服用により，臨床検査値に影響する重大な副作用には，出血（脳出血，肺出血，消化管出血，鼻出血，眼底出血など），再生不良性貧血，血小板減少，白血球減少，肝機能障害，消化性潰瘍などがあります．

- 最も重大な副作用は血小板減少です．出血傾向のある患者に対し，血小板機能異常が起こることがあるため，出血傾向を助長するおそれがあるとしています．PLTが100 ($10^3/\mu L$) 以下になると出血しやすくなり，20 ($10^3/\mu L$) 未満では脳出血や消化管出血などの重篤な出血を起こす危険が増大します．

- KさんのPLTは140 ($10^3/\mu L$) であり，共用基準範囲を下回っています．この程度のPLT減少に

よる出血は考えにくいのですが，長期服用による副作用を考えると，日常生活のなかで出血予防に注意が必要です．

（斉藤嘉禎）

⚜ 引用文献

1）日本脳卒中学会編：脳卒中治療ガイドライン2021 改訂2023. 2023. 〈https://www.jsts.gr.jp/stroke_guidelines/index.html〉
2）日本高血圧学会高血圧治療ガイドライン作成委員会編：高血圧治療ガイドライン2019. 2019.
3）厚生労働省：重篤副作用疾患別対応マニュアル 出血傾向. 2007. 〈https://www.mhlw.go.jp/topics/2006/11/dl/tp1122-1f37.pdf〉
4）日本動脈硬化学会編：動脈硬化性疾患予防ガイドライン2023. 2023.
5）日本消化器病学会：消化性潰瘍診療ガイドライン2020. 2020.
6）日本循環器学会編：2020年JCSガイドラインフォーカスアップデート版 冠動脈疾患患者における抗血栓療法. 2020. 〈https://www.j-circ.or.jp/guideline/guideline-series/〉
7）García Rodríguez LA, et al：Risk of upper gastrointestinal complications among users of traditional NSAIDs and COXIBs in the general population. Gastroenterology, 132：498-506, 2007.
8）増田亜希子：貧血検査の進め方. Medical Practice, 36：1178-1186, 2019.

おわりに

　若い頃，私は公立病院の臨床検査室で働いていた．ある日，下肢が大きく腫れた患者さんが救急搬送されてきた．何かの薬物を服用すると腫れが引き，好中球数が減少することを知った．しかし，どんな機序で減少するのかはわからなかった．薬物と臨床検査の関係は，以前から興味を持っていたが，これが着想となって本書の制作がスタートした．本書は薬剤師，臨床検査技師，歯科医，口腔外科医の4名からなる記述文と，監修者の腎臓内科専門医の助言を得ながら完成した書籍である．

　前述の通り，私は薬物と臨床検査の関係に興味をもっていた．そこで，2017年春，知人を通して静岡市内で開催された薬剤師による勉強会に招かれ，講演していた一人の青年薬剤師に出会った．彼が後に共同執筆者となった大森智史先生である．

　私はかつてモノクローナル抗体産生ハイブリドーマ細胞株を樹立する仕事をしており，一部は慶應義塾大学病院の一般・消化器外科にて研究用に使っていただいた．このような背景があり，慶應義塾大学病院は職務を通じて身近な存在であった．書籍の監修は専門知識のある先生に依頼し，助言を得る必要が生じる．当時，血液浄化・透析センターのセンター長であった林松彦先生に書状を送ったのは2017年3月のことであった．大学病院にて何回か打ち合わせを行い，林先生から監修役を引き受けていただいた．

　私は2009年から明海大学歯学部において，5年生の学生に臨床検査学を教えていた．この授業枠をつくってくれたのは恩師の歯学部長の草間 薫先生である．草間先生の教室では，毎年11月に忘年会が開かれ，歯科医の吉田憲明先生も参加者の一人であった．仕事を通じて直接のつながりは無かったが，古くから顔見知りの歯科医である．吉田憲明先生には歯ブラシの使い方，糖尿病と歯周病の関係など，記述してほしい旨のお願いをした．

　2018年5月頃，朝日新聞の朝刊に「顎骨壊死」という聞き慣れない記事が掲載された．読み方もわからなかったが，この記事のなかに口腔外科医の柴原孝彦先生の骨粗鬆症治療薬による副作用の記事が特集として組まれており，薬剤が歯に及ぼす影響には大変興味があった．そこで「顎骨壊死」についても本書で取り上げたいと考え，執筆を依頼した．柴原先生は，日本で最も歴史のある東京歯科大学の先生である．医師であり小説家の渡辺淳一が「遠き落日，上巻・下巻」のなかで，偉人伝に登場する野口英世が細菌学を学んだ大学であると紹介している．柴原先生は2018年11月，日本口腔外科学会総会・学術大会の大会長を務められたが，そのときの所属は口腔顎顔面外科学講座である．いったいどんな治療をするのか，再会してお尋ねしたいと考えている．

　コラムをご担当いただいた吉田先生，柴原先生の参画により，医歯薬連携を誌面上で展開し，歯ブラシの正しい使い方から骨粗鬆症治療薬の副作用がもたらす薬剤関連顎骨壊死

を掲載した．薬剤師のみなさんには，本書から得られる知識を活用して患者さんに温かい支援をお願いしたい．

　大森先生と私による原稿執筆は順調に進むかと思ったが，薬剤師と臨床検査技師の各専門家が執筆すると，読者には難解な印象を与える可能性があるため，学術的な側面を中心に相互のピア・レビューを行いながら，相当数の時間をかけて加筆・修正をくり返した．そんな矢先，COVID-19の地球規模で拡大する事態が発生した．かつてない不自由な生活が長期にわたって続き，人々が常時マスクを着用する感染予防策が定着した．さらに，職場では感染症対策のためのテレワークが実施され，在宅勤務になるなど出版社も例外ではなかった．2020年秋，私に病魔が襲いかかった．膀胱上皮内がんであった．治療は抗がん薬を使用することなく免疫学的療法に基づいて，BCG（弱毒のウシ型結核菌製剤）の膀胱内注入療法を受けた．治療の途中，39℃を超える発熱に見舞われ，精査の結果腎臓に結核菌が感染していた．膀胱上皮内がんと肺外結核のため，eGFR値は一時的に26 mL/分/1.73m^{2}まで低下した．貧血と低栄養の状態は今でも続いている．本書には，私の闘病生活のなかで知った生々しい検査値の記録が随所に記載されている．一例として，肺外結核で白血球分画比の単球が18％（基準値：5〜8％）に達し，結核感染症で単球が増加すると記載した．

　2017年夏から始まった原稿執筆は，終えるまで7年以上の年月を要した．コロナ過による影響と私自身の体調不良もあって，完成するまで一朝一夕にできることではなかった．

　原稿執筆の間，妻の和代が日々の練習のために，階下で奏でるフルートを聞きながら，心地よく執筆できる日も多かった．食事にも配慮してもらい，eGFR値は少しずつ回復している．背後から支えてくれてありがとう．

　原稿執筆を終えてここにペンをおく．最後に本書の執筆にあたり監修を快諾していただきました林松彦先生に御礼申し上げます．

2024年8月

斉藤嘉禎

INDEX

数字・外国語

1,5-AG（1,5-アンヒドログルシトール）……… 44
24時間蓄尿（24時間尿）……… 151
75g OGTT（経口ブドウ糖負荷試験）2時間値……… 40
AKI（急性腎障害）……… 59
ALB（アルブミン）……… 130
ALP（アルカリホスファターゼ）……… 18
ALT（アラニンアミノトランスフェラーゼ）……… 16
AST（アスパラギン酸トランスフェラーゼ）……… 16
AST/ALT比……… 16
B型肝炎ウイルス感染症……… 22
B細胞……… 91
broad β 病……… 30
BRONJ（ビスホスホネート関連顎骨壊死）……… 124
C型肝炎ウイルス感染症……… 23
Ca（カルシウム）……… 102, 117
ChE（コリンエステラーゼ）… 133
Child-Pugh分類……… 13, 21
CHS基準……… 137
Cin（イヌリンクリアランス）……… 55, 195
CK（血清クレアチンキナーゼ）……… 68, 74
CKD（慢性腎臓病）……… 58, 120
Cl（クロール）……… 102
CM（カイミクロン）……… 26
CONUT……… 137
Cr（クレアチニン）…… 55, 56, 59
CTCAE……… 12
Cys-C（血清シスタチンC）……… 56, 60, 174
DRONJ（デノスマブ関連顎骨壊死）……… 125
EBV特異抗体……… 188
eGFR（推算糸球体濾過量）… 56
Fe（鉄）……… 86
FENa（ナトリウム排泄率）… 113

γ-GT……… 18
GA（グリコアルブミン）……… 44
GFR（糸球体濾過量）……… 55
GLIM基準……… 138
Hb（ヘモグロビン濃度）…… 84, 93
HbA1c……… 41, 44
HBe抗体……… 23
HBs抗体……… 23
HBV（B型肝炎ウイルス）…… 22
──-DNA量……… 23
HCV（C型肝炎ウイルス）…… 23
──-RNA定量検査……… 24
── コア抗原検査……… 24
── 抗体……… 24
HDL（高比重リポ蛋白）…… 26
──-C（HDCコレステロール）……… 28, 32
Ht（ヘマトクリット値）…… 84, 93
K（カリウム）……… 102, 115
LDL（低比重リポ蛋白）…… 26
──-C（LDLコレステロール）……… 28, 31
LHサージ……… 162
Mb（ミオグロビン）……… 75
Mclsaacスコア……… 187
MRONJ（薬剤関連顎骨壊死）……… 125, 126
Na（ナトリウム）……… 102
NAG（N-アセチル-β-D-グルコサミニダーゼ）……… 62
NK細胞……… 91
Non-HDL-C（Non-HDLコレステロール）……… 28, 34
ODA（客観的評価）……… 129
OTC検査薬……… 148
P（リン）……… 102, 111, 118
PLT（血小板数）……… 84, 96
POCT（迅速診断検査）……… 187
PSA（血清前立腺特異抗原）……… 65, 66
PT（プロトロンビン時間）……… 20
──-INR（国際標準比）……… 22
RBC（赤血球数）……… 84, 88, 93

RBP（レチノール結合蛋白）… 134
SBAR……… 173
Scr（血清クレアチニン）…… 56, 59
SGA（主観的包括的評価）…… 129
SI単位……… 6
TC（総コレステロール）… 26, 134
Tf（トランスフェリン）… 86, 135
TG（中性脂肪）……… 26, 33
TIBC（総鉄結合能）……… 86
TLC（総リンパ球数）……… 132
TmG（ブドウ糖尿細管再吸収極量）……… 155
TP（総蛋白）……… 130
TRAb（甲状腺刺激抗体）……… 72
TTR……… 135
T細胞……… 91
UA（尿酸）……… 62
UIBC（不飽和鉄結合能）…… 86
UN（尿素窒素）……… 61
UN/Scr比……… 61
VLDL（超低比重リポ蛋白）…… 26
WBC（白血球数）…… 84, 88, 94

日本語
■あ 行

アルブミン……… 130
アルブミン尿……… 64
一般用検査薬……… 148
イヌリン……… 55
── クリアランス… 55, 195
インスリン抵抗性……… 43
インスリン分泌能……… 42
陰性……… 3
咽頭炎……… 187
栄養アセスメント……… 128
エストロゲン……… 162
炎症性ミオパチー……… 70
オーラルフレイル……… 144

■か 行

獲得免疫系……… 90
家族性Ⅲ型高脂血症……… 30
家族性高コレステロール血症… 30

家族性複合型高脂血症 ……… 30
顎骨壊死 ……… 124
活動電位 ……… 104
カットオフ値 ……… 2
カリウム ……… 76, 102, 115
カルシウム ……… 102, 117
肝機能検査 ……… 15
感染症 ……… 88
感度 ……… 3
偽陰性 ……… 3
基準範囲 ……… 1
偽性高カリウム血症 ……… 116
偽性低ナトリウム血症 ……… 106
機能性蛋白質 ……… 104
客観的評価 ……… 129
急性咽頭炎 ……… 187
急性冠症候群 ……… 79
急性心筋梗塞 ……… 79
急性腎障害 ……… 59
偽陽性 ……… 3
共用基準範囲 ……… 2
起立性蛋白尿 ……… 154
筋炎特異的自己抗体 ……… 72
筋ジストロフィー ……… 68
筋疾患検査 ……… 68
空腹時血糖値 ……… 40
グリコアルブミン ……… 44
クレアチニン ……… 55, 56, 59
クレアチンキナーゼ ……… 68, 74
クロール ……… 102
血液一般検査 ……… 84
血液検体 ……… 4
月経周期 ……… 162
血算一般検査 ……… 84
血算・血液一般検査に
　用いられる単位 ……… 6
血漿蛋白・糖・脂質・老廃物
　などに用いられる単位 ……… 6
血小板 ……… 92
血小板数 ……… 84, 96
血清カリウム ……… 76, 102, 115
血清カルシウム ……… 102, 117
血清クレアチニン ……… 55, 56, 59

血清クレアチンキナーゼ ……… 68, 74
血清シスタチンC ……… 56, 60, 174
血清前立腺特異抗原 ……… 65
血清鉄 ……… 86
血清ナトリウム ……… 102, 111
血清フェリチン ……… 86
血清ミオグロビン ……… 75
血清リン ……… 102, 111, 118
血栓 ……… 99
血栓性血小板減少性紫斑病 ……… 92
血糖値 ……… 40
血尿 ……… 157
原発性脂質異常症 ……… 30
抗ARS抗体 ……… 72
抗Jo-1抗体 ……… 72
好塩基球 ……… 91
高カリウム血症 ……… 107, 115
高カルシウム血症 ……… 108
高感度トロポニンT ……… 80
好酸球 ……… 91
甲状腺刺激抗体 ……… 72
酵素検査に用いられる単位 ……… 7
好中球 ……… 90
高張性低ナトリウム血症 ……… 106
高ナトリウム血症 ……… 106, 112
高リン血症 ……… 110
高齢者 ……… 128
高レムナント血症 ……… 36
骨代謝異常 ……… 120
コリンエステラーゼ ……… 133

■さ 行

細胞外液量 ……… 103
サルコペニア ……… 130, 137
時間尿 ……… 151
糸球体濾過量 ……… 55
止血 ……… 97
脂質異常症 ……… 27
脂質異常症検査 ……… 26
脂質の代謝経路 ……… 26
歯周病 ……… 50
自然免疫系 ……… 89
主観的包括的評価 ……… 129

静脈血栓症 ……… 99
腎閾値 ……… 155
新型コロナウイルス抗原定性検
　査キット ……… 168
腎機能 ……… 54
腎機能検査 ……… 54
心筋傷害マーカー ……… 79
心筋トロポニン ……… 79
心筋トロポニン測定系 ……… 80
腎臓 ……… 53
迅速診断検査 ……… 187
診断閾値 ……… 2
浸透圧 ……… 103
腎の検査 ……… 53
腎排泄閾値 ……… 155
深部静脈血栓症 ……… 100
推算糸球体濾過量 ……… 56
随時血糖値 ……… 40
随時尿 ……… 151
正常値 ……… 1
正常範囲 ……… 1
性腺刺激ホルモン ……… 161
静的栄養指標 ……… 130
赤血球数 ……… 84, 88, 93
先天性ミオパチー ……… 69
前立腺がん ……… 66
前立腺肥大症 ……… 65
総コレステロール ……… 26, 134
総蛋白 ……… 130
早朝第一尿 ……… 151
総鉄結合能 ……… 86
総リンパ球数 ……… 132
続発性脂質異常症 ……… 30

■た 行

体液区分 ……… 102
体液量 ……… 102
代謝性ミオパチー ……… 69
唾液 ……… 47
唾液検査 ……… 47
単位（検査値の） ……… 6, 7
単球 ……… 90
胆汁色素 ……… 19

INDEX

胆道機能検査 ·················· 15
蛋白尿 ··························· 57
中性脂肪 ···················· 26, 33
張度 ···························· 103
低栄養 ························· 134
── 状態 ···················· 130
低カリウム血症 ············ 107, 116
低カルシウム血症 ············ 109
低張性低ナトリウム血症 ····· 106
低ナトリウム血症 ········· 106, 112
低リン血症 ···················· 110
鉄 ···························· 86
鉄欠乏性貧血 ·················· 86
デノスマブ関連顎骨壊死 ······ 125
電解質 ························· 102
── 異常 ···················· 106
── 検査 ···················· 102
── 検査に用いられる単位 ··· 7
伝染性単核症 ·················· 187
糖代謝異常 ····················· 38
糖代謝検査 ····················· 38
等張性低ナトリウム血症 ······ 106
糖尿病 ·························· 38
── 性腎症 ···················· 64
動脈血栓症 ····················· 99
特異度 ·························· 3
特発性血小板減少性紫斑病 ··· 92
トランスサイレチン ·········· 135
トランスフェリン ········· 86, 135
トリグリセライド ·············· 28
トレーシングレポート（TR）··· 172

■ な 行

内分泌性ミオパチー ··········· 70
ナチュラルキラー細胞 ········· 91
ナトリウム ···················· 102
── 排泄率 ···················· 113
尿検査 ························· 186
尿検体 ····················· 150, 151
尿細管機能検査 ················· 56
尿酸 ···························· 62
尿試験紙 ·················· 151, 156
尿素窒素 ························ 61
尿蛋白定性検査 ················ 153
尿糖定性検査 ·················· 155
尿路系の検査 ··················· 53
妊娠 ··························· 163
── 検査薬 ···················· 166
ネガティブフィードバック ··· 162
脳梗塞 ························· 100

■ は 行

排卵日予測検査薬 ············· 164
播種性血管内凝固症候群 ······· 92
白血球 ······················ 90, 94
── 数 ················ 84, 88, 94
ビスホスホネート関連顎骨壊死
·································· 124
ビリルビン ····················· 19
貧血 ························· 85, 86
──，高齢者の ················ 88
──，子どもの ················ 87
──，妊婦の ·················· 87
服薬情報提供書 ················ 172

ブドウ糖尿細管再吸収極量 ··· 155
不飽和鉄結合能 ················· 86
プレアルブミン ················ 135
フレイル ············· 128, 130, 137
プロトロンビン時間 ············ 20
── 国際標準比 ················ 22
ヘパリン起因性血小板減少症
·································· 93
ヘマトクリット値 ·········· 84, 93
ヘモグロビン ············· 84, 176
── 濃度 ··················· 84, 93
ポジティブフィードバック ··· 162

■ ま 行

マクロファージ ················· 90
慢性腎臓病 ················· 58, 120
ミオグロビン ··················· 75
ミオパチー ····················· 68
ミネラル代謝異常 ············· 120

■ や 行

薬剤関連顎骨壊死 ········· 125, 126
薬剤性肝障害 ··················· 16
薬剤性ミオパチー ··············· 71
有害事象共通用語規準 ·········· 12
陽性 ···························· 3

■ ら 行

リン ···················· 102, 111, 118
臨床判断値 ······················ 2
リンパ球 ······················· 89
レチノール結合蛋白 ··········· 134

259

略 歴

林 松彦（監修）

河北総合病院臨床教育・研修部部長，慶應義塾大学医学部客員教授．

1997年慶應義塾大学大学医学部卒業，2009年慶應義塾大学医学部血液浄化・透析センター教授，2015年慶應義塾大学病院総合診療科部長，総合診療教育センターセンター長2018年より現職．

斉藤嘉禎（編集・執筆）

臨床検査技師，臨床病理技術士（血液学，病理学），明海大学客員教授．

1966年東京理科大学理学部化学科卒，1976年北里衛生科学専門学院臨床検査科卒．通産省工業技術院資源技術試験所，国家公務員共済組合連合会三宿病院臨床検査科にて国家公務員化学技術職として勤務．官職を辞し，富士レビオ株式会社中央研究所に異動，東レ株式会社との合弁企業トーレフジバイオニクス株式会社に長期出向，米国セントコア社を経て2008年から現職．

大森智史（編集・執筆）

キョーワ薬局株式会社エリアリーダー，博士（薬学），日本医療薬学会指導薬剤師．

2005年静岡県立大学薬学部製薬学科卒業，2007年岐阜薬科大学大学院薬学研究科修了，2007年岐阜大学病院薬剤部（現在，臨床薬剤学講座 非常勤講師），2013年株式会社セイヨウトレーディング，2024年から現職．

吉田憲明（執筆）

医療法人社団大輝会理事長，歯学博士，代々木クリスタル歯科医院院長．

1997年明海大学歯学部卒業，医療法人社団大輝会理事長，明海大学客員講師，国際外傷歯学会日本組織委員会委員長などを歴任．2000年から現職．

柴原孝彦（執筆）

東京歯科大学名誉教授，口腔学顔面外科外科学講座客員教授．

1984年東京歯科大学歯学研究科卒業，1989年東京歯科大学口腔外科学第一講座講師，2004年東京歯科大学口腔外科学第一講座准教授，以降，東京歯科大学千葉病院副院長，東京歯科大学口腔がんセンター長，一般社団法人口腔がん撲滅委員会代表理事などを歴任．2020年から現職．

薬立つ検査値

2024年10月15日　1版1刷　　　　　　　　　　　©2024

監修者　　編　著
　　　はやし　まつひこ　　さいとうよしただ　　おおもりともふみ
　　　林　松彦　　斉藤嘉禎　　大森智史

発行者
　　株式会社　南山堂　代表者　鈴木幹太
　　〒113-0034　東京都文京区湯島 4-1-11
　　TEL 代表 03-5689-7850　　www.nanzando.com

ISBN 978-4-525-77771-5

JCOPY ＜出版者著作権管理機構　委託出版物＞
複製を行う場合はそのつど事前に(一社)出版者著作権管理機構(電話03-5244-5088, FAX 03-5244-5089, e-mail: info@jcopy.or.jp)の許諾を得るようお願いいたします.

本書の内容を無断で複製することは，著作権法上での例外を除き禁じられています. また，代行業者等の第三者に依頼してスキャニング，デジタルデータ化を行うことは認められておりません.